Marlies Beckmann

Die Pflege von Schlaganfallbetroffenen

Nach dem Konzept der Aktivitas Pflege®

Marlies Beckmann

Die Pflege von Schlaganfallbetroffenen

Nach dem Konzept der
Aktivitas Pflege®

Unter Mitarbeit von
Michael Breuckmann
Ulrike Dieckmann

schlütersche

Die Deutsche Bibliothek – CIP-Einheitsaufnahme

Beckmann, Marlies:
Die Pflege von Schlaganfallbetroffenen ; [nach dem Konzept der Aktivitas-Pflege] / Marlies Beckmann. Unter Mitarb. von Michael Breuckmann ; Ulrike Dieckmann. – Hannover : Schlütersche, 2000
ISBN 3-87706-477-9

Anschrift der Autorin:
Prof. Marlies Beckmann
Krankenschwester
Diplom-Medizinpädagogin und Lehrerin für Pflegeberufe
Rhönstraße 70
63571 Gelnhausen

Unter Mitarbeit von:
Michael Breuckmann
Inhaber der Aktivitäts-Pflege®
Krankenpfleger
Diplom-Medizinpädagoge und Lehrer für Pflegeberufe

Ulrike Dieckmann
Krankenschwester
Lehrerin für Pflegeberufe und Trainerin der Aktivitas-Pflege

Druck und Gestaltung: Schlütersche Verlag und Druckerei GmbH & Co. KG, Hannover

Inhaltsverzeichnis

Vorwort

In dem vorliegenden Buch wird endlich weitergeführt, was es bisher erst in wenigen Beispielen gibt: Die fundierte Auseinandersetzung mit pflegerischen Interventionsmethoden anhand eines bestimmten Spektrums an Pflegeproblemen bzw. – wie es hier heißen könnte – Pflegediagnosen.

Ganz bewußt wird hier von "pflegetherapeutischen Ansätzen" gesprochen, womit deutlich gemacht werden soll, daß pflegerisches Handeln gezielt die gesundheitliche Entwicklung fördern kann und damit natürlich auch muß. Dabei ist auch hier Pflege die Unterstützung und Hilfe dabei, den Lebensalltag bei gesundheitlichen Beeinträchtigungen zu bewältigen und Sekundärschäden zu verhindern. Etymologisch handelt sich bei dem Begriff Pflegetherapie eigentlich um einen Pleonasmus, d. h. das griechische Wort Therapie heißt nicht nur Heilung im üblichen medizinischen Sinne, sondern auch Pflege. Erst mit der Trennung von Heilen und Pflegen in verschiedene Berufe in der Neuzeit wurde der Begriff Therapie durch die Medizin vereinnahmt und ihm damit die Bedeutung von medizinischer Therapie zugeordnet. Mit dieser Entwicklung wurde gleichzeitig die Pflege zur Nicht-Therapie, Pflege wurde zum ziellosen Verwahren und in unsichtbare Nischen abgeschoben.

Sehr klar dargestellt ist hier, welches umfangreiche Wissen und welche komplexen Handlungsvollzüge nötig sind, um pflegetherapeutisch wirksam werden zu können. Im didaktischen Konzept dieses Lehrbuchs spielt die Selbsterfahrung eine große Rolle. Wie diese gewonnen werden kann, wird in vielen anregenden Beispielen gezeigt. Ziel des Lernens ist nicht nur die Bereicherung der kognitiven Fähigkeiten, sondern auch der emotionalen Erfahrung.

Einige der neueren Lehrbücher, die sich mit ausgewählten Pflegemethoden beschäftigen, konzentrieren sich ausschließlich auf eine einzige Methode und behandeln am Rande die möglichen Indikationen dafür. Hier jedoch wird die Indikation für die pflegetherapeutischen Ansätze sehr ausführlich und vor allem mit der komplexen Beziehung zwischen Wahrnehmen und Bewegen dargestellt. Darüber hinaus werden verschiedene Methoden, die sich auf Wahrnehmen und Bewegen beziehen, integriert zur Erreichung bestimmter Ziele vorgestellt. Insofern stellt diese Integration unter pflegerischer Fragestellung eine wichtige Weiterentwicklung der Ansätze aus der Kinästhetik, der Basalen Stimulation, von Bobath und Affolter in einer glücklichen Verbindung mit Praxisbeispielen dar.

Das vorliegende Buch verdeutlicht darüber hinaus, was professionelles Handeln in konkreten Pflegesituationen heißen kann. Zunächst einmal ist das vernetzte wissenschaftliche oder theoretische Denken gefordert, hier durch die Vernetzung der verschiedenen Erkenntnisgebiete plastisch dargestellt. Hinzu kommt die Orientierung an der Individualität des Betroffenen, die nur durch seine Einbeziehung in das Geschehen möglich ist, sowie durch das hermeneutische Verstehen des "Falles aus der Sicht des Falles selbst", wie Oevermann es ausdrückt. Wissenschaftliches Wissen und hermeneutische Fähigkeit können zusammengeführt zu der richtigen Problemlösung in der konkreten Situation führen.

Hier schreibt eine erfahrene Lehrerin, für die sich das theoretische Wissen über die klinische Pflege nicht in dem medizinischen Hintergrund erschöpft. Sie versteht es, die verschiedenen Erkenntnisse aus den Bezugswissenschaften unter einem pflegerischen Blickwinkel zusammenzuführen und daraus die praktischen Konsequenzen für das Handeln zu ziehen. Mit den reichhaltigen Erfahrungen aus der Pflegepraxis werden die theoretischen Erkenntnisse zu sehr konkreten Handlungsanleitungen ergänzt. Ich würde mir wünschen, daß auch Pflegeforscherinnen sich durch die Lektüre dieses Buches anregen lassen, um viele dieser Praxiserfahrungen noch intensiver und systematischer zu erforschen, damit wir uns weiter einer evidenzbasierten Pflegepraxis nähern.

Zuallererst aber sollten die Konzepte Bestandteil der Pflegeausbildung werden und nicht mehr als Spezialgebiet aus dem Pflegealltag außen vor bleiben. Denn auch wenn "Schlaganfall" als Indikation angeführt wird, so sind die behandelten Wissensgrundlagen und Handlungsmethoden auf viele andere Pflegesituationen zu übertragen.

Sabine Bartholomeyczik
Dezember 1999

Vorwort

Das Aktivitas-Pflegekonzept orientiert sich am humanistischen Lebensbild, indem die Bedeutung der Einzelpersönlichkeit und die volle Entfaltung ihrer Fähigkeiten betont wird. Diese Entfaltung gilt sowohl für Patienten und Patientinnen, Bewohner und Bewohnerinnen als auch für Pflegende. Es liegt mir besonders am Herzen, daß alle Anweisungen des Buches unter dem Gedanken einer hohen Akzeptanz und Zuwendung sowohl zur Pflegenden als auch zum Patienten geschrieben sind. Ich hege die Hoffnung, daß einzelne Techniken, die in Worten kalt und leer klingen, mit dieser Akzeptanz und Liebe zu anderen Menschen ausgeführt werden.

Das Aktivitas-Pflegekonzept ist ein auf Aktivierung ausgerichtetes Konzept, das individuelle, erhaltene Fähigkeiten unterstützen und erweitern, sowie Fähigkeiten neu initiieren möchte. Es ist auch immer darauf ausgerichtet, Grenzen der Personen, die miteinander in Aktion sind, zu erkennen und zu respektieren. Im Konzept sind Betandteile der Kinästhetik, der Bobath-Therapie, der Basalen Stimulation und anderer wahrnehmungsfördernden Konzepte, z. B. Affolter u.v.a.m. enthalten und miteinander verknüpft. Es setzt auf Analysen der Situation und der Entwicklung individueller Maßnahmen, wie sie für Patienten und Pflegepersonen durchführbar sind. Die Schwerpunkte der Analyse beziehen sich auf die physiologischen Bewegungsmuster und -abläufe des Menschen, deren bewußte Ausführung und die Übertragung auf den Patienten/die Patientin. Ein weiterer wichtiger Anteil ist das Erkennen besonderer Pflegeschwerpunkte bei Desorientierenden, Bewegungseingeschränkten, Wahrnehmungsreduzierten und Schlaganfallpatienten. Das folgende Buch ist der Versuch, Kursinhalte in die Schriftform zu übertragen. Da das Konzept über viel Eigenerfahrung vermittelt wird, ist auch im Buch versucht, diesen Bereich durch Anweisungen zu beschreiben. Die Erfahrungen eines Kurses können hierdurch sicher nur sehr lückenhaft zugänglich gemacht werden.

Es ist nicht immer möglich gewesen, alle Gedanken, die von anderen Menschen stammen, im Buch nachzuweisen. Viele Aspekte sind aus Fortbildungen oder durch mündliche Überlieferungen zu mir gelangt und ich danke hierfür allen, die mich auf meinem Weg begleitet haben, ihr Wissen bereitwillig weitergegeben haben sowie den Teilnehmerinnen und Teilnehmern meiner Seminare, die mich bestätigt und „Gott sei Dank“ immer wieder hinterfragt haben. Ebenso gilt mein Dank den Patienten/-innen der verschiedensten Institutionen, ohne die eine kontinuierliche Entwicklung nicht möglich gewesen wäre.

Besonderen Dank möchte ich folgenden Personen aussprechen:
Meinem Mann Michael Breuckmann, ohne den dieses Buch nie zu Ende geschrieben worden wäre,
Frau Ulrike Dieckmann für kritische Fragen und Unterstützung in Endzeitstimmungen;
Beiden sei Dank für ihre Geduld als Modelle,
Herrn Georg Anschütz für das Erstellen der Fotos,

Frau Angelika Stockinger-Sürth für das Schreiben und Frau Barbara Werner für die Korrektur des Manuskriptes,
Frau Beate Peddinghaus, Frau Christiane Schneider für die Durchsicht des Manuskriptes,
Herrn Hans-Martin Ulrich, dem Lektor der Schlüterschen, der viel Geduld für mich aufbringen mußte,
Frau Christel Bienstein, die mich aus dem „Pflegeschlaf" aufgeweckt hat und mich immer wieder fördert und fordert.
Dr. Hatch und Dr. Maietta für die Ausbildung als Kinästhetik-Trainerin,
Frau Dr. Felicie Affolter, die ich eine Woche als „Schatten" begleiten durfte,
Frau Vicky de Klerk, Validationsausbilderin Europa, die mich als Person sehr stark geprägt hat.
Dem Diakoniewerk Witten-Ruhr, das uns die Räumlichkeiten der Krankenpflegeschule für die Fotoarbeiten zur Verfügung stellte.
Dem Schulzentrum der Kliniken St. Antonius in Wuppertal für die vielfältige Unterstützung.

Die Liste könnte noch unendlich weitergeführt werden. Ich möchte sie hiermit aber schließen und hoffe auf das Verständnis aller namentlich nicht Genannten.

Marlies Beckmann
November 1999

Einleitung

Bei meiner Arbeit in den Seminaren nach dem Aktivitas-Pflegekonzept, der Anleitung sowie dem Training mit Patienten/-innen, Bewohnern/-innen auf vielen inneren und neurologischen Stationen im Krankenhaus, sowie in Altenheimen und in der Gemeindepflege in den unterschiedlichsten Regionen Deutschlands mache ich immer wieder die Erfahrung, daß pflegetherapeutisches Wissen im Umgang mit Schlaganfallpatienten/-innen noch sehr gering ist. Meist bezieht es sich auf Lagerungen. Der Weg der Bewegung zu veränderten Lagerungsformen, der Umgang mit Spastizität und schlaffer Lähmung, die krankheitsbedingten psychischen Störungen und die möglichen Komplikationen sind vielen Pflegenden ein Buch mit sieben Siegeln. Dieses geringe Wissen kann dazu führen, daß wir Pflegenden von Patienten/-innen, Angehörigen und angrenzenden Berufsgruppen nicht als therapeutisch Tätige wahrgenommen werden. Betrachten wir allerdings die Möglichkeiten der Einflußnahme auf den therapeutischen Prozeß, so sind wir die Berufsgruppe mit der längsten Kontaktzeit zu den Patienten/-innen und Bewohnern/-innen. Wir haben die größte Möglichkeit, Erfolge der Physiotherapie, Ergotherapie und Logopädie sowie des ärztlichen Könnens in die alltäglichen Abläufe und „ADEL's" (Krohwinkel 1984, 88) zu integrieren, zu verstärken und weiterzuführen.

Schon als Krankenpflegeschülerin vor dreißig Jahren galt meine besondere Liebe Schädel-Hirn-Verletzten sowie anderen hirngeschädigten Menschen. Immer schon hatte ich das Gefühl, daß sie zu einer benachteiligten Gruppe der Kranken gehörten. Querschnittsgelähmte wurden damals bereits in spezialisierten Abteilungen behandelt und genossen auch in der Öffentlichkeit einen besonderen Status. Die Abteilungen waren – und sind auch heute noch – mit höherqualifiziertem Personal und teilweise besseren finanziellen Mitteln ausgestattet. Jeder/jede der/die mit Schlaganfallpatienten/-innen zu tun hat, wird mir zustimmen, daß wir auch in diesem Bereich mehr und qualifizierteres Personal brauchen. Vielleicht kann das zunehmende Bewußtsein in der Öffentlichkeit, das durch vermehrte Fernsehsendungen, Buchveröffentlichungen u.s.w. wahrzunehmen ist, z.B. auch indem Personen aus dem öffentlichen Leben ihr eigenes Schicksal beschreiben („Die gelbe Karte" von Dieter Zimmer, Fernsehjournalist), Veränderungen bringen. Auch die seit einiger Zeit in Deutschland eingerichteten Stroke Unit Zentren weisen darauf hin, daß das Bewußtsein wächst.

Nach einer Untersuchung des Oxford-Shire Community Stroke Project (1983) sind von 1.000 Einwohnern 1,95 Personen durch Schlaganfall (Hirninfarkt) betroffen. Ebenso wurde festgestellt, daß bei 2 % ein Re-Infarkt zu erwarten wäre.

Immer noch geht eine hohe Sterblichkeit in den ersten 3–4 Wochen, nach Mauritz 26 % bis 45 % mit dem Schlaganfall einher (Mauritz 1994, 10–11).

Die moderne Lebensweise begünstigt den Schlaganfall besonders durch die Risikofaktoren wie Bluthochdruck, Nikotinkonsum und mangelnde körperliche Aktivität. Bei jungen Frauen vor allem die Kombination von hormoneller Kontrazeption (Pille) und Nikotin.

Setzt eine frühzeitige Therapie ein zeigen sich deutliche Rehabilitationserfolge. Aber auch bei konsequent angewandter Spättherapie unter Einbeziehung der Angehörigen sind immer noch Erfolge zu erzielen.
Dieses Buch soll einen Beitrag leisten, mehr Sicherheit im Umgang mit den Betroffenen zu gewinnen, und – motiviert durch die Erfolge – ein höheres Engagement aller Verantwortlichen zu erreichen.

Es soll ein Lern-, Arbeits- und Lehrbuch für den Umgang mit Schlaganfallpatienten/-innen sein.

Da die effektivste Art des Lernens – und für mich die schönste Art des Lehrens – das gemeinsame Tun, das Üben und Erfahren ist, habe ich versucht, das Buch so aufzubauen, daß das Nachmachen angeregt und erleichtert und eine Kontrolle des Getanen möglich wird. Ich freue mich schon heute auf die Reaktionen der Leser und Leserinnen und die Berichte über ihre Erfahrungen.

Natürlich kann ein Buch nie die Lehrende ersetzen, da aus dem Spiel zweier Persönlichkeiten immer ein Mehr an Effektivität entsteht. Es kann aber ein Wegweiser oder eine Stütze zur Erinnerung an Seminare und dort erfahrenes eigenes Tun sein.

Das Ziel des Buches ist es, mehr Sicherheit im Bereich der therapeutischen Pflege zu erreichen. Es soll einen Zugewinn im Wachsen und die Freude, neu Gelerntes erfolgreich einzusetzen, bewirken.

Dinge, die Sie nicht interessieren, können Sie einfach überlesen oder überschlagen. Nehmen Sie sich das heraus, was Ihnen am meisten Freude und Erfolg verspricht. Benutzen Sie das Buch nicht wie ein Schulbuch.

Die besten Erfolge haben Mann oder Frau, wenn sie das als Erstes umsetzen, was sie interessiert.

Ist erst einmal das Feuer angezündet, brennt es schon von alleine weiter. So arbeiten Mann/Frau sich dann Schritt für Schritt nach vorne. Jeder/jede wird etwas anderes leicht finden, und so wird auch jeder/jede ein anderes Vorgehen entwickeln und ausüben. **Im Umgang mit Menschen gibt es nicht das Konzept schlechthin.** Es gibt immer nur ein individuelles Vorgehen, da das **Eine** für viele richtig sein kann aber nicht für alle gleich richtig sein muß.

Ich versuche, Grundprinzipien herauszuarbeiten, die erst, wenn sie genügend trainiert sind, modifiziert angewendet werden können. Ein Teil des Buches ist auf Techniken reduziert. Wie jeder künstlerische Ausdruck erst, nach mühsamem Üben von teilweise auch langweiligeren Dingen entstehen kann, so müssen wir uns auch in der Pflege ein Grundrepertoire pflegetherapeutischer Handgriffe aneignen, die dann, weil sie keiner Überlegung (wie soll es gehen?) bedürfen, intuitiv und kreativ, individuell für Pflegende und Patienten/-innen sowie Bewohner/-innen eingesetzt werden können.

Dies wäre dann der Schritt **von der Pflegetechnik zur Kunst der Pflege**.

Im folgenden Text werden die Pflegepersonen sowie die anderen therapeutisch tätigen Personen überwiegend in der weiblichen Form benannt. Die Patienten/-innen bzw. Bewohner/-rinnen in der männlichen Form. Dies führt zu einer Erleichterung im Lesefluß. Inhaltlich sollen sich aber immer beide Geschlechter angesprochen fühlen.

Von der gelähmten Seite wird auch als betroffene Seite, von der nicht gelähmten Seite wird auch als von der weniger betroffenen Seite gesprochen

Hinweise zur Nutzung

Die im Text verwendeten Symbole erleichtern die Orientierung im Text und unterstützen den eiligen Leser/die eilige Leserin.

● Pflegeschritte	☺ Ziele
☑ Prinzipien	💣 besonders zu beachtende Aussagen, Maßnahmen, Probleme
☯ Grundlagen	👍 erwünschte Tätigkeiten, die sich positiv auf den Patienten auswirken
➢ Besonderheiten	👎 nicht erwünschte Effekte
– Aufzählungen	

1 Wahrnehmung

1.1 Einführung

> »Wahrnehmung ist ein psycho-physiologischer Prozeß, in dessen Verlauf ein Organismus aufgrund von physikalischen und chemischen Reizen, vermittelt durch seine Sinnesorgane und aufbereitet nach spezifischen Gesetzmäßigkeiten, eine anschauliche Repräsentation der Umwelt und des eigenen Körpers herstellt« (dtv-Lexikon 1990, 255).

Wahrnehmung ist also ein ganz komplexes System. Nach Fröhlich nimmt jedes Lebewesen wahr, wenn es die Fähigkeit hat, sich Informationen zu beschaffen und diese mit sich in Verbindung zu bringen (Fröhlich 1993, 39). Zur Wahrnehmung gehören die Wahrnehmungsorgane und die sinnstiftende Verarbeitung von Reizen. Wahrnehmung ist ein aktiver Prozeß von Informationssuche, Informationsaufnahme und deren Verarbeitung. Hierzu werden viele Gehirnareale benötigt und aktiviert sowie miteinander verschaltet.

Grundlegende Wahrnehmungserfahrungen werden intrauterin schon mit dem

- vestibulären Bereich
- vibratorischen Bereich und
- somatischen Bereich

gemacht.

Vestibulärer Bereich
In diesem Bereich setzt sich der entstehende Mensch mit der Schwerkraft und der Bewegung im Raum auseinander.

Vibratorischer Bereich
In diesem Bereich werden Schwingungen, die an den Körper herankommen, wahrgenommen, z.B. intrauterine Schallwellen, die in Schwingungen umgesetzt sind und so das Kind auf der Schwingungsebene berühren. Hierzu zählen z.B. der Herzschlag der Mutter, die Atmung, die Darmgeräusche usw.

Somatischer Bereich
Hierunter werden die Wahrnehmungsmöglichkeiten der Haut, der Muskulatur und der Gelenke verstanden. Zu ihr zählen die Körperwahrnehmung (Propriozeption), die Bewegung (Kinästhesie), die Berührung (taktile Wahrnehmung).

Auch bei schwerer Beeinträchtigung des Gehirns können in diesen Bereichen die Wahrnehmungen stimuliert und unterstützt werden, da unsere ersten Lebenserfahrungen im Mutterleib hier tiefe Engramme (Spuren eines Reiz- oder Erlebniseindrucks im Zentralnervensystem) hinterlassen haben. Besonders wichtige Wahrnehmungsbereiche sind Mund und Hände.

Gerade hierzu ist bei der Körperpflege ohne zusätzlichen Zeitaufwand gut der Zugang zu finden.

Auch die sogenannten Außenwahrnehmungsorgane Augen, Ohren und Nase werden meiner Erfahrung nach im Klinikbereich wenig beachtet und stimuliert.

Deshalb sollen im Folgenden einige Anregungen zu den einzelnen Bereichen gegeben werden. Sie sind mit wenig Zeitaufwand zu bewältigen und benötigen häufig lediglich ein bewußteres und professionelleres Umgehen mit den Patienten. Es bleibt der Kreativität jeder Pflegekraft überlassen, entsprechende Reize zu finden und zu nutzen.

1.2 Förderung der Wahrnehmung

1.2.1 Förderung des somatischen Bereiches

Die Stimulation des somatischen Bereiches ist besonders bei der Ganzkörperwäsche möglich. Sie kann aber auch bei Einreibungen z. B. zur Pneumonieprophylaxe erfolgen. Sehr gute Erfahrungen habe ich gemacht, wenn ich vor der Mobilisation den Körper des zu Pflegenden ausgestrichen habe. Die Ausstreichung erfolgte wie sie auf der Seite 23 ff. bei der Ganzkörperwäsche beschrieben ist. Die meisten Patienten und Bewohner hatten danach eine bessere Orientierung und auch eine gesteigerte Bewegungsfähigkeit.

1.2.1.1 Basalstimmulierende Bobathwäsche

Nach Bienstein (1993) ist eine basalstimulierende Bobathwäsche sehr erfolgreich. Die Waschung geht von der weniger betroffenen Seite aus, um auf der wahrnehmungsfähigeren Seite den ersten Input zu setzen die Mittellinie wird betont. Erst dann wird die betroffene Seite stimuliert. Bienstein et al. erstellen die Hypothese, daß durch die Reizaufbringung zuerst auf der weniger betroffenen Seite ein positiver Reiz auf – und wahrgenommen wird, der dann besser von der betroffenen Seite verarbeitet werden kann (Bienstein 1993, 61). Diese Waschung wird am besten von einer ausgebildeten Pflegeperson durchgeführt, da sie ein hohes Maß an Berührungsqualität und Beobachtungsfähigkeit voraussetzt.

Ausgangslage Patient:

- Der Patient liegt in Rückenlage, gut gestützt im Kopfbereich.
- Er wird nur soweit aufgedeckt, wie dies nötig ist. Dies ist mir besonders wichtig, da Schlaganfallpatienten häufig eine Temperaturregulationsstörung haben, die begleitet ist von vermehrtem Schwitzen bzw. vermehrtem Frieren.

Ausgangspunkt Pflegeperson:

- Sie steht auf der betroffenen Seite

Vorgehen:

- Sie wäscht zuerst die weniger betroffenen Seite, dann die betroffene Seite.
- Sie betont die Mittellinie.
- Der Patient wird aufgefordert, ganz bewußt die Berührung an der weniger betroffenen Seite wahrzunehmen,
- zu spüren wie die Hand der Pflegeperson einen erhöhten Druck auf die Mittellinie gibt,
- versuchen zu spüren wie die gelähmte Seite gewaschen wird.

1.2.1.2 Überkreuz-Waschung

Mit dieser Waschung habe ich persönlich sehr gute Erfahrungen bei Desorientierenden oder Schlaganfallpatienten Patienten gemacht.

Den Ablauf der Waschung können Sie beliebig und in Abstimmung mit dem Patienten wäh-

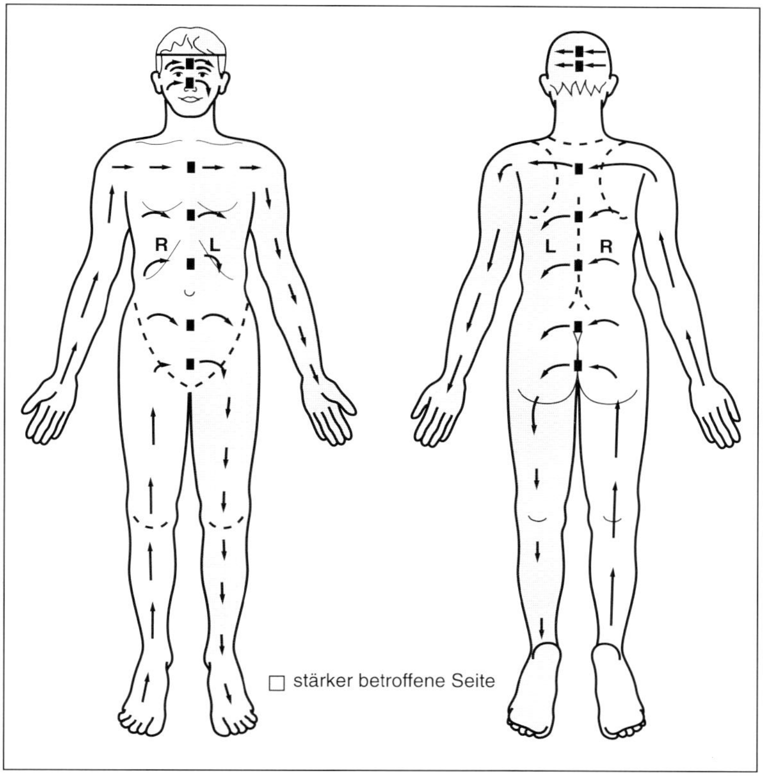

Abb. 1: Bobath-Wäsche nach Bienstein et al. (1993, 61)
□ ***geschädigte Seite***

len. Häufig ist es den Patienten lieber, wenn zuerst Arme und Brustkorb gewaschen werden und danach das Gesicht. Man sollte bewußt nicht mit dem Gesicht beginnen, da dieses zum sehr intimen Bereich des Patienten gehört, den man erst waschen sollte wenn der Kontakt vertrauter wurde, und der Patient sicher sein kann, daß man achtungsvoll mit ihm umgeht.

Wichtig erscheint mir hierbei lediglich, daß das, was Sie mit dem Patienten besprochen haben, in die Pflegedokumentation eingetragen wird, so daß jede nachfolgende Pflegeperson die gleiche Vorgehensweise benutzt. Durch ein immer gleiches Vorgehen lernt der Patient am meisten.

Ausgangslage Patient:

Wenn möglich den Patienten in eine sitzende Position bringen (s. Abb. 224, S. 139) oder in eine Kipp- Standposition (s. Abb. 2, S. 24); sonst in Rückenlage. Er ist im Kopfbereich gut gestützt und wird nur soweit aufgedeckt. wie dies unbedingt notwendig ist.

Ausgangspunkt Pflegeperson:

- Sie steht an der betroffenen Seite. (Im weiteren Verlauf des Buches ist dies immer die linke Seite des Patienten.)

Vorgehen:

- Die linke Hand der Pflegenden liegt auf der betroffenen Hand des Patienten, die rechte

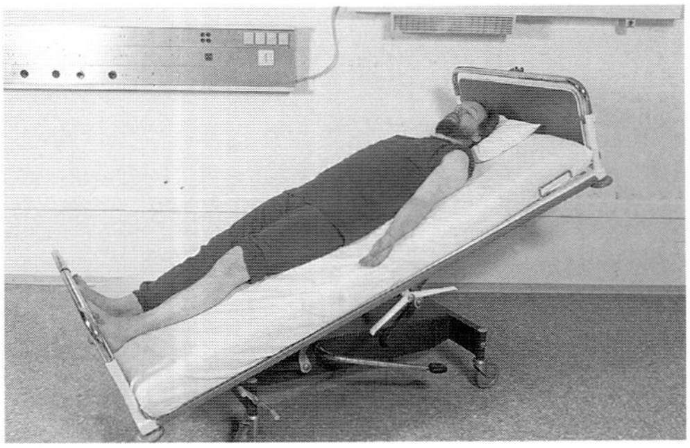

Abb. 2

Hand der Pflegenden unterstützt den Ellenbogen der betroffenen Seite (*Abb. 3*).

- Der betroffenen Hand des Patienten wird ein Frotteesocken oder Socket übergezogen (*Abb. 4*).

Ein Frotteesocken paßt sich der Hand besser an als ein Waschlappen. Durch das Bündchen hat er eine bessere Fixierung am Handgelenk als ein Waschhandschuh.

Sockets haben den Vorteil, daß sie gut an der Hand fixiert sind sich aber leicht lösen lassen um z. B. die Seife abzulösen.

Arm

- Die Armwaschung erfolgt von der Schulter über die Rückseite des Armes nach unten bis über den Handrücken zu den Fingerspitzen und zurück über die Innenseite des Armes bis zu den Achseln nach oben.
- Der Frotteesocken wird zur weniger betroffenen Seite gewechselt und die betroffenen Seite wird in der gleichen Vorgehensweise gewaschen. Bei bestehender Spastik wird nur von oben (cranial) nach unten (kaudal) gearbeitet.

Oberkörper

- Die Waschung des Oberkörpers erfolgt, indem am äußeren Oberkörperbereich nach unten gewaschen wird und vom Bauchbereich bis zum Hals nach oben gewaschen wird. Danach erfolgt der Wechsel zur weniger betroffenen Seite.

Gesicht

- Die Pflegeperson führt die betroffene Hand des Patienten zu seiner weniger gelähmten Gesichtsseite – **mit viel Druck auf die Handfläche der betroffenen Seite.**

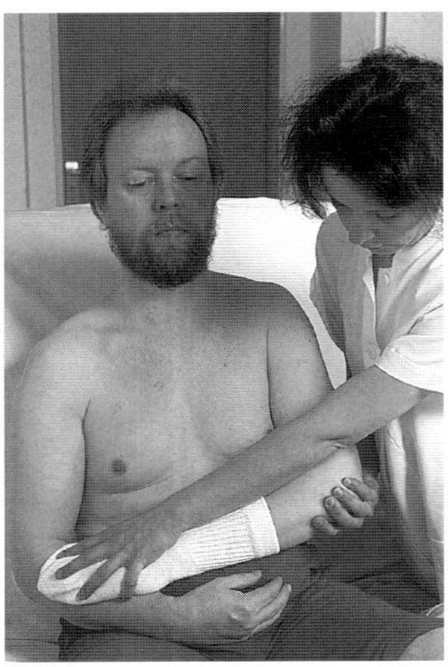

Abb. 3

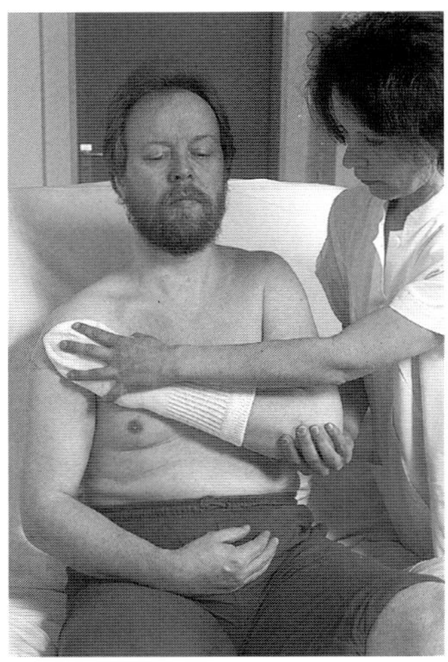

Abb. 4

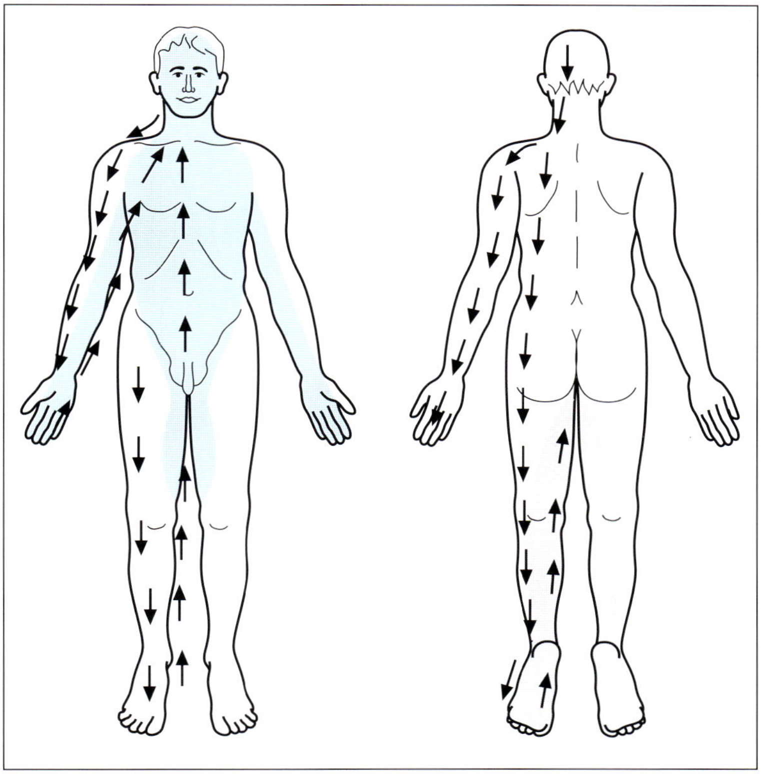

Abb. 5:
Überkreuz-Waschung
☐ ***Richtung Kopf***
☐ ***Richtung Fuß***

- das Gesicht wird vom Kinn Richtung Stirn und an den Ohren wieder zurück zum Kinn gewaschen – **hierdurch entsteht eine Kreisbewegung** (dieser Bewegungsablauf ist mit der kinästhetischen Ausstreichung vergleichbar und gibt Patienten eine gute Orientierung über die Körpergrenze (Hatch, Maietta, 1992).
- nun wird der Frotteesocken an die weniger betroffenen Seite (nicht gelähmte Seite) verbracht und auf der betroffenen Seite wird der gleiche Ablauf initiiert.
- Es erfolgt ein erneuter Wechsel des Sockens von der weniger betroffenen Seite zur betroffenen Seite.

Unterkörper

Der Unterkörper, die Beine sowie die Füße werden von der Pflegeperson gewaschen

Becken

- auch hier wird beachtet, daß in kreisenden Bewegungen weiter gewaschen wird; im äußeren hinteren Beckenbereich nach unten, im vorderen Beckenbereich nach oben,
- zuerst auf der weniger betroffenen Seite, dann auf der betroffenen Seite.

Bein

- Vom äußeren Bein nach unten über den Fußrücken über die Zehen über die Fußsohle nach oben Richtung Schambereich.

Diese Vorgehensweise wähle ich, wenn ich bewußt **die Wahrnehmung stimulieren** möchte. Indem ich zuerst der weniger betroffenen Seite den Wahrnehmungsimpuls gebe und dieses Engramm für die betroffene Seite nutze.

Soll nun **der Schwerpunkt Bewegungslernen** in dieser Überkreuz-Waschung im Vordergrund stehen, so geht man genau umgekehrt vor, nämlich, indem zuerst die Bewegung mit der weniger betroffenen Seite geführt wird und dann die Bewegung der betroffenen Seite. Der Ablauf der Richtung bleibt aber genau wie oben beschrieben.

Auch das Eincremen kann in gleicher Weise erfolgen. Die durch die Waschung vorgenommene Stimulation wird noch zusätzlich unterstützt

Zu der Ganzkörperwaschung gehört auch die stimulierende Mundpflege. Sie sollte ganz zum Schluß erfolgen wenn genügend Nähe zwischen Pflegekraft und Patient entstanden ist.

1.2.1.3 Stimulierende Mundpflege

Die stimulierende Mundpflege ist eine wichtige pflegetherapeutische Maßnahme. Sie kann zur orofaszialen Therapie gezählt werden. Wird sie sofort nach der Einlieferung des Patienten in das pflegetherapeutische Konzept integriert, kann unter Umständen der gefürchtete Beißreflex ausbleiben. Davis (1995) meint dazu: »Es wäre äußerst ungewöhnlich, wenn bei einem Patienten ein problematischer Beißreflex bestehen würde, der von Anfang an regelmäßig umgelagert ... und er noch während er komatös war bereits orofasziale Therapie erhielt« (Davis 1995, 246).

Wichtige Bestandteile der stimulierenden Mundpflege sind die vorherige Mobilisation des Brustkorbes und eine korrekte Sitzposition (s. Abb. 224, S. 138).

Aber auch beim liegenden Patienten kann die stimulierende Mundpflege angewendet werden, wenn er noch nicht in der Lage ist zu sitzen.

Da es sich um eine sehr intime Form der Berührung handelt, ist es unerläßlich vorher mit dem Patienten einen guten Kontakt herzustellen.

Ausgangslage Patienten:

Langsitz s. Abb. 224, S. 138.

Ausgangspunkt Pflegeperson:

Gelähmte Seite der Patientin s. Abb. 6, S. 27.

Material:

- Handschuhe – weich, ohne Rand und puderfrei.
- Flüssigkeitsgefäß – abdeckbar
- Flüssigkeit
  - Wasser ohne Zusatz
  - Mineralwasser (durch Mineralwasser stellt sich ein verstärktes Frischegefühl ein)
  - Tee oder Wasser je nach pflegetherapeutischem Ziel (ätherischen Öle sind häufig zu geschmacksintensiv)
- Tupfer – benutzen Sie Baumwollkompressen, da sie sich am angenehmsten für die Patienten und Patientinnen anfühlen und keine Flusen abgeben
- Nierenschale
- Abwurfmöglichkeit

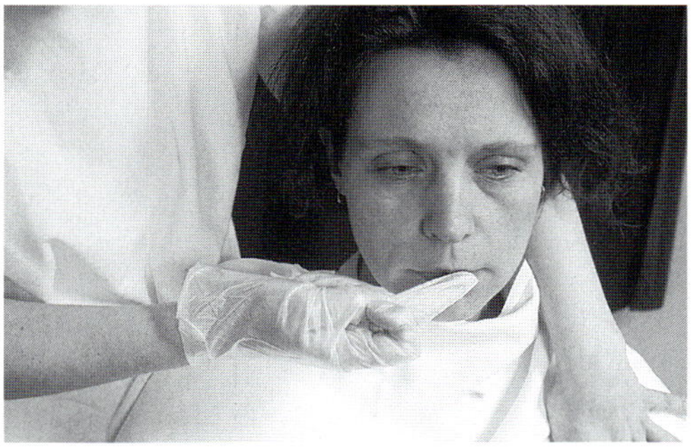

Abb. 6

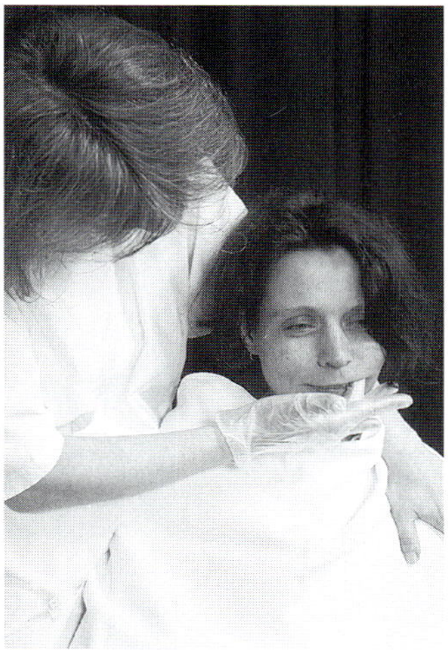

Abb. 7

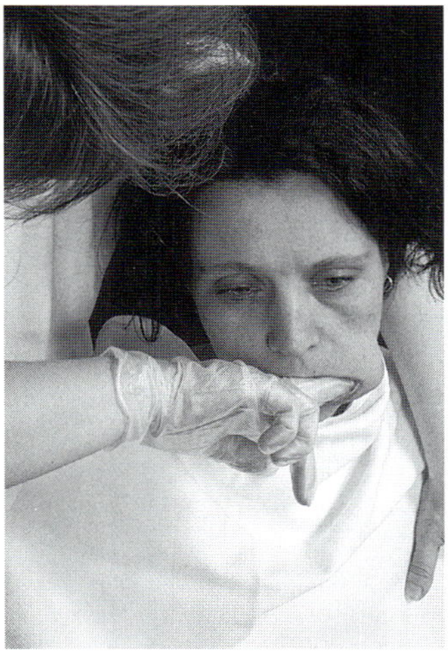

Abb. 8

Vorgehen:

- Kontaktaufnahme zur Patientin/zum Patienten.
- Kopf am Hinterkopf auf den Unterarmen der Pflegeperson lagern (nur bei stark bewußtseinseingetrübten Menschen).
- Ruhig, langsam, tief und brummend sprechen (eine tiefe Stimme beruhigt).
- Behandschuhten Finger (bei sehr kleinem Mund kleinen Finger) in die Flüssigkeit tauchen.
- Lippen mit einem Tropfen befeuchten – wird dieser Tropfen mit der Zunge abgenommen, ist dies ein großer Erfolg (*Abb. 6*).
- Finger neu befeuchten, bis ans Ende der Zahnreihe (Backenzahn) einführen (*Abb. 7*).
- von hinten nach vorne (entsprechend dem Muskelverlauf der Wange) in kreisenden Bewegungen das Zahnfleisch des Oberkiefers zwei- bis dreimal stimulieren.
- Das Zahnfleisch des Unterkiefers in gleicher Weise behandeln.
- Zum Abschluß die Wangentaschen nach außen dehnen (*Abb. 8*).

Nicht auf die Zähne kommen; das hierdurch entstehende quietschende Geräusch ist unangenehm für Patienten und Pflegende.

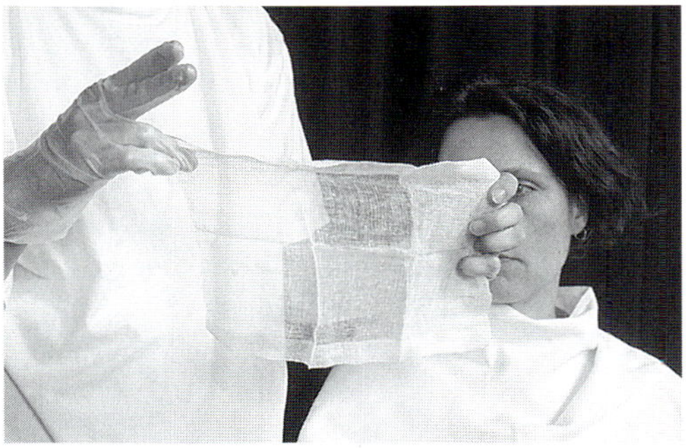

Abb. 9

Soll eine **Reinigung** des Mundes durchgeführt werden, wird nach der Stimulation ein Tupfer um den Finger geschlungen um die entsprechenden Bereiche zu säubern (*Abb. 9*).

Die Benutzung von Klemmen oder anderen Instrumentarien machen die zu erzielenden positiven Ergebnisse zunichte.

1.2.2 Stimulation des vibratorischen Bereiches

Vibration und Hören sind durch unsere embryonale Erfahrung eng miteinander verbunden. So hat es sich in meiner Praxis sehr bewährt, wenn ich ganz nah an den Körper des Patienten herangehe und dabei beruhigend summe. Die beruhigenden Töne werden über meinen Brustkorb auf den Brustkorb des Patienten weitergeleitet. Natürlich muß sowohl dem Patienten als auch der Pflegeperson die hierfür notwendige Nähe angenehm sein.

Als Vibrationsmedien lassen sich elektrische Zahnbürsten, Rasierapparate, kleine Taschenvibrationsgeräte usw. verwenden. Wichtig scheint mir hierbei, daß mit der Vibration auf den Muskeln begonnen wird, da die Vibration auf den Knochen einen sehr starken Reiz setzen kann (Fröhlich, 1993, 157ff). Bitte beachten sie, daß sie von der Peripherie zum Zentrum arbeiten. Also z.B. vom Unterarm zu Oberarm. Besondere Vorsicht ist im Kopfbereich geboten da hier eine sehr starke Stimulation stattfindet. In meiner Praxis benutze ich von der Firma Sinica den Facial Care Ket Modell LC 10; er ist klein und handlich und bringt keinen so starken Reiz wie das zur Sekretmobilisation übliche Vibrationsgerät »Vibrax«. Weitere Anregungen hierzu sind bei Andreas Fröhlich 1991, 158 ff. und Christel Bienstein 1991, 82 ff. zu finden.

1.2.3 Stimulation des vestibulären Bereiches

Die einfachste Form zu stimulieren ist die Lageveränderung, z.B. das Kopfteil des Bettes langsam und im Wechsel hoch und tief zu stellen. Ein Lifter kann gezielt zum Schaukeln eingesetzt werden. Ebenso können kontinuierliche horizontale Bewegungen des Kopfes nach rechts und links durchgeführt werden. Bitte achten Sie immer auf eine gute Kopfführung, wenn die Kopfkontrolle nicht vollständig erhalten ist!

Beispiele:

- Das Fußende des Bettes tiefstellen, z.B. für die Zeit des Waschens, das Bett kann dann wie ein Stehbrett benutzt werden (s. *Abb. 2*, S. 24).
- Jede Form der Bewegung und Lageveränderung im Raum stimuliert das Vestibulum.
- Beim Schlaganfallpatienten ist besonders darauf zu achten, daß der Kopf-Hals-Bereich in der Vorbereitung hierzu gut mobilisiert wurde (s. S. 67 ff.).

1.3 Förderung der Außenwahrnehmung

1.3.1 Stimulation des Sehens

Bewährt haben sich große Bilder von Kindern, Enkeln, Tieren, Lieblingsessen oder aus dem Hobbybereich des Patienten. Es ist darauf zu achten, daß die Bilder bei den unterschiedlichen Lagerungen auch vom Patienten gesehen werden können; also auf Augenhöhe an der Wand, an der Decke oder am Bett, Nachttisch, Stuhl, Infusionsständer usw. angebracht sind.

Farbveränderungen können z.B. durch farbige Glühbirnen ins Zimmer gebracht werden. Hell und dunkel kann durch unterschiedliches Zuziehen der Vorhänge gestaltet werden. Günstig wirken sich auch Kalender mit großen Daten aus, da durch die Abgeschlossenheit in Kliniken häufig der Bezug zu Wochentag und Datum verloren geht.

1.3.2 Stimulation des Hörens

Das Hören läßt sich leicht stimulieren, indem Musik aus der Jugendzeit der Patienten gewählt wird. Es gibt für jeden Menschen Musik, die er gerne hört und in der er sich zu Hause fühlt. Die besondere Bedeutung dieser Musik z.B. aus der Jugend, entsteht durch die Verknüpfung mit persönlichen Erlebnissen, die einmal Wohlbehagen hervorriefen (Vicky de Klerk, 1997).

Wenn es mir gelingt bei den Menschen mit denen ich arbeite herauszufinden, bei welcher Musik sie sich verliebt haben, habe ich immer die besten Erfolge.

Denken Sie daran, daß ein Reiz einer ständigen Veränderung bedarf um zu wirken. Wenn der gleiche Reiz permanent einwirkt, adaptiert sich der Organismus und der Reiz wird aus der bewußten Wahrnehmung verdrängt.

Eisenbahnlärm oder Glockenläuten werden nach einiger Zeit von den Anwohnern nicht mehr wahrgenommen. Es tritt eine Gewöhnung ein. Aus diesem Grund ist es nicht sinnvoll, den ganzen Tag Musik ertönen zu lassen. Das gleiche Phänomen tritt auf, wenn immer die gleichen bzw. zu viele Gerüche benutzt werden. Dies passiert häufig, wenn Deoseife, Parfüm oder Gesichtspflegecreme mit unterschiedlichen Duftkomponenten angewandt werden. Wichtig ist auch, daß in der Anamnese einzelne Punkte erfragt werden (wie z.B., Lieblingsmusik, Lieblingsgeruch, Lieblingsfarben), um sie individuell, je nach therapeutischem Ziel, einzusetzen. Möchte ich z.B. einen Menschen aktivieren, wähle ich Musik mit einem guten Rhythmus und/ oder Aromaöle, die wach machen jedoch keine meditative Musik oder beruhigende Öle.

1.3.3 Stimulation des Geruchssinnes

Um den Geruchsinn zu stimulieren, kann mit Zusatzstoffen wie z.B. Aromastoffen gearbeitet werden. Da Aromastoffe aber immer auch eine therapeutische Wirkung haben, sind die Grundlagen im Umgang mit Aromastoffen zu erlernen (Tisserand, 1987). Viel einfachere Reize sind Düfte mit denen die Patienten auch zu Hause umgeben waren. Meine Erfahrung zeigt, daß die Angehörigen hier sehr kreativ sind und entsprechende Materialien gerne mitbringen.

Es ist sinnvoll, herauszufinden, welche Gerüche dem Patienten/der Patientin schöne Erinnerungen zurückbringen, um diese dann gezielt einzusetzen.

1.3.4 Stimulation des Geschmackssinnes

Häufig erhalten Schwerkranke passierte Kost. Diese sieht nicht nur fast immer gleich aus, sondern vermittelt oft auch das Gefühl, daß alles gleich schmeckt. Hier sollten Pflegende deutliche Unterschiede anbieten. Sie könnten z.B. von zu Hause Lieblingsessen mitbringen lassen oder einen Apfelschnitz, eine Gurkenscheibe, ein Stück Karotte in eine reißfeste, gewebte Baumwollkompresse (Mulltupfer) einbinden und auslutschen lassen. Die Mullkompresse wird außerhalb des Mundes von der Pflegeperson festgehalten (Bienstein, 1993).

Vlieskompressen sind hierfür nicht geeignet, da sie sehr schnell reißen können.

1.4 Wahrnehmungsstörungen beim Schlaganfallbetroffenen

Ein großer Bereich der Symptomatik bei Hemiplegie-Patienten bezieht sich auf Wahrnehmungs- und Aufmerksamkeitsstörungen. Wie auch im Kapitel »Bewegung« zu besprechen ist, bedingen sich beide. Bewegung ist nur möglich, wenn die Wahrnehmung intakt ist, und Wahrnehmung ist nur voll auszuschöpfen wenn Bewegung dazu kommt. Wenn Sie nicht mehr fühlen, wie und wo sich ihr Arm im Moment befindet, können Sie ihn auch nicht gezielt in eine Richtung bewegen. Wahrnehmungseinschränkungen machen sich auf unterschiedlichster Ebene bemerkbar: sie können sich auf den Seh-, Hör-, Riech- und Geschmacksbereich sowie den Tiefen- oder Oberflächen-Wahrnehmungsbereich beziehen.

Häufig fällt beim Schlaganfallpatienten eine solche Störung nicht auf und die Pflege wird so weitergeführt, als ob der Betroffene alles korrekt verarbeiten würde. Dies führt dann häufig auf beiden Seiten zu Fehlreaktionen. Ein immer wieder zu beobachtendes Phänomen ist, daß der Patient seine gelähmte Seite vernachlässigt bzw. nicht mehr wahrnimmt. Sie ist wie aus seinem Bewußtsein gefallen. Nicht mehr wahrnehmen können macht Angst und führt zu Reaktionen die für die Umwelt unverständlich sind. So beschreibt Oliver Sachs in seinem Buch »Der Mann, der seine Frau mit einem Hut verwechselte« einen Mann, zu dem er gerufen wurde, weil dieser aus dem Bett gefallen war. Die Ursache war: beim Aufwachen fand er ein Bein in seinem Bett, welches er nicht mehr als zu sich gehörig erkannte. Er warf es heraus, weil er sich verständlicherweise davor ekelte. Der Erfolg war, daß er selbst vor dem Bett landete. Erst als dies erkannt war, konnte man ihm helfen. Andere beschreiben, daß Patienten sie baten, den Daumen da wegzunehmen, da er nicht dorthin gehöre. Es ist ganz wichtig, diese Störungen zu bemerken, um gezielt pflegetherapeutische Maßnahmen einzuleiten.

Pflege soll diesen Phänomenen entgegenwirken. Eine der einfachsten und wichtigsten Maßnahmen ist es darum, immer von der gelähmten Seite her zu arbeiten. (Weitere Maßnahmen s. S. 51 ff.).

1.4.1 Das Neglect- Syndrom

Eine besondere Wahrnehmungsstörung beim Schlaganfallpatienten ist das sogenannte »Neglect-Syndrom«.

Patienten reagieren nicht oder nur vermindert auf Reize aus der betroffenen Körper- und Raumseite. Suchbewegungen und Zuwendungsbewegungen der Wahrnehmung auf dieser Seite werden maßgeblich reduziert. Bei reinem Neglect bestehen keine sensiblen und sensorischen Ausfälle der Sinnesleistungen, also auf neuronaler Ebene, sondern eine Verminderung der Aufmerksamkeit. Die Fähigkeiten zu fühlen, zu sehen, zu hören sind erhalten, sie können aber nicht verarbeitet werden.

Im Klinikalltag hat sich die Bezeichnung Neglect eingebürgert. Da es sich aber hauptsächlich in der Symptomlage auf eine Körperseite bezieht und auf mehrere Komponenten der Wahrnehmung, ist es sinnvoller, von einem Hemineglect-Syndrom zu sprechen.

Nach Runge und Rehfeld (1995) beinhaltet das Hemineglect-Syndrom drei Komponenten, die gemeinsam, aber auch einzeln, auftreten können:
»1. Verminderte Reaktion auf optische, akustische und taktile sowie propriozeptive Reize aus dem betroffenen Halbfeld, reduzierte sensomotorische Exploration des betroffenen

Halbfeldes. Die sensorischen Leistungen (visuell, akustisch und taktil) sind bei reiner Ausprägung des Syndroms erhalten, sind aber oft zusätzlich gestört.
2. Störungen der kognitiven Repräsentation der äußeren Raumhälfte und der betroffenen Körperhälfte.
3. Anosognosie, d.h., nichtregistrieren der offenkundigen Krankheitsfolgen auf der verbalen Ebene und der Ebene der Handlungen und Planungen« (Runge, Rehfeld 1995, 241).

Das Hemineglect-Syndrom wird häufig in seiner Auswirkung unterschätzt und im Pflegealltag deshalb nicht entsprechend den Einschränkungen bewertet. So beschreibt z.B. Krohwinkel in ihrer Studie »Der Pflegeprozeß am Beispiel von Apoplexiekranken«, daß Pflegende immer wieder außerhalb des intakten Gesichtsfeldbereiches der Patienten und Patientinnen stehen (Krohwinkel, 1993). Meine Erfahrung in der Praxis bestätigt mir immer wieder, daß z.B. der akustische, visuelle oder taktile Neglect in der Pflegedokumentation überhaupt nicht erscheint.

Das Hemineglect-Syndrom tritt häufig stärker bei Rechtshirnschädigungen auf (Runge 1995, Denzler 1994, 149). Dies könnte daraus resultieren, daß für die linke Raum- und Körperhälfte das Wahrnehmungssystem parietal rechts liegt und für die rechte Körperhälfte ein beidseitiger Wahrnehmungsanteil besteht, so daß nur bei beidseitigem Hirnschaden die rechtsseitige Orientierung ausfällt. Dabei ist dann aber auch immer die linke Seite mit betroffen, was zu einer vollständigen Desorientierung führt (Gschwend 1994, 95, 96).

Das Hemineglect-Syndrom ist sehr häufig im klinischen Alltag zu finden. Runge beschreibt, daß in der Klinik Esslingen in der Jahren 1992/93 bei einer Patientenpopulation von 503 stationär durchgeführter Rehabilitationsbehandlungen ca. 14 % der Schlaganfallpatienten, gleich 70 Patienten, ein Hemineglect-Syndrom aufwiesen (Runge 1995, 240).

1.4.2 Hemianopsie

Hemianopsie und Neglect-Syndrom sind oft schwer voneinander zu unterscheiden. Im Gegensatz zum Neglect betrifft die Hemianopsie aber lediglich das Gesichtsfeld des Patienten. Sie ist also ein Gesichtsfeldausfall der rechten oder linken Gesichtsfeldhälfte beider Augen. Dies ergibt sich aus der Physiologie der Sehbahnen. Die Hemianopsie tritt meist nach einer Schädigung im Versorgungsgebiet der hinteren und mittleren Hirnarterie auf, ist also ein Gefäßgeschehen. Die Patienten gleichen die Einschränkungen des Gesichtsfeldes häufig sehr schnell durch Kopfbewegungen aus. Sie vollführen im Gegensatz zu Neglect-Patienten rasch vermehrte Zuwendungsbewegungen der Augen in die kritische Raumhälfte. Eine Besserung ist innerhalb der ersten drei Monate zu beobachten (Meerwaldt 1983, Runge 1995).

1.4.3 Das Pusher-Syndrom

Der Pusher-Patient leidet meist unter einer rechtshemisphärischen Läsion mit begleitendem Neglect-Syndrom (Mauritz, 1994, 116). Nach Rehfeld, Runge (1995) sind 9,5 % der Apoplexpatienten in ihrem Klinikklientel davon betroffen. Unterschiedliche Autoren vermuten, daß beim Pusher-Syndrom eine Verschiebung der subjektiven Körperlängsachse zur nicht gelähmten Seite hin stattfindet.

Diese bewirkt, daß der Patient sich zur gelähmten Seite hinstößt (to push = stoßen).

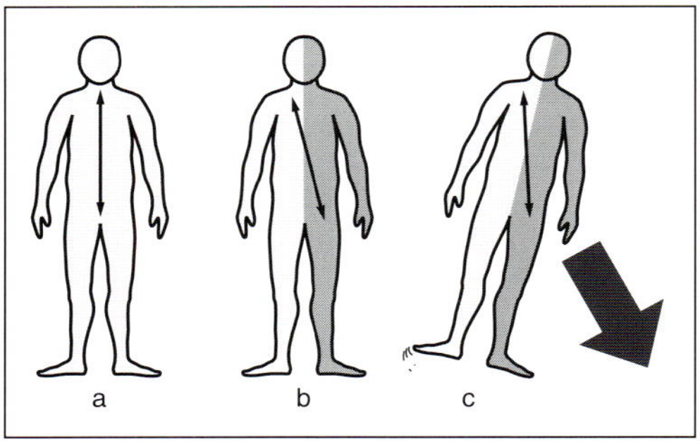

Abb. 10: Gestörtes Wahrnehmungssystem beim Pusher-Syndrom. a: normale Mittellinie, b: vom Pusher-Patienten empfundene Mittellinie, c: Geradestellen der Mittellinie durch pushen.

1.4.3.1 Erkennen einer Pusher-Symptomatik

Da der Umgang mit Patienten die eine Pusher-Symptomatik aufweisen sehr problematisch ist (erhöhte Sturzgefahr), ist es sinnvoll, sich die typischen Symptome zu merken:

- drücken zur gelähmten Seite mit der nichtgelähmten Seite
- hemiplegisches Bein wird beim Transfer in die Beugung gezogen
- Scherenstellung der Beine beim Transfer = Innenrotation des betroffenen Beines und vor das nicht betroffene gestellt (Mauritz 1994, 128)
- hemiplegisches Bein fällt im Liegen in Flexion, Abduktion und Außenrotation
- die nicht gelähmte Seite ist stark gestört, z. B. Placing ist nicht oder kaum möglich
- Rumpfverlängerung auf der hemiparetischen Seite (Mauritz 1994, 128)
- starke Tendenz viel zu sprechen
- stark gestörte Wahrnehmung in häufiger Verbindung mit Neglect-Syndrom (s. S. 30)

Der Transfer mit Pusher-Patienten muß unbedingt mit den Krankengymnasten abgesprochen werden.

In meiner Praxis hat sich der Tieftransfer (s. S. 108 ff.) sehr bewährt. Vor allem muß bei diesem Patienten vorrangig die Wahrnehmung geschult werden. Bewegungsführung auf beiden Seiten durch kleinschrittige Sprach- und Motorikanweisungen sind unerläßlich (s. S. 78 ff.).

1.4.4 Die Anosognosie

Bei diesem Erscheinungsbild ist es dem Patienten nicht möglich seine Krankheitszeichen und seine Fähigkeiten einzuschätzen. Er erzählt der Pflegekraft glaubhaft was er alles kann. Soll er dies dann auch tun merkt Sie, daß dies nicht mit der Realität übereinstimmt. Er behauptet dann zu seinem Selbstschutz, wenn er von Pfleger F. bewegt würde, könnte er das alles viel besser als bei Ihr. Das gefährliche daran ist, daß das was der Patient sagt sehr logisch klingt und die Pflegende zu einer falschen Einschätzung der Situation des Patienten führen kann. Anosognosie ist ein häufiges Begleitbild des Neglect-Syndroms.

1.4.5 Die Agnosie

Sie ist eine Störung des Erkennens im Hör-, Seh- und Fühlbereich, obwohl die Funktion der Sinnesorgane nicht gestört ist. Die Erscheinung wird auch als Seelenblindheit, Seelentaubheit u.s.w. benannt. D.h. Gesichter werden gesehen, können aber nicht mehr mit der Erinnerung verbunden werden. Geräusche oder Töne werden gehört, können aber nicht mehr z.B. zu einer Melodie zugeordnet werden. Reize an der Haut werden gespürt, können aber nicht mehr richtig lokalisiert werden.

Bei diesen Patienten ist es besonders wichtig, daß immer entsprechende Zusatzinformationen angeboten werden. Diese, über andere noch funktionsfähigen Bereiche gegebenen Reize, helfen ihnen sich wieder besser zurecht zu finden.

1.4.6. Apraxie

Die Apraxie ist die Unfähigkeit bei erhaltener Beweglichkeit, Körperbereiche zweckmäßig zu bewegen. Sie ist ein Handlungs- und Planungsdefizit, das zu falschen Reaktionen und Handlungen führt. Patienten benutzen z.B. die Füße, um die Urinflasche zu holen.

Sie brauchen dringend Unterstützung durch das Führen von Bewegungen. Hier ist es besonders wichtig, die Angehörigen so früh wie möglich mit in die Pflege zu integrieren. Wir können sie z.B. anleiten, wie sie beim Essen helfen können. (s. S. 159). Häufig finden die Patienten die Bewegung wieder, wenn sie ein- oder zweimal unterstützt wurden.

Ein Patient, mit dem wir an einem Trainingstag gearbeitet haben, wurde von der Pflegekraft zweimal hintereinander zum Stand gebracht (s. S. 113 ff.). Der Vorgang war sehr mühsam und schien für den Patienten und die Pflegekraft gleichermaßen anstrengend zu sein. Während wir uns über eine bessere Vorgehensweise unterhielten, stand der Patient plötzlich, sehr zu unserem Erstaunen, ganz ohne Hilfe auf. Ohne es zu merken, hat er die zuvor trainierte Bewegung durchgeführt. Uns mußte es nun gelingen ihn wieder mit seinen Bewegungen zu verbinden.

Die Apraxie ist häufig mit einer Aphasie (s. S. 161 ff.) verbunden .

1.4.7 Wahrnehmungshilfen im Alltag

- alle Handlungen geschehen von der gelähmten Seite aus
- die Informationsangebote gehen von der Pflegeperson und den Besuchern von der gelähmten Seite aus
- das Gewicht durch Drehung um die Mittelachse des Körpers, so häufig wie möglich auf die gelähmte Seite leiten,
- die gelähmte Seite wird sooft wie möglich in die Pflegehandlungen integriert

2 Bewegung

2.1 Einführung

Bewegung ist Leben, Leben ist Bewegung! Findet keine Bewegung mehr statt, so bedeutet dies den Tod. Bewegung ist also ein Grundzeichen des Lebens (Grams, 1976, 198). Ohne Bewegung gibt es z. B. keine Zellteilung, keine Atmung, keine Sprache, keine Verdauung, keine Ausscheidung und keine Wahrnehmung. Nach Schwegler (1996) sind von allen Strukturen des Zentralnervensystems mehr als ein Viertel direkt und über die Hälfte indirekt an der Planung und Ausführung von Bewegung beteiligt (Schwegler, 1996). Dies unterstreicht die Wichtigkeit der Bewegung. Da gerade beim Schlaganfallpatienten die Bewegung entweder durch eine schlaffe bzw. eine spastische Lähmung oder durch unkoordinierte Bewegungen und Bewegungsabläufe erheblich eingeschränkt ist, ist es wichtig, dem Patienten zu helfen, physiologische Bewegungen und Bewegungsmuster wiederzufinden bzw. diese neu zu erlernen.

Der Schlaganfallpatient unterscheidet sich nicht nur im Bereich der Bewegung vom Gesunden, sondern ist zudem noch in seiner Wahrnehmung und Kommunikationsfähigkeit eingeschränkt. Wahrnehmungsorgane können aber in ihren Möglichkeiten nur 100 % ausgeschöpft werden, wenn ihre Funktionen mit Bewegung koordiniert sind. Deshalb muß eine gute Beweglichkeit herstellt werden, um die verbliebenen Wahrnehmungsmöglichkeiten optimal zu nutzen.

Auch die Sprachkommunikation ist ohne Einsatz der mimischen Muskulatur nur bedingt möglich.

»Bewegungsgesundheit ist, sich mühelos aus eigener Kraft fortbewegen und die Hände im Rahmen der zur Selbsterhaltung notwendigen Aktivitäten zu gebrauchen« (Klein-Vogelbach, 1990, 1).

Nach Klein-Vogelbach sind natürliche Bewegungen
- automatisch
- willkürlich planbar
- ein Zusammenspiel von bewußter Zielsetzung und automatischen Bewegungsabläufen
- ein unbewußter Vorgang, der erst bewußt wird, wenn wir
  - uns besonders anstrengen
  - einen Bewegungsablauf neu erlernen, wie Tanzen, Klavierspielen, Tennisspielen u. v. m.
  - müde, deprimiert oder total erschöpft sind.

2.1.1 Grundlagen der Bewegung und der Bewegungsinformation

Eine Bewegung durchläuft vor der Ausführung viele Stationen im Gehirn. So ist ein wesentlicher Punkt die **Planung** der Bewegung, d. h. der Mensch muß hierzu eine Vorstellung vom Ablauf der Bewegung und ihrer einzelnen Schritte haben, die er durchführen möchte. In der Regel kann der Schlaganfallpatient diese Planung nicht mehr vollständig bewältigen. Für die Pflegenden wird dies aber oft nicht sichtbar. Deshalb kann es leicht passieren, daß Sie den Schlaganfallpatienten überfordern wenn Sie als Pflegeperson den gesamten Ablauf beschreiben, den sie geplant haben. Es ist deshalb sinnvoller, den einzelnen Schritt direkt vor seiner Durchführung oder während der unterstützenden Handlung zu benennen. Das bedeutet in der Praxis, jede Bewegung in ganz kleine, nachvollziehbare Schritte zu unterteilen.

Der Entschluß, eine Bewegung durchzuführen, entsteht im Frontalhirn ⓐ. Die Impulse gelangen dann in den oberen Stirnlappen zur prämotorischen Hirnrinde ⓑ und von dort zur primär motorischen Hirnrinde ⓒ. Ihr Weg geht nun weiter in die Basalganglien ⓓ, wo sie auf teils erregende, teils hemmende Interneuronen umgeschaltet werden. Die nächste Station ist der Thalamus ⓔ, in dem eine weitere synaptische Umschaltung erfolgt. Von dort gelangt der Impuls zurück zur primär motorischen Rinde ⓒ; Für grobe Bewegungen kommt es nun über das Rückenmark ⓕ zum Befehl zur Bewegungsausführung (*Abb. 11*).

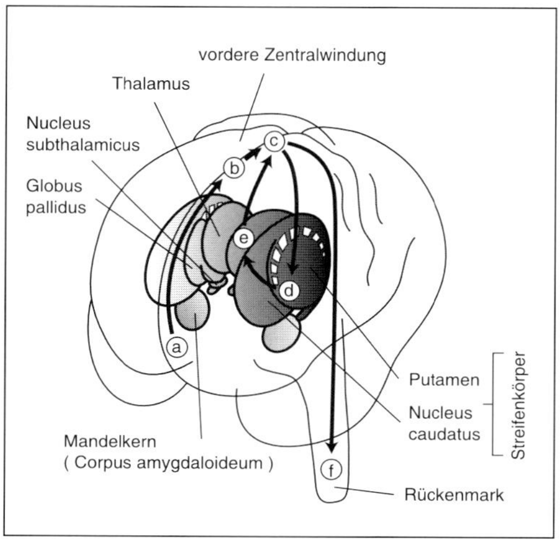

Abb. 11

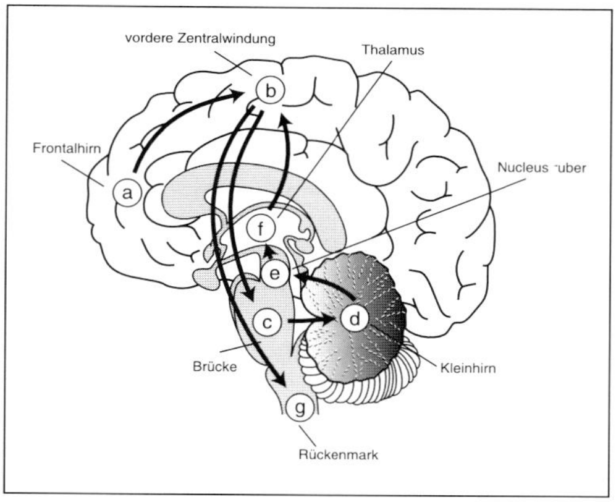

Abb. 12

Soll die Bewegung flüssig und koordiniert sein, so wird das Kleinhirn ⓓ mit eingeschaltet. Hier findet auch ein Großteil des motorischen Lernens statt. Die sogenannte Kleinhirnschleife läuft wie folgt ab: Signale aus dem Frontalhirn ⓐ ziehen zur primär motorischen Rinde ⓑ, gehen von dort aus zur Brücke ⓒ, kreuzen in die gegenüberliegende Kleinhirnhemisphäre ⓓ, wechseln im Kleinhirn die Seite, gelangen dann über Nucleus ruber ⓔ, zum Thalamus ⓕ und über die primär motorische Rinde ⓒ ins Rückenmark ⓖ (*Abb. 12*).

2.1.1.1 Bewegungskontrolle

Diese findet durch das Kleinhirn statt, welches eine Kopie des Bewegungsentwurfes (Sollwert) aus der Großhirnrinde und zahlreichen Rückmeldungen aus der Muskulatur und den Gelenken (Ist-Wert) erhält. Stimmen Soll- und Ist-Wert nicht überein, erfolgt eine Rückmeldung an das Großhirn oder an die Olive im vorderen Anteil des verlängerten Rückenmarkes. Das motorisch System nimmt eine Korrektur der Bewegung vor.

Präzise, willkürliche Bewegungen wie z. B. Finger-, Hand- und Zungenbewegungen werden ohne Beeinflussung anderer Hirnabschnitte direkt über spezielle Leitungsbahnen (Pyramidenbahnen) initiiert. Sie ziehen vom primären Cortex zur Pyramidenkreuzung, wechseln dort zu 80 bis 90 % die Seite und ziehen als dicker Strang zu einzelnen Segmenten. Die restlichen 10 % wechseln die Seite erst vor ihrem Zielsegment, dem Eintritt in die graue Substanz des Vorderhorns. In ihrem Zielgebiet schalten einige weniger als ein Drittel direkt auf Alphamotoneuronen um und steuern z. B. die feinen Fingerbewegungen. Die meisten jedoch enden an Interneuronen und sind an reflektorischen Vorgängen beteiligt.

Mehr als Feinbewegungen werden die Grob- und Gleichgewichtsbewegungen aus dem Extrapyramidalsystem benötigt. Zu diesem System gehören das Kleinhirn und Basalganglienschleife, sowie die Olive und die Bahnen aus dem Nucleus ruber (zentrale Umschaltstelle zwischen Kleinhirnschleife und absteigenden Bahnen), ebenso die Kerngebiete der Gleichgewichtsnerven.

2.1.1.2 Sensomotorik

Bewegen und Fühlen gehören zusammen. Dies ergibt sich auch aus der räumlichen Nähe der beiden Rindenfelder im Großhirn (*Abb. 13*).

Sie sind voneinander durch die Zentralfurche abgegrenzt. Vor dem motorischen liegt das prämotorische Feld und hinter dem somatosensorischen liegt das Feld der Sinnesassoziation. Wird ein Mensch bewegt, tauschen sich das motorische Feld und das somatosensori-

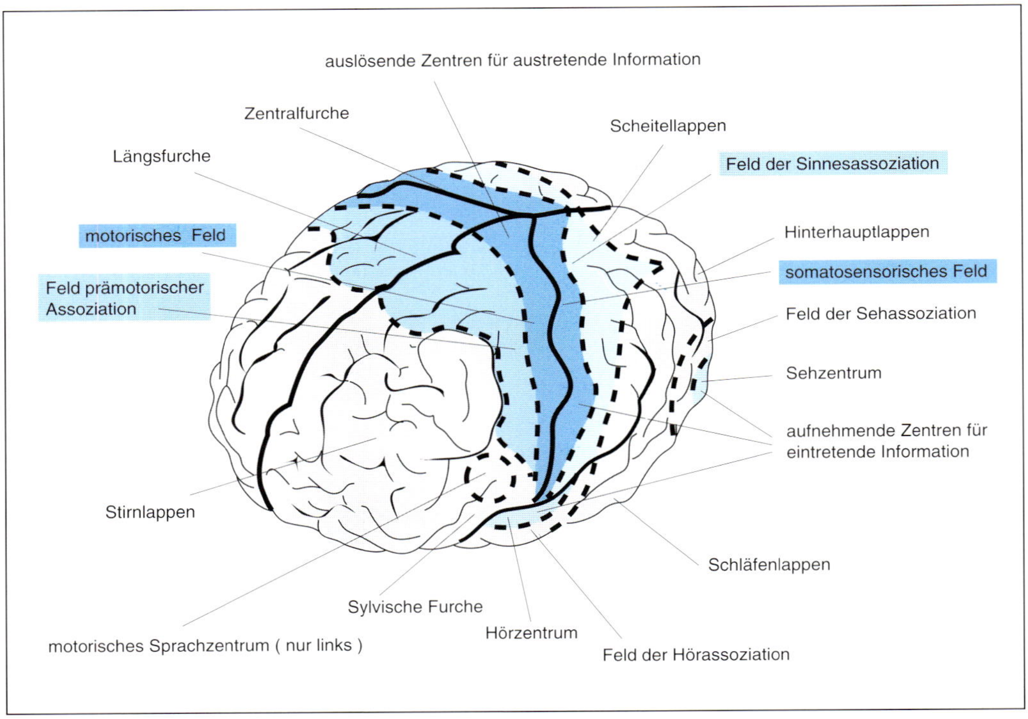

Abb. 13: Rindenfelder im Großhirn

Absender

Vor- und Zuname

Straße/Hausnummer

Postleitzahl/Wohnort

Datum, Unterschrift

☐ **Lieferung über Schlütersche zzgl. DM 3,50 Versandkostenanteil**

☐ **Lieferung über die Buchhandlung:**

Ja, bitte senden Sie mir kostenlos Ihr

☐ **aktuelles Gesamtverzeichnis 3-87706-999-1**

☐ **aktuelles Verzeichnis „Fachbücher Veterinärmedizin" mit detaillierten Informationen zu den einzelnen Titeln 3-87706-951-7**

Antwort

Bitte ausreichend frankieren

schlütersche
GmbH & Co. KG
VERLAG UND DRUCKEREI

Buchvertrieb
Postfach 54 40

30054 Hannover

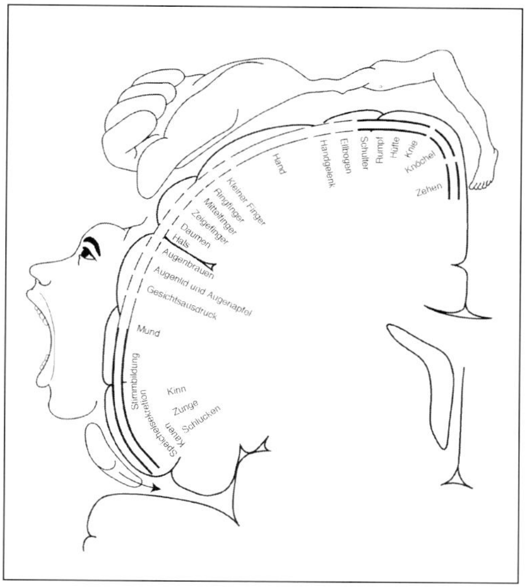

Abb. 14: Motorische Rinde

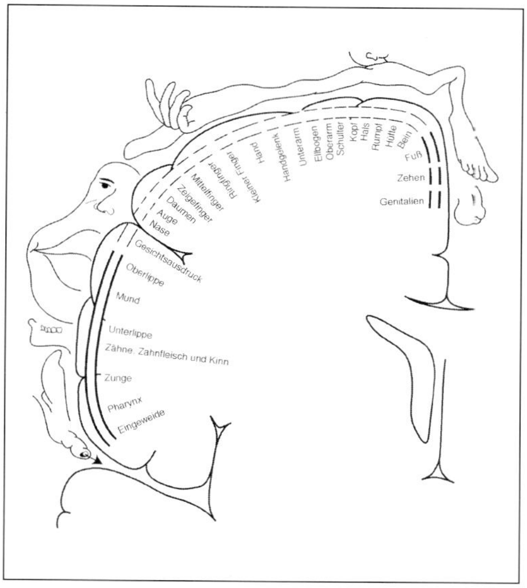

Abb. 15: Somatosensorische Rinde

sche Feld Informationen auf kürzesten Wegen aus. Der Input für beide kommt aus der Peripherie, über die sensorischen und motorischen Fasern, die durch das Rückenmark verlaufen.

Von den peripheren Muskeln und den Gelenken des Körpers gelangen Informationen zum Rückenmark. Von dort aus erfolgt die Weiterleitung über die Pyramidenbahnen und über mehrere Zentren bis zur Großhirnrinde, die dann die endgültige Kontrolle und Ausführung bestimmt.

Werden Sprach- oder Sehanweisungen gegeben, so müssen in den entsprechenden Zentren des Gehirns die Worte oder Bilder zuerst identifiziert werden, um sie danach zur motorischen Rinde weiterzuleiten. Dies könnte der Grund dafür sein, warum die Durchführung einer Bewegung länger dauert, wenn über diese Wahrnehmungskanäle anstatt über Berührung gearbeitet wird.

Die Abbildungen 14 und 15 zeigen, daß sowohl im motorischen als auch im sensorischen Bereich der Mund- und Handbereich den meisten Speicherplatz einnehmen. Bei Fühlkontakt in diesen Bereichen ist der Wahrnehmungsinput am größten.

Eigenerfahrung 1
Zwei Personen stehen sich gegenüber und berühren sich mit den Handinnenflächen beider Hände. Wenn Sie die Hände jetzt in Bewegung setzen, dann kann jeder der Partner leicht und harmonisch den Bewegungsablauf des anderen nachvollziehen. Will einer der beiden die Bewegung führen, erhöht er ein wenig den Druck oder die Geschwindigkeit. Der oder die andere spürt dies und kann sich dem ganz leicht anpassen. In der Kinästhetik wird dies als gleichlaufend gemeinsame Interaktion bezeichnet (Hatch, Maietta, 1992).

Eigenerfahrung 2
Zwei Personen stehen sich gegenüber, die Handflächen der beiden sind ca. 50 cm ausein-

ander. Die Informationen der ersten Person müssen von der zweiten zunächst erkannt und können dann erst mit einer leichten Verzögerung nachvollzogen werden. Bewegt sich die erste Person zu schnell oder sehr kompliziert, kann die zweite Person nicht mehr folgen.

Mögliche Erkenntnis
An beiden Übungen können Sie erkennen, daß komplexere Bewegungsabläufe möglich sind, wenn sich zwei Partner/Innen berühren. Deshalb finden viele Bewegungsabläufe in der Frühphase des Schlaganfalls mit dem Patienten in sehr enger Verbindung beider Körper (Pflegeperson und Patient) statt. Will man diese Erkenntnis optimal nutzen, muß die Pflegekraft sich mitbewegen.
Mit zunehmender Fähigkeit des Patienten löst sich die Pflegeperson und leitet den Patienten über Vormachen bzw. über die Sprache an.

2.1.2 Grundsätze zur Bewegungserleichterung

- ☯ Energie kommt aus der Bewegung
- ☯ Die Bewegungsrichtung des Patienten und der Pflegeperson müssen übereinstimmen
- ☯ Das Tempo der Bewegung muß sich an den Fähigkeiten des Patienten orientieren um sowohl der Pflegekraft als auch dem Patienten die Kontrolle über die Bewegung zu erlauben
- ☯ Eine erhöhte Körperspannung reduziert die Beweglichkeit bei den Patienten und bei der Pflegeperson
- ☯ Sprachinformationen werden nur schrittweise den Bewegungsschritten angepaßt gegeben
- ☯ Was bewegt wird, muß entlastet sein und darf kein Gewicht zur Unterlage ableiten

2.1.2.1 Erklärungen

☯ Energie kommt aus der Bewegung.

Eigenerfahrung
Übung A
Fassen Sie einen auf dem Rücken liegenden Menschen an beiden Händen. Lassen Sie ihn seinen Kopf auf die Brust rollen.
Ziehen Sie ihn jetzt zum Sitzen, indem Sie stehen bleiben (*Abb. 16*).

Übung B
Zum Vergleich ziehen Sie ihn aus dem Sitzen in den Stand, indem Sie nach hinten weglaufen und den anderen einfach mitnehmen (*Abb. 17/18*).

Mögliche Erkenntnis
Sie werden erleben, daß der Mensch bei der Übung B) sich jetzt einfacher aufsetzen läßt. Die meisten Pflegenden sind bisher gewohnt, fest an einem Platz zu verharren. Die Beine befinden sich dabei meist in einer Grätschposition, um die Standfläche zu vergrößern und die Oberschenkel werden an das Bett gedrückt. Bei dieser Haltung ist aber lediglich der Oberkörper beweglich. Es findet dann während der Belastung mit dem Patientengewicht bei vielen Pflegenden eine Rotation in der Wirbelsäule statt, wodurch es zu einer starken Druckeinwirkung und nachfolgend zur Traumatisierung kommen kann. Bewegt die Pflegeperson allerdings ihren gesamten Körper mit und hält hierdurch die Wirbelsäule gerade, kann diese geschützt werden. Gleichzeitig empfindet man den Patient als nicht so schwer.

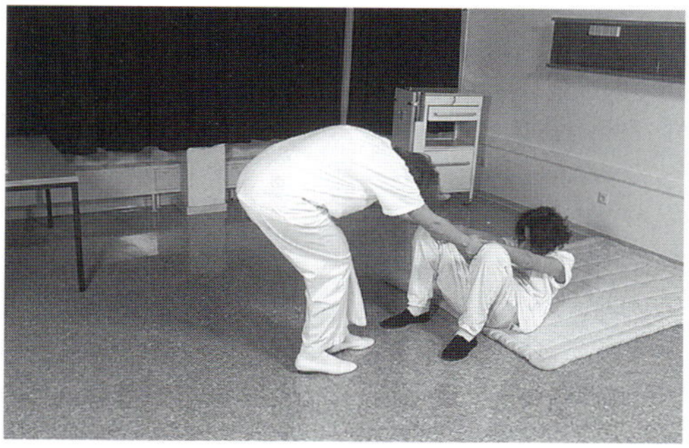

Abb. 16

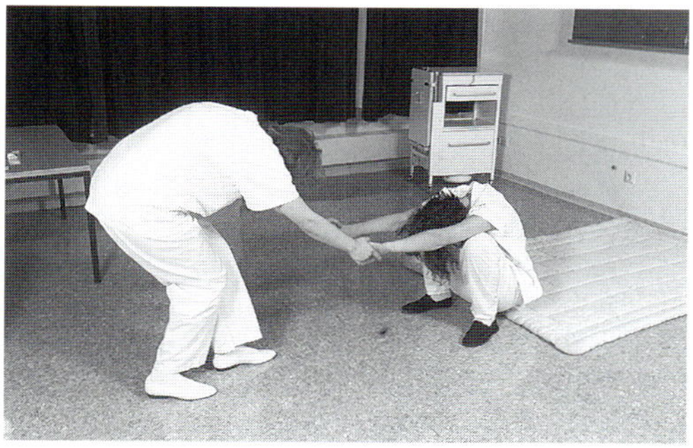

Abb. 17

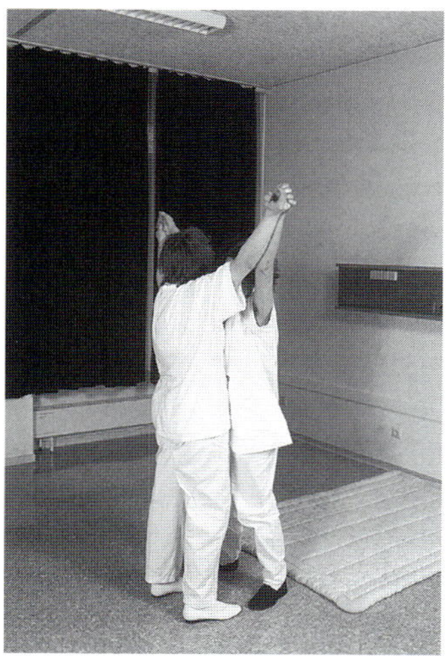

Abb. 18

☯ Die Bewegungsrichtung des Patienten und der Pflegeperson müssen übereinstimmen.

Eigenerfahrung
Knien Sie sich neben einer auf dem Rücken liegenden Person, versuchen Sie diese nun aufzusetzen.

Mögliche Erkenntnis
Sie werden spüren, daß mehr Anstrengung als in der ersten Übung nötig ist, da Sie nur die Arme einsetzen können und Ihr Körper nicht die Bewegungsrichtung vorgegeben hat.

☯ Das Tempo der Bewegung muß sich an den Fähigkeiten des Patienten und der Pflegeperson orientieren.

Das heißt, Ihr Tempo muß es erlauben, jeden Schritt in jedem Moment anzuhalten um durch eine Korrektur das Ziel zu erreiche. Sie sollten nicht in ballistische Bewegungen (Flugbewegungen = Absprung – Flugstrecke – Landen) geraten. Je neuer oder unbekannter eine Bewegung für Patient und/oder Pflegeperson ist, um so langsamere und um so kleinere Schritte müssen durchgeführt werden.

Mauritz (1994) teilt das Tempo der Bewegung in ballistische Bewegungen und Rampenbewegungen ein. (»Ballistik gr.-nlat.: die Lehre von der Bewegung geschleuderter od. geschossener Körper« Duden 5, 1974,100).

Ballistische Bewegungen sind also maximal schnelle Bewegungen mit maximal schnellem Start und schnellem Ende; alle **Hau-Ruck** Bewegungen.

Rampenbewegungen sind langsame, kontinuierliche, tonische Bewegungen. Nach Mauritz sind bei Hemplegiepatienten mehr Möglichkeiten für Rampenbewegungen erhalten, die Hirnstrukturen für ballistische Bewegungen sind stärker beschädigt. (Mauritz, 1994, 69). Da wir uns in der Pflege an den Ressourcen orientieren müssen, ist es wichtig, langsame Bewegungen durchzuführen. Arbeiten wir trotz dieses Wissens mit Hau-Ruck Bewegungen, sind wir dafür verantwortlich, daß der Patient mehr Unsicherheit verspürt und sich als Konsequenz die Spastik erhöht.

Gekonnt ist eine Bewegung, wenn sie in jeder Position umkehrbar, d.h., daß sie in jedem Bewegungsschritt anzuhalten und anders fortzuführen ist. Nach Moshe Feldenkrais ist Umkehrbarkeit ein Hauptmerkmal absichtlichen Handelns. »Umkehrbarkeit ist ein Wesenszug aller korrekten Handlungen, ...« (Feldenkrais 1990, 158). Um diese zu erreichen, muß jeder Bewegungsablauf in kleinste Schritte aufgegliedert werden. Dem Patienten und der Pflegeperson wird damit erfahrbar, wann Anstrengung bzw. Widerstand entsteht. Die Bewegung kann dann an diesem Punkt angehalten werden. Pflegeperson und Patient können tief durchatmen und unter einer Veränderung des Ablaufes, der für beide leichter ist, kann die Bewegung weitergeführt werden. So ist die Bewegungsarbeit mit einem Patienten ein ständiges Beginnen, Reflektieren, Verändern und Weiterfortfahren.

Die erhöhte Spannung bei den Hau- Ruck Bewegungen kann auch aus dem Wahrnehmungsverlust resultieren. Wird ein Patient z.B. von der Bettkante zum Stuhl in einer Hau-Ruck Bewegung transportiert, verliert er über einen langen Zeitraum die Wahrnehmungsinformation über die Unterlage Bett. Wird diese Strecke in mehrere kleine Abschnitte geteilt, indem der Patient zunächst sein Gewicht auf die Füße verlagert und das Gesäß bewegt und erst dann das Gewicht auf das Gesäß verlagert und die Füße bewegt usw. und unterstützt die Pflegekraft ihn dabei, indem sie ihn mit ihrem Körper soweit wie nötig abstützt bzw. das hemiplegische Bein führt, so lernt der Patient schneller zu sich und der Pflegekraft Zutrauen zu fassen, da er immer über den sicheren Bereich der Wahrnehmung geführt wird. Wird dieser Wahrnehmungsinput reduziert, sucht der Patient andere Sicherheiten. Feldenkrais (1990) meint hierzu, daß ein Körper der Sicherheit sucht, die Beuger zusammenzieht und die Strecker hemmt. Dies kann die Begründung dafür sein, daß viele Schlaganfallpatienten die Streckung im Oberkörperbereich nur so mühsam wiedererlernen.

Diese langsame und bewußte Vorgehensweise macht Pflegen spannend und erfolgreich.

Die Pflegenden erhalten ebenso wie der Patient eine Rückmeldung über die Sinnhaftigkeit ihrer gemeinsamen Arbeit. Man kann nie wissen, ob man sofort den optimalen Weg findet, weder für die Pflegende noch für den Patienten. Hier gilt es, sich selbst Zeit zu geben, Fehler zu machen, daraus zu lernen und eine neue Form zu erproben. Auch da hilft uns Moshe Feldenkrais durch seine Aussage »Für alle erlernten menschlichen Funktionen, wie Liebe, Haß, Sprechen, Denken, Gehen, Sitzen u.a.m., gilt: Es kann kein Teil und keine Phase des Lernprozesses übersprungen werden ohne nachteilige Folgen. Gewöhnlich aber ist das Tappen und Tasten, das Auskundschaften und Ausprobieren des vollen Umfangs jeder Funktion wesentlich für, ... befriedigendes Lernen. Während der Lernzeit sind Fehler korrektes Handeln: Sie sind als Teil des Geschäftes anerkannt, sie gehören dazu. Man kann es auf keinem Gebiet menschlicher Tätigkeit zur Meisterschaft bringen, ohne den wichtigsten Bestandteil des Lernens, nämlich ohne die Erfahrung, wie es nicht zu tun sei« (Feldenkrais 1990, 235). Die Aufgabe der Pflegenden besteht lediglich darin, den Patienten vor gefährlichen Fehlern zu bewahren.

☯ Spannung reduziert die Bewegung

Eigenerfahrung

1. Spannen Sie alle Muskeln an und versuchen Sie zu gehen.

2. Spannen Sie nur den rechten Bereich des Gesäßes sowie das rechte Bein an und versuchen Sie zu gehen.

Mögliche Erkenntnis

Sie merken, daß jede Spannung die Bewegung im ganzen Körper verändert. Je ausgeprägter sie ist, um so geringer wird die Bewegungsfähigkeit.

Spannung wird hervorgerufen durch Anstrengung, Angst, Unsicherheit, ruckartige Bewegungen, zu feste oder zu leichte Berührungen, durch lautes Sprechen und Hektik.

Spannung ist häufig eine Suche nach Sicherheit und Wahrnehmung. Insbesondere alte Menschen schaffen sich als Ausgleich für die fehlenden Fühlinformationen von außen durch Muskelspannung klar wahrnehmbare Körpergrenzen. Wird dies in der Pflege beachtet und wird genügend Fühlinformation gegeben, löst sich die Spannung relativ schnell auf, und eine Beziehung zwischen Pflegeperson und Patient entsteht. Reduzierte Spannung führt zur Mühelosigkeit.

Mühe und Anstrengung sind nach Feldenkrais (1990) ein Zeichen für unnützen Kraftaufwand und vergeudete Energie.

In der Pflege hat sich meiner Erfahrung nach eingebürgert, daß die Arbeit nur anerkannt wird, wenn man total »geschlaucht« ist.

Mühelosigkeit macht Spaß und gibt das Gefühl von Können.

☯ Sprachinformationen werden nur schrittweise den Bewegungsschritten angepaßt gegeben.

Dies ist eine der schwierigsten Aufgaben in der Bewegungsführung. Um entsprechende Anweisungen geben zu können, muß erst einmal für jeden selbst klar sein, aus wievielen einzelnen Schritte eine Bewegung aufgebaut ist. Diese werden normaler Weise von der ausführenden Person nicht wahrgenommen da sie automatisiert sind.

Eigenerfahrung

Bitten Sie eine Person, nach Ihren Anweisungen vom Stuhl aufzustehen. Sie darf aber wirklich nur das tun, was Sie sagen. Ein Berühren der Person ist nicht erlaubt.

Mögliche Erkenntnis

Wahrscheinlich steht die Person zuerst wirklich auf. Sie hat dann ihren automatisierten Ablauf abgerufen und die Bewegung einfach durchgeführt. Bestehen Sie nun darauf, daß Sie nur das tut, was Sie anweisen. Sagen Sie z. B., den Oberkörper bitte leicht nach vorne, dann muß diese Position solange beibehalten werden, solange Sie keine andere Anweisung geben.

Vergessen Sie zu sagen, wo das Gewicht im Körper organisiert ist, bleibt es in beiden Körperhälften gleichmäßig verteilt und der Mensch hat keine Möglichkeit eine Seite allein zu bewegen. Besonders deutlich wird das bei der Anweisung zu gehen: das Gewicht bleibt hier in beiden Körperhälften gleich verteilt, der Patient kann keinen Schritt gehen. Es wird deutlich wie schwierig es ist, gezielte, in einzelne Bewegungselemente zerlegte Anweisungen zu geben. Beim Schlaganfallpatienten sind diese aber ganz wichtig, denn er hat das Wissen wie eine Bewegung abläuft verloren. Er braucht bei jedem Schritt Anweisungen und taktile Unterstützung. Weiter ist zu beachten, nicht mit den abstrakten Begriffen »rechts /links« zu arbeiten, da das abstrakte Denken eine hohe kognitive Leistung ist, die in unserer Entwicklung erst vor dem Schulalter erworben wird. Bei Anspannung treten Unsicherheiten auf. Es ist daher besser Bezugspunkte, wie z. B. Bett, Tür, Fenster, Kopfende usw. zu benutzen.

☯ Was bewegt wird, muß entlastet sein und darf kein Gewicht zur Unterlage ableiten.

Durch die Lagerung z. B. auf eine Körperhälfte wird die andere Körperhälfte entlastet und trägt nur noch ihr Eigengewicht. Sie leitet nun kein Gewicht mehr zur Unterlage ab, dadurch wird sie leichter beweglich.

Eigenerfahrung
Stellen Sie sich mit je einem Fuß auf eine Waage. Verlagern Sie den Schwerpunkt zu einer Seite.

Mögliche Erkenntnis
Die Seite zu der Sie den Schwerpunkt verlagert haben wird deutlich mehr Gewicht angeben.

2.1.3 Bewegungsentwicklung

2.1.3.1 Einführung

Bewegung ist abhängig von Veranlagung, Umwelt und vor allem der Übung einzelner Bewegungsfertigkeiten.

Der Bewegungsentwicklung liegen typische Muster zugrunde, die der Mensch in der Säuglings und Kleinkinderzeit durchläuft.

Es ist sinnvoll, sich mit der physiologischen Bewegungsentwicklung auseinanderzusetzen, da Patienten nach einem Schlaganfall oft wieder Grundelemente aus dieser Phase der Entwicklung reproduzieren.

2.1.3.2 Ablauf der Bewegungsentwicklung bei unterschiedlichen Autoren/innen

Nach Pikler (1988) verläuft die physiologische Bewegungsentwicklung folgendermaßen:

Der Säugling dreht sich:
1. vom Rücken auf die Seite und
2. auf den Bauch,
3. vom Bauch auf den Rücken (er rollt sich),
4. er robbt auf dem Bauch,
5. er krabbelt auf Knien und Händen im Vier-Füßler-Stand, einschließlich Hinauf- und Hinunterklettern
6. er setzt sich über den Seitstütz aus dem Vier-Füßler-Stand auf das Gesäß, sitzt und legt sich hin,
7. er richtet sich zum halben Kniestand auf, kniet und läßt sich wieder nieder, (Die Stufe 7 geht immer der Stufe 8 voraus. Das Sich-Aufsetzen kommt in 90 % der Fälle vor dem Aufstehen),
8. er steht auf, (die Reihenfolge von 4.–8. ist nicht konstant, erscheinen aber immer nach 3.),
9. er fängt an, freihändig zu stehen, macht erste Schritte seitwärts während er sich mit den Händen festhält, beginnt erste freie Schritte zu machen,
10. er geht frei und sicher.

Nach Johnston (1980) erfolgt das Lernen der Bewegung des Nackens und der Schulter vor der des Ellenbogens und der Hände. Die Bewegung des Rumpfes und der Hüfte vor der von Knien und der Füßen. (Johnston 1980, 13). Dies ist zu erklären da erst die Stabilität des Rumpfes die Extremitätenbewegung ermöglicht. Entsprechend ist die Effektivität beim antispastischen Arbeiten von proximal nach distal, wenn zuerst der Kopf, dann die Schulter, dann der Oberarm und Ellenbogen und die Hand. bzw. zuerst der Rumpf, die Hüfte und dann die unteren Extremitäten mobilisiert werden (s. S. 66).

Auch die sieben Grundpositionen, die von den Kinästheten Hatch, Maietta, Schmidt (1992) beschrieben werden, befinden sich im gleichen Kontext. Im kinästhetischen Vorgehen werden die unterschiedlichen Möglichkeiten der Positionen genutzt, um den Patienten Bewegungsabläufe zu erleichtern. Die Grundpositionen werden hauptsächlich unterteilt in:

1. Positionen, die Bewegungen am Ort erleichtern.
   Sie dienen dazu, zusätzliche Tätigkeiten leichter ausführen zu können, wie z.B. Essen, Lesen. Zu diesen Grundpositionen gehören die Rückenlage, der Schneidersitz, der Einbein-Kniestand (halber Kniestand) und der Zweibeinstand.
   In diesen Positionen wird das Gewicht über beide Körperhälften gleichmäßig entlang der Körperachse zum Boden geleitet. Die oberen Extremitäten haben kein Gewicht zu tragen und können frei bewegt werden.
2. Positionen die die Fortbewegung erleichtern.
   Dazu zählen die Bewegungspositionen Bauchlage mit Ellenbogenstütz, Vier-Füßler-Stand und Einbeinstand. In diesen Positionen wird das Gewicht hauptsächlich über die Extremitäten zur Unterlage abgeleitet. Hierdurch gelingt es sehr leicht eine Seite zu belasten und damit die andere Seite bewegungsfrei zu machen.

Prinzipiell wäre sinnvoll, Bewegungen in diesen Bewegungspositionen durchzuführen. Leider findet sich aber in den Pflegeinterventionen genau das Gegenteil. So muß vom Fußende zum Kopfende auf dem Rücken und im Stuhl von Vorne nach Hinten auf dem Gesäß bewegt werden. Zur Vereinfachung für den Pflegenden und den Patienten, müssen die Aspekte der Bewegungspositionen genutzt werden. Dazu wird der Schwerpunkt von einer Seite auf die andere verlagert, eine Spiralbewegung wird eingeleitet und die leichtere Seite bewegt; dies erfolgt allerdings in kleineren Schritten als dies in den Bewegungspositionen möglich wäre. Für die gelähmte Seite bringt dieses Vorgehen noch weitere positive Aspekte des antispastischen Vorgehensweise; da durch Rotation und die Gewichtaufnahme die Spastik reduziert wird.

Das Aktivitas-Konzept berücksichtigt die beschriebenen Besonderheiten der Bewegungsentwicklung im Pflegealltag.

Die Patienten werden nicht mehr, sobald es ihr Kreislauf erlaubt, durch alle Positionen im Flugtempo bewegt (z.B. im Hau-Ruck Verfahren von der Bettkante zum Stuhl) sondern es werden Schritt für Schritt Fähigkeit aufgebaut.

☺ Herstellen einer gute Beweglichkeit in der Rückenlage durch Bewegung von unten nach oben im Bett (s. S. 78 ff.).

☑ Drehen zur Seite unter Beachtung der kinästhetischen Prinzipien und der **Aufgaben von Massen und Zwischenräumen**. Diese sind:

☯ Bewegungsinformationen an den Massen geben

☯ Führungspunkte z.B. Schulterblatt am Brustkorb benutzen, um die Bewegung zu unterstützen

☯ Zwischenräume nicht durch Lagerungsmaterial, Hände bzw. Arme der Pflegenden blockieren

- Drehen der Massen und Strecken in den Zwischenräumen (z.B. im Hüft- und Beckenbereich) bringt den Körper in Richtung Bauchlage
- Drehen der Massen und Beugen in den Zwischenräumen bringt den Körper in Richtung Rückenlage
- Dieses Drehen wird bei allen Lagewechseln, beim Waschen, beim Betten usw. benutzt (s. S. 93 ff.)
- Einsetzen der Bauchlagerung sobald als möglich (s. S. 121 ff.)
- Aufsetzen über eine Rotationsbewegung und Langsitz im Bett so, daß die Knochen das Gewicht tragen (s. S. 138)
- Setzen auf die Bettkante mit Unterstützung der hemiplegischen Seite durch die Pflegeperson. Die hemiplegische Seite wird im Oberkörperbereich korrekt aufgerichtet und ausgerichtet (die Schulterdächer bilden eine Linie). Das Gewicht wird im sitzen zu beiden Sitzbeinhökkern geleitet. Danach wird es abwechselnd auf die betroffene und dann auf die nicht so stark betroffene Seite geleitet
- Einleitung von Beugung nach vorne durch Unterstützung im Sternumbereich, durch die Pflegeperson oder einen Stuhl (Vier-Füßler-Stand) (s. S. 109)
- Durch ein Beugen in der Hüfte und das Vorbringen des Oberkörpers über die Oberschenkel wird trainiert, Gewicht auf die Füße zu nehmen
- Sind die Beine des Patienten zu kurz muß eine Unterlage unter die Füße gestellt oder gelegt werden
- Transfer vom Bett zum Stuhl unter Zuhilfenahme eines zweiten Stuhles (s. S. 109)
- Original Bobath-Transfer (s. S. 111)
- Transfer über den Stand (s. S. 113 ff.)
- Korrektes Sitzen im Stuhl (s. S. 141)

Es hat sich als sinnvoll erwiesen, den Patienten über seinen eigenen Körper aus dem Bett herauszubringen. Hat er seine Kraft beim Sitzen im Stuhl verbraucht transportiert man ihn mit Hilfe eines Lifters unter Fühl – und Führkontakt zum Bett zurück. Dem Patienten bleibt das Mißerfolgserlebnis erspart, wenn er von der Pflegekraft fast nicht mehr in das Bett gebracht werden kann oder wenn er sich selbst nicht auf den Füßen halten kann. Er erlebt, daß seine Kraftgrenzen akzeptiert und als normal angesehen werden. Dadurch kann er wieder Vertrauen erlangen, zu sich und zur Pflegekraft.

Auf die Praxis in der Vorgehensweise wird im Kapitel 4 (s. S. 78) »Beschreibung von Bewegungsabläufen« eingegangen. Als Alternative bietet sich ein kinästhetischer Transfer über den Körper der Pflegeperson an.

Das Sitzen außerhalb des Bettes ist individuell unterschiedlich zu handhaben. Die Zeitspanne, in der ein Patient einen Vorteil davon hat ist abhängig von der Stabilität des Rumpfes und seinen Kräften im Allgemeinen. Es ist nicht rehabilitativ, wenn ein Patient im Brustkorb zusammengesunken, im Stuhl nach vorne gerutscht und mit hängendem Kopf dasitzt, wobei man hier eigentlich nicht mehr von sitzen sprechen sollte. Alle positiven Effekte des Sitzens sind dann ins Negative gekehrt. Die Durchlüftung der Lunge ist schlechter. Die Scherkräfte im Gesäßbereich sind verstärkt. Eine falsche Körperhaltung wird gespeichert. Angehörige entwickeln sehr häufig große Ängste, daß sie die häusliche Pflege nicht leisten können, wenn sie diese Kraftlosigkeit der Patienten erleben.

2.1.4 Vorbereitung zur Bewegung

Vor allen Bewegungen sind einige Grundsätzliche Vorbereitungen zu beachten. Sie sollen im folgenden beschrieben werden .

2.1.4.1 Allgemeine Vorbereitung des/der Betroffenen zur Bewegungsdurchführung

- Kopf-, Schulter-, Arm-,- Hüftmobilisation, siehe Kapitel »Antispastisches Arbeiten« s. S. 66
- Kontaktaufnahme auf dem Wahrnehmungskanal, der für den Patienten der sinnvollste ist. In der Regel der Berührungssinn
- Solange über andere Dinge als den Bewegungsablauf gesprochen wird, wird nicht bewegt

Wird bei dem Patienten jeder einzelne Bewegungsschritt mit der Sprache begleitet, bekommt er zielgerichtet klare, kurze, nachvollziehbare Anweisungen, die eine Speicherung erleichtern. Der Patient wird sicherer. Außerdem ist dadurch gewährleistet, daß die Pflegeperson selbst jeden Schritt bewußt durchführt.

2.1.4.2 Allgemeine Vorbereitung der Pflegeperson zur Bewegungsdurchführung

- Konzentrative Einstellung
- Analyse der Patientenfähigkeit
- Bewegungsablauf vor dem geistigen Auge ablaufen lassen
- Mögliche Schwierigkeiten vorwegdenken

Erklärungen

- Konzentrative Einstellung

Um mit Patienten zu arbeiten ist es unabdingbar notwendig, sich selbst auf die Maßnahme vorzubereiten. Dies beginnt mit der konzentrativen Einstellung.

Konzentrative Einstellung bedeutet im Bereich der Pflege, daß die beabsichtigte Handlung im Moment absolute Priorität hat. Das, was zu tun ist, wird bis zum Ende ganz getan. Die Pflegeperson ist sowohl auf die Handlung, auf die Reaktionen des Patienten als auch auf die eigenen Reaktionen eingestellt und mit ganzer Seele dabei. Wenn ein Patient angesprochen wird, dann muß die Antwort abgewartet werden; die Gedanken sollten nicht schon bei einer anderen Arbeit oder beim nächsten Schritt der Handlung sein. Führt man eine Bewegung durch, bringt man sie zu Ende, bevor man sich dem nächsten Teil des Körpers zuwendet und setzt – auch für den Patienten bewußt erkennbar – einen Endpunkt. Ein erhöhter Druck zum Abschluß signalisiert den Endpunkt der Situation. Patient und Pflegekraft sind also mit allen Kanälen auf Empfang für die Tätigkeit eingestellt.

Zur Vorbereitung auf diese Konzentration in der Arbeit, ist es nötig, sich Zeit zu nehmen und in den unteren Bauchbereich tief aus- und einzuatmen.

Es darf in diesem Moment nichts so wichtig sein, wie die Durchführung dieser Atmung. Diese Übung tief in den Bauch hinein zu atmen kann auch während eines Bewegungsablaufes benutzt werden, wenn man spürt, daß der eigene Körper in eine große Anspannung kommt. Bei der Ausatmung läßt man bewußt alle Spannung aus der Muskulatur heraus, und bei der Einatmung nimmt man ganz bewußt neue Energien aus der Luft in sich auf. Das Erlernen und einüben von autogenem Training kann hier ebenfalls helfen, sich ganz auf eine Situation einzulassen.

Wenn es Ihnen gelingt, so zu pflegen, daß das, was Sie gerade tun, mit der höchsten Konzentration versehen wird, dann haben Sie das erreicht, was alte Geisteslehrer als das Entscheidenste empfinden, was es im Leben zu erreichen gibt.

Gelingt es nicht, den Stationsablauf vor der Tür zu lassen, ist Ihre eigene Wahrnehmung beeinflußt von den vielen Aufgaben, die auf Sie warten. Sie können dann weder empfindsam genug für Ihre noch für die Fähigkeiten des Patienten sein.

Analyse der Patientenfähigkeit

Es wird leider oft vergessen, in wieweit der Patient noch mithelfen kann. Dadurch wird er in seiner Rehabilitation maßgeblich behindert, weil die Pflegeperson ihn nicht dort unterstützt, wo er nicht mehr weiter kann, sondern sie für ihn Dinge übernimmt, die er schon oder noch könnte. Er bleibt damit in einer Unterforderungssituation, und es wird ihm außerdem die Chance genommen, den nächsten Schritt seiner Entwicklung mit Unterstützung zu tun.

Für die Pflegekraft bedeutet dies, daß sie oft zu viel an Energie und Arbeit investiert. Außerdem versäumt sie die Befriedigung, dem Patienten dabei geholfen zu haben, selbständiger zu werden; und Sie kann sich nicht mit ihm gemeinsam an seinem Erfolg freuen.

Aber auch das Gegenteil kann geschehen. Die Pflegekraft überfordert den Patienten durch zu wenig Wissen über seine Fähigkeiten.

In der Praxis arbeite ich persönlich und viele Teilnehmer gerne mit folgendem Bewegungsanalyseblatt, um die Möglichkeiten des Patienten herauszufinden.

Bewegungsanalyse beim liegenden bzw. sitzenden Patienten

Name: **Zimmer:** **Datum:**	**Hemiplegieseite: rechts / links** **Betonung: Bein / Arm**	
1. Kopf 1.1 kann alleine kontrolliert bewegt werden 1.2 Eigenaktivität wird bei Bewegungsführung übernommen 1.3 befindet sich in einem schlaffen Paresestadium – kann von der Pflegekraft frei bewegt werden – Kopfbewegung ist schmerzhaft eingeschränkt nach – rechts – links – vorne – hinten		

Bewegungsanalyse beim liegenden bzw. sitzenden Patienten (Fortsetzung)

Name: **Zimmer:** **Datum:**	**Hemiplegieseite: rechts / links** **Betonung: Bein / Arm**	
1.4 Kopf-Halsbereich befindet sich in einem spastischen Muster 1.5 ist fixiert durch: – Streckung – Beugung 1.6 Massensynergien		
2. Schulterblatt 2.1 kann alleine kontrolliert bewegt werden 2.2 Eigenbewegung wird bei Bewegungsführung übernommen 2.3 schlaffes Stadium der Parese – kann von der Pflegekraft gut mit der Schulterblattspitze nach vorne oben gebracht werden – Bewegung ist schmerzhaft eingeschränkt 2.4 spastisches Stadium der Parese – ist nach hinten unten gezogen – andere Form des spastischen Musters		
3. Oberarm 3.1 kann alleine kontrolliert bewegt werden 3.2 Eigenbewegung wird bei Bewegungsführung übernommen 3.4 schlaffes Stadium – befindet sich nicht im Schultergelenk – stellt sich nach Schulterblattmobilisation im Gelenk ein – Oberarm kann gut in die Außenrotation gebracht werden (schmerzfrei) – kann nach Schulterblattmobilisation bis ...° nach oben gebracht werden, ohne das Schultergelenk zu verlassen – Bewegung ist schmerzhaft eingeschränkt – Oberarmkopf verläßt das Schultergelenk 3.5 spastisches Stadium – Arm ist innenrotiert und adduziert – andere Formen des Musters		
4. Ellenbogen 4.1 kann alleine gestreckt und gebeugt werden 4.2 Eigenbewegung wird bei Bewegungsführung übernommen 4.3 schlaffes Stadium – widerstandslose Bewegung möglich – schmerzhaft bei der Bewegung		

Bewegungsanalyse beim liegenden bzw. sitzenden Patienten (Fortsetzung)

Name: **Zimmer:** **Datum:**	**Hemiplegieseite: rechts / links** **Betonung: Bein / Arm**	
4.4 spastisches Stadium – fixiert bei ... ° – Winkel nach antispastischem Handling ... ° – Schmerzen bei der Bewegung bei ... °		
5. Handgelenk 5.1 kann alleine gestreckt und gebeugt werden 5.2 Eigenaktivität wird bei Bewegungsführung übernommen 5.3 schlaffes Stadium – widerstandslose Bewegung – Schmerzen bei der Bewegung 5.4 spastisches Stadium – gebeugt – gestreckt – Pronation – anderes Muster		
6. Finger 6.1 können alleine bewegt werden 6.2 Eigenbewegung wird bei Bewegungsführung übernommen 6.3 schlaffes Stadium – Widerstand bei der Bewegung – Schmerzen bei der Bewegung 6.4 spastisches Stadium – Flexion der Finger – Extension der Finger		
7. Brustkorb 7.1 kann alleine kontrolliert bewegt werden – ist auf der plegischen Seite verkürzt – ist auf der nicht plegischen Seite verkürzt – Rotation möglichst ohne Becken mit zu bewegen – Verschaltung mit Kopf und/oder Becken – beugen und strecken möglich		
8. Becken 8.1 kann alleine kontrolliert bewegt werden 8.2 Eigenbewegung wird bei Bewegungsführung übernommen 8.3 schlaffes Stadium der Parese – kann von der Pflegeperson unter Gelenkschutz frei bewegt werden – Bewegung ist schmerzhaft eingeschränkt		

Bewegungsanalyse beim liegenden bzw. sitzenden Patienten (Fortsetzung)

Name: **Zimmer:** **Datum:**	**Hemiplegieseite: rechts / links** **Betonung: Bein / Arm**	
8.4 spastisches Stadium – ist nach hinten oben gezogen – gestreckt – gebeugt 8.5 bei der Bewegung werden Massensynergien ausgelöst		
9. Oberschenkel 9.1 kann alleine kontrolliert bewegt werden 9.2 Eigenbewegung wird bei Bewegungsführung übernommen 9.3 schlaffe Parese – Innenrotation – Außenrotation 9.4 spastisches Muster – Innenrotation – Außenrotation 9.5 bei der Bewegung werden Massensynergien ausgelöst		
10. Knie 10.1 kann alleine kontrolliert bewegt werden 10.2 Eigenbewegung wird bei Bewegungsführung übernommen 10.3 schlaffes Stadium 10.4 spastisches Stadium – gebeugt – gestreckt 10.5 bei Bewegung werden Massensynergien ausgelöst		
11. Fuß 11.1 kann alleine kontrolliert bewegt werden 11.2 Eigenbewegung wird bei Bewegungsführung übernommen 11.3 schlaffes Stadium 11.4 spastisches Stadium – Fußgelenk gestreckt – Fußgelenk gebeugt – Fußgelenk supiniert		
12. Zehen 12.1 können alleine kontrolliert bewegt werden 12.2 Eigenbewegung wird bei Bewegungsführung übernommen 12.3 schlaffes Stadium 12.4 spastisches Stadium – plantarflektiert – andere Form		

Vielleicht erscheint eine solche Bewegungsanalyse zu ausführlich. Für mich ist es nur möglich, pflegetherapeutisch einzugreifen und zu bewegen sowie zu lagern, wenn ich eine korrekte Analyse durchgeführt habe. Diese Analyse sollte mindestens einmal pro Woche durchgeführt werden, um eine Verbesserung bzw. Verschlechterung festzustellen und zu dokumentieren.

☯ Bewegungsablauf vor dem geistigen Auge ablaufen lassen

Bei der Vorstellung eines Bewegungsablaufes nutzt man die Planungseigenschaften des Gehirns. Der sich anschließende motorische Ablauf wird hierdurch leichter und flüssiger.

☯ Mögliche Schwierigkeiten vorwegdenken

Wenn man sich geistig auf eventuelle Probleme einstellt, zeigt sich in der Praxis, daß man auf entstehende Problemsituationen schneller reagieren kann.

3 Allgemeiner Umgang mit Schlaganfallpatienten

3.1 Grundsätze

- Alle Tätigkeiten Von der gelähmten Seite her durchführen
- Den Nachttisch an die gelähmte Seite stellen
- Keine Bettbügel benutzen
- Langsam und in kurzen Sätzen sprechen
- Oberflächensensibilität anregen
- Körpergrenzen bewußt machen
- Außenorientierung schaffen

Bei allen obengenannten Punkten ist es besonders wichtig, Angehörige und Besucher auf dieser Maßnahmen aufmerksam zu machen und ihnen zu erklären, welchen Sinn sie haben.

3.1.1 Erklärungen

- Alle Tätigkeiten von der gelähmten Seite her durchführen

Durch diese Vorgehensweise wird der Patient trainiert, zu seiner gelähmten Seite hinzusehen. Dies dient der visuellen Wahrnehmung seiner gelähmten Körperhälfte.

Durch das Drehen des Kopfes zur gelähmten Seite wird
a) ein leichtes Strecken im gelähmten Arm eingeleitet (asymmetrischer Nackenreflex)
b) das Gewicht auf diese Seite verlagert.
Beide Punkte wirken der Spastizität entgegen.

- Den Nachttisch an die gelähmte Seite stellen

Der Patient muß sich über die gelähmte Seite drehen, um etwas vom Tisch wegzunehmen. Dadurch wird die Wahrnehmung und die Gewichtsaufnahme auf der gelähmten Seite verstärkt.

- Keinen Bettbügel benutzen

Der Bettbügel führt dazu, daß der Mensch der ihn benutzt in eine Parallelbewegung geführt wird. Diese ist mit mehr Anstrengung verbunden als die Rotationsbewegung.

Das Gewicht wird zur Decke gezogen. Dies macht die Bewegung schwerer als wenn das Gewicht über die Massen Kopf und Brustkorb zum Becken und damit zur Matratze geleitet wird also physiologisch benutzt würde. Parallelbewegung und Transport des Gewichtes in Richtung Decke führen zu einem Extensionsmuster.

Häufig wird durch den Bettbügel eine kompensatorische Bewegung mit der nichtgelähmten Seite ausgeführt, die zudem noch in unphysiologischer Form abläuft.

Das Ergebnis sind assoziierte Bewegungen auf der gelähmten Seite und damit die Grundlage, daß Spastizität verstärkt wird.

Besser ist es, physiologische Bewegungen einzusetzen, wie sie im Kapitel Bewegungsabläufe beschrieben sind.

☯ Langsam und in kurzen Sätzen sprechen

Die Sprache soll den Bewegungsschritten angepaßt sein, da der Patient die Komplexität von langen Sätzen nicht mehr so gut bearbeiten kann. Er muß Zeit haben, die einzelnen Worte zu sortieren. Man geht davon aus, daß Sätze mit fünf Worten angepaßt sind. Ebenso hat sich als erfolgreich erwiesen, daß keine Entweder – Oder Fragen gestellt werden. Bezeichnungen mit rechts und links sind problematisch, da sie auch in der Entwicklung erst sehr spät korrekt benutzt werden können und somit bei einem Verlust häufig als erstes wieder verschwinden.

Dem Aufmerksamkeitsvermögen des Schlaganfallpatienten entsprechend sollten sie immer darauf achten, daß nur eine Person spricht.

☯ Oberflächensensibilität anregen

Patient spüren lassen, wo er anfängt und aufhört, z.B.:

- Mit Kastanien, die in einen Schlauchverband eingefüllt wurden, über die wahrnehmungseingeschränkte Seite fahren.
- Durch Bürsten der Haut wird ein sehr intensiver Wahrnehmungsreiz gesetzt (die Bürsten sollten aus natürlichem, weichem Material bestehen).
- Durch Abreiben mit einem Frottiertuch (die einfachste uns zur Verfügung stehende Methode nach der Ganzkörperwäsche).
- Durch Kalt/Warm-Reizen (es Muß darauf geachtet werden, daß es für den Patienten nicht unangenehm wird und daß keine Temperaturempfindungsstörungen bestehen).

Die o.g. Maßnahmen werden nur so lange durchgeführt, wie keine Spastik besteht, da diese Methoden tonusaufbauend wirken.

☯ Körpergrenzen bewußt machen

Hierzu sind besonders die wahrnehmungstimulierenden Waschungen geeignet, die im Kapitel Wahrnehmung ausführlich beschrieben sind. Zu ihnen gehören:

- Die Bobath-Waschung (s. S. 22)
- die Überkreuzwaschung (s. S. 22)
- die Kinästhetische Waschung
- Besteht Spastizität oder Hypotonus, so ist zusätzlich auf die Grundelemente der beruhigenden bzw. stimulierenden Waschung zu achten

☯ Außenorientierung schaffen

Dazu zählen alle Möglichkeiten, sich im Leben und im Alltag wieder zurechtzufinden, z.B. durch:

Bilder
Meist beginnt man damit, Bilder aus der Vergangenheit (Blumen aus dem Garten, Lehnsessel) mitbringen lassen. Sehr gut orientierend sind aber auch Bilder von Kindern, Enkelkindern und Haustieren. Vergessen Sie nie, die Angehörigen nach den Namen zu fragen und diese hinten auf die Fotos zu schreiben, dann können Sie immer mit den korrekten Namen agieren. Ebenso sollten die Bilder immer eine ausreichende Größe besitzen.

Musik
Finden Sie heraus, was dem Patienten am besten gefallen hat und auch heute noch gefällt, aber lassen Sie die Musik nicht den ganzen Tag vor sich hindudeln. Als besonders geeignet hat sich die Musik bei der sich die Menschen einmal verliebt haben herausgestellt. Achten Sie immer darauf ob der Patient im Alltag ein Hörgerät getragen hat.

Uhrzeit und Datum
Wählen Sie Uhren und Kalender aus, die groß genug sind, daß sie vom Bett aus erkannt werden können, und vergessen Sie nicht abzuklären, ob der Mensch im normalen Alltag eine Brille getragen hat.

3.2 Kinästhetik und Bobath-Therapie

Das Argument Kinästhetik und Bobath-Therapie würden einander ausschließen ist weit verbreitet. Dem kann ich nicht zustimmen. Richtig eingesetzt kann die Kinästhetik eine Erweiterung und ein Zugewinn zur Bobath-Therapie sein.

Den Begründern der Kinästhetik, F. Hatch und L. Maietta, ist es gelungen, physiologische Bewegungsabläufe lehrbar und nachvollziehbar zu machen. In den »Kinästhetik in der Pflege®« Grundkursen werden die Teilnehmerinnen angeleitet, ihre eigene Bewegung zu erfühlen und diese anhand der sechs Konzepte kognitiv nachzuvollziehen. In den Aufbaukursen wird dieses Wissen vertieft, erweitert und durch den Einsatz von Analysebögen hinterfragt. Dadurch erhöht sich die Sensibilität für die Wahrnehmung der fremden und eigenen Bewegung. Durch das Aufzeigen physiologischer Körperstrukturen und das Erlernen der korrekten Benutzung dieser Strukturen, erlernen die Pflegenden die Bewegungen relativ anstrengungslos durchzuführen.

Beispiel: tragen des Gewichtes über die Knochen, wie dies beim korrekten sitzen auf den Sitzbeinhöckern geschieht, so daß die Muskeln ihre originäre Aufgabe der Bewegung übernehmen können. Die Kinästheten befinden sich hier in Übereinstimmung mit Moshe Feldenkrais.

Kinästheten sprechen von **Massen** und **Zwischenräumen**. Die Massen **Kopf, Brustkorb, Becken, Beine und Arme** tragen das Gewicht des Körpers und nehmen die Bewegungsinformationen am Besten auf. Die Zwischenräume sind **Hals**, **Taille**, **Hüftebene** und **Achseln**. Sie haben die Aufgabe Bewegungen und Gewicht weiterzuleiten. Aus diesem Grunde dürfen sie nicht durch Lagerungsmaterialien oder andere Dinge blockiert werden.

Gehen wir von dem Grundsatz der Bobath-Therapie aus, erst den Körper in eine sinnvolle d.h. eine physiologische Ausgangsposition zu bringen, so kann das Verständnis der Kinästheten für Massen und Zwischenräume sehr hilfreich sein. Sollen Zwischenräume bei der Bewegung frei sein so ist klar, daß als erstes die pathologischen Muster die durch Spastizität bedingt sind gelöst werden. Befindet sich der Kopf des Patienten z.B. nicht in einer Mittelposition sondern in einer seitlichen reklinierten (nach hinten gebeugten) Position ist der Zwischenraum Hals gesperrt und die Beweglichkeit des Patienten gehemmt.

Ein weiterer Ansatz ist den Konzepten Kinästhetik und Bobath gemeinsam. Beide arbeiten mit hoher Achtung vor den Menschen, ihren Fähigkeiten und dem Herausfinden ihrer Ressourcen und deren Erweiterung. Gelingt dies, wird ein System der Befriedigung bei allen in der Interaktion Beteiligten geschaffen.

In den Kinästhetik®-Kursen können Pflegende die Schmerzen bei der Bewegung haben erleben, daß es Alternativen für sie gibt, um den Alltag schmerzfrei zu bewältigen. Daraus ergibt sich, daß die Pflegekraft sich selbst ebenso sehr beachten muß wie den Patienten. Durch diese besondere Beachtung des Beziehungsprozesses, erhält die pflegerische Intervention einen Zuwachs an Tiefe, Austausch und Qualität. Der Aufbau einer solchen Beziehung entwickelt sich über die Qualität der Berührung und Bewegung.

Für die Reduktion der Spastizität sorgt in den kinästhetischen Abläufen vor allem die leichte und flüssige Bewegung (Rampenbewegung) wie auch die in allen Abläufen priorisierte Spiralbewegung.

Die Kinästhetik erreicht Ihre Grenzen aufgrund des pathophysiologischen Geschehen beim Schlaganfallpatienten. Originär nach dem kinästhetischen Grundsatz führt der Körperanteil der besser beweglich oder fähiger ist die Bewegung aus. Beim Schlaganfallpatienten würde diese Vorgehensweise dazu führen, daß kompensatorische Bewegungsmuster eingeübt werden.

Dies kann zur Folge haben:

- eine höhere Gefahr der assoziierten Reaktionen mit all ihren pathologischen Folgen
- eine erhöhte Spastizität
- eine Vernachlässigung der gelähmten Seite
- eine Reduktion der wahrnehmungsunfähigen Seite und damit im Endeffekt
- eine Minderung der Rehabilitationschancen

Es dürfen also keine nur Kompensationsmechanismen für verlorene Fähigkeiten entwikkelt werden, sondern aufgrund der besonderen Gegebenheiten beim neurologischen Patienten muß **vor allem**, die nicht so fähige Seite trainiert werden dies kann sich allerdings an kinästhetischen Mustern orientieren.

Beide Konzepte stimmen überein und ergänzen sich in den Punkten:

- Interaktion
- Fühlkontakt und -information
- physiologischer Bewegungsführung
- Rotation als antispastische Bewegung

Insofern ist es zwar sinnvoll, die physiologischen Abläufe aus dem kinästhetischen Konzept zu integrieren, die anderen Formen der Beweglichkeit der Pflegepersonen zu nutzen und die gemeinsame Interaktion zu üben, aber trotzdem die therapeutischen Ansätze, besonders die Bobath-Aspekte, nicht zu vernachlässigen.

In den folgenden Bewegungsabläufen sind deshalb die Elemente aus der Kinästhetik integriert, (Hatch, Maietta 1992) die zu einer Entlastung der Betroffenen und der Pflegepersonen führen, wobei die therapeutischen Prinzipien der Bobath-Therapie berücksichtigt werden.

3.3 Ziele aktivierender Behandlung bei Hemiparese, orientiert am Bobath-Konzept

3.3.1 Grundsätze

- Die aktivierende Behandlung muß sich unter der Beteiligung aller Berufsgruppen sowie der Angehörigen über 24 Stunden erstrecken
- Alle therapeutischen Maßnahmen sollen auf die persönliche Situation des Patienten abgestimmt werden; orientiert an seinen eigenen individuellen Bewegungsmustern und Wahrnehmungsmöglichkeiten.
- Förderung der gelähmten Seite in gleichzeitiger Koordination mit der weniger betroffenen Seite.
- Fazilitieren (Bewegungsbahnung)
- Vermeiden assoziierter Reaktionen
- Inhibition (Hemmung) von Spastizität und abnormen Bewegungsmustern bzw. -abläufen
- Plastizität des Gehirns nutzen
- Förderung der Wahrnehmung durch Stimulation
- Förderung der Empfindung für die Körpermitte und Körpersymmetrie sowie des Gleichgewichtssinnes
- Reduzieren von Schmerzen bei jeder Art der Aktivität oder passiven Lagerung

3.3.2 Erklärungen

- Die aktivierende Behandlung muß sich unter der Beteiligung aller Berufsgruppen sowie der Angehörigen über 24 Stunden erstrecken

Die besten Rehabilitationserfolge stellen sich immer dann ein, wenn alle Beteiligten die Punkte, die oben beschrieben sind, beherzigen. So ist es besonders wichtig, daß z.B. auch alle Besucher über diese Punkte informiert werden. Sie sollen mindestens wissen, daß sie immer auf der gelähmten Seite stehen und die gelähmte Seite vermehrt berühren.

Wichtig hierzu ist der regelmäßige Austausch aller Beteiligten. Ebenso die Absprache des Vorgehens über 24 Stunden zwischen den Pflegende, und den anderen therapeutisch Tätigen wie Physiotherapeuten/innen, Logopäden/inne und Ergotherapeuten/innen.

- Alle therapeutischen Maßnahmen sollen auf die persönliche Situation des Patienten abgestimmt werden; orientiert an seinen eigenen individuellen Bewegungsmustern und Wahrnehmungsmöglichkeiten

Therapeutisches Vorgehen setzt immer eine Analyse der Gegebenheiten, eine Planung des zu erreichenden Zieles und der einzuleitenden Maßnahmen voraus. Erst dadurch kann eine Kontrolle der Effektivität stattfinden. Das Wichtigste ist aber, daß erst durch eine korrekte Analyse festgestellt wird, wo der Patient steht, vor allem was er noch alleine kann oder welche Möglichkeiten (Ersatzhandlungen) er benutzt, um seine Defizite auszugleichen. Befinden sich die Ersatzhandlungen im physiologischen Bereich, kann die Pflegeperson diese unterstützen und gemeinsam mit ihm weiterentwickeln. Befinden sie sich im pathologischen Bereich, müssen diese Handlungen gestoppt und gemeinsam mit dem Patienten umgeformt werden (siehe auch Fazilitation, Inhibition S. 58). Es reduziert die Rehabilitation sehr stark, wenn kompensierende Muster zugelassen werden, selbst wenn sie momentan eine höhere Selbständigkeit vortäuschen. Pathologische Muster führen in eine Sackgasse, denn ein Wiedererlangen der vollständigen Funktion wird dadurch stark behindert. Dieses gelingt nur, wenn physiologische Muster gebahnt und eingeübt werden. So ist es am Anfang besser, eine größere Abhängigkeit hinzunehmen und daraus verbesserte physiologische Funktionen zu entwickeln, als für den Rest des Lebens eine Einschränkung hinzunehmen, die nicht nötig wäre.

☯ Förderung der gelähmten Seite in gleichzeitiger Koordination mit der weniger betroffenen Seite

Da krankheitsbedingt die gelähmte Seite fast immer stark vernachlässigt wird, muß eine Aufmerksamkeitsschulung dieser Seite kontinuierlich stattfinden. Dies gelingt durch unterschiedliche Stimulationen der Wahrnehmung und Bewegung dieser Seite. Arbeitet Mann/Frau mit bilateralen Bewegungen, z.B. Training der Armbewegungen mit dem Betgriff (s. S. 77), so werden sämtliche verfügbaren Bahnen im Großhirn genutzt, sowohl der linken als auch der rechten Hemisphäre. Da beide Hirnhälften in Aktion gesetzt werden, kann ein sehr hoher Lerneffekt erzielt werden. Wird z.B. die Überkreuzwaschung benutzt (siehe Seite 22 ff.), so haben wir die motorische Stimulation der einen Seite und die sensorische Stimulation der anderen Seite. Beim anschließenden Wechsel kann man davon ausgehen, daß die Engramme vertieft oder übertragen werden. Wenn die Hand der Pflegeperson während einer Bewegung mit der Hand des Patienten verbunden ist, so spürt man sofort, wie unter Grundregeln beim Führen der Hände (s. S. 158) beschrieben, welche Ressourcen noch vorhanden sind und kann sich diese zunutze machen, indem sie nun von der Pflegeperson unterstützt und weitergeführt werden. Alle Ressourcen der betroffenen Seite werden somit ausgenutzt, der Patient konzentriert sich auf die hemiplegische Seite. Durch das Lenken der Aufmerksamkeit auf die betroffene Seite und durch kleine Erfolgserlebnisse nimmt der Patient seine gelähmte Seite schneller wieder wahr.

☯ Fazilitieren (Bewegungsbahnung)

Fazilitieren bedeutet nach Hummelsheim »Anbahnung von Willkürbewegung » (Hummelsheim 1993). Diese Bewegungen und Bewegungsabläufe stehen im physiologischen Kontext und erleichtern, fördern und unterstützen Aktivität. Fazilitiert werden können z.B. Haltebewegungen, selektive Bewegungen sowie Bewegungsmuster und Gleichgewichtsreaktionen.

➤ Haltung und Bewegung

In den automatischen Bewegungsprogrammen des Erwachsenen sind Bewegungselemente enthalten, die unseren Körper gegen die Schwerkraft aufrecht halten oder ihn trotz Schwerkraft fortbewegen lassen. Sie passen sich jeder Veränderung der Körperlage an. Der Schlaganfallpatient hat diese Muster verloren und muß erst wieder über bewußtes Training dorthin geführt werden. Um Haltung zu erreichen, braucht der Mensch:

1. Muskeln, die die Fähigkeit haben, einen Tonus aufzubauen, der der Bewegung angepaßt ist (Tonus s. S. 60)
2. die Möglichkeiten, selektive Bewegungen einzuleiten, einzelne Muskeln zu innervieren oder ganze Muskelgruppen zu koordinieren,

Haltung ist die Grundvoraussetzung für Bewegungen. Braucht ein Mensch viel Kraft, um Haltefunktionen aufrecht zu erhalten, kann er nur sehr schwer feinmotorische oder andere Aufgaben lösen.

Eigenerfahrung
Stellen Sie sich auf einen wackeligen Untergrund und fädeln Sie einen Faden in ein Nadelöhr.

Mögliche Erkenntnis
Sie werden merken, daß die Ausgleichbewegungen soviel Konzentration in Anspruch nehmen, daß es für Sie nur sehr schwer möglich ist, das Nadelöhr zu treffen.

Es ist deshalb wichtig, daß wir Pflegenden den Patienten in eine Lage bringen, wo er diese Zusatzbewegungen leichter durchführen kann (s. S. 137 ff.).

➢ Bewegungsfazilitation

Das Rückerlernen von Bewegungsmustern geschieht am besten, wenn Sie in den physiologischen Bewegungsabläufen, wie sie in Kapitel »Bewegung« beschrieben sind, mit den Patienten arbeiten. Alle hier genannten Punkte, wie z. B. das vorgehen in kleinen Schritten, und die Anpassung der Sprachinformation an die Bewegungsschritte helfen bei der Fazilitation.

➢ Fazilitation der Gleichgewichtsreaktion

»Das Gleichgewicht gewährleistet die stabile Körperlage im Raum gegen die Schwerkraft. Es ist vor allem eine Leistung des Vestibulums (Gleichgewichtsorgan im Innenohr) und des visuellen Systems. Das Zentralnervensystem erhält Informationen, wie sich der Körper im Raum befindet und gleicht die Muskulatur einer Lageveränderung an. Erweitert wird das Ganze durch Informationen aus den Gelenken, über deren Stellung und durch Hautreize. Fehlen bei einem schlaff gelähmten Patienten beispielsweise die Informationen über Hautreiz und Gelenkstellung, so kann kein Gewicht auf das betroffene Bein aufgenommen werden. Ist kein Gefühl an der Fußsohle vorhanden, fällt der Mensch hin. Sie können dies selbst erleben, wenn Ihr Bein »eingeschlafen« ist (Beckmann 1998).

➢ Wiedererlernen der Stell- und Richtreaktionen

»Stell- und Richtreaktionen« ordnen Kopf- und Extremitäten der Wirbelsäule als Körperachse oder dem Körperschwerpunkt zu. Damit ist der Körper in der Lage, eine symmetrische Haltung zu entwickeln, er kann sein Gewicht aber auch auf beide Körperhälften gleichmäßig verteilen und halten.

Eigenerfahrung
Achten Sie einmal beim Autofahren darauf, wie Ihr Kopf in einer geraden Position bleibt, wenn Sie in eine Kurve gehen, während der Oberkörper sich zur Kurvenaußenseite hin beugt, daß also Gewicht auf eine Gesäßhälfte verlagert wird. Sind Sie wieder auf einer Geraden, kommt das Gewicht automatisch in beide Gesäßhälften zurück, und der Kopf steht in seiner Mittelstellung senkrecht über der Wirbelsäule.

Die Labyrinthstellreaktion und optische Stellreaktion bewirken, daß der Kopf unabhängig von der Körperhaltung eine senkrechte Position einnimmt. Ist diese Reaktion nicht mehr vorhanden, fällt der Kopf nach vorn, nach hinten oder zur Seite. Man spricht dann davon, daß die Kopfkontrolle verloren wurde. Sie läßt sich am ehesten über korrektes Sitzen wiedererlernen (s. S. 137 Lagerung). Ohne Kopfkontrolle werden alle koordinierten Bewegungen der Arme und Hände sowie das Schlucken erschwert oder unmöglich.

Vermeiden assoziierter Reaktionen

Unter assoziierten Reaktionen wird die Mitreaktion anderer Körperbereiche verstanden. Es sind nach Davis Reflexbewegungen, die typische, stereotype, spastische Muster in Armen und Beinen hervorrufen und nicht kontrollierbar sind (Davis 1984, 46). Wird z.B. die nicht gelähmte Seite besonders angestrengt oder im unphysiologischen Muster bewegt, wie dies z.B. beim Hochziehen zum Sitzen mit dem Bettbügel geschieht, so löst diese Bewegung auf der gelähmten Seite ein spastisches Muster aus. Mulley beschreibt in seiner Untersuchungsgruppe bei 80 % seiner Probanden eine Mitreaktion des hemiplegischen Armes beim Gähnen, Husten oder Niesen (Mulley 1982).

Assoziierte Bewegungen
Sie sind zu unterscheiden von assoziierten Reaktionen. Die assoziierten Bewegungen treten beim Gesunden auf und unterstützen präzise andere Körperbewegungen. z.B. wenn neue, schwierige Bewegungen erlernt werden. »Sie sind identische Bewegungen beider Extremitäten, wobei die Aktivität einer Gliedmaße die der anderen auf der gegenüberliegenden Seite des Körpers verstärkt« (Fog und Fog 1963 in Bobath 1993, 13). Sie sind kontrollierbar wohingegen assoziierte Reaktionen nicht kontrolliert werden können. Sie werden als tonische Haltereaktionen des Muskels definiert (Walsche 1923, Bobath 1993, 13).

Eigenerfahrungen
Schlagen Sie mit angespannter Handfläche einen Luftballon vom Handteller weg, fangen ihn mit diesem angespannten Handteller wieder auf und versuchen ihn sanft hinter den Körper zu führen, ohne ihn zu verlieren. Balancieren Sie den Luftballon in schwierigen Positionen auf der angespannten Hand. Sie werden merken, daß die anderen Hand sich ebenfalls anspannen wird (Assoziierte Bewegung).

Um assoziierten Reaktionen und damit spastikauslösenden Komponenten entgegenzuwirken, ist es wichtig, vom ersten Tag an Gewichtsaufnahme auf die gelähmte Seite zu üben und keine kompensatorischen Bewegungen der nicht gelähmten Seite zuzulassen. Beim Sitzen muß darauf geachtet werden, daß

- das Gewicht auf beiden Sitzbeinhökkern liegt
- das Gewicht bei Ortswechseln vom Bett zum Stuhl über die gelähmte Seite läuft
- das gelähmte Bein beim Gehen belastet wird

Inhibition (Hemmung von Spastizität und abnormen Bewegungsmustern bzw. -abläufen)

Sobald Spastizität entsteht, sind flüssige Bewegungen nicht mehr möglich. Massensynergien verhindern die Ausführung gezielter, koordinierter Bewegungen. Unter Massensynergien versteht man, daß auf einen bestimmten Reiz hin viele Muskeln gleichzeitig in Aktion versetzt werden, z.B. Reaktionen des gesamten Schulter- Arm-Bereiches, dadurch sind einzelne Bewegungen nicht mehr möglich. Die daraus entstehenden abnormen Bewegungsmuster verschaffen dem Patienten zwar im Moment das Gefühl, etwas tun zu können, verhindern aber das Wiedererlernen gezielter, selektiver (einzelner) und physiologisch koordinierter Bewegungen. Für eine Bobath- oder in anderen Rehabilitationstechniken erfahrene Therapeutin ist ein Ziel, keine solche Fehlformen zuzulassen, sondern lieber erst in Kauf zu nehmen, daß der Patient für eine längere Zeit auf Hilfe angewiesen ist. Dies setzt allerdings voraus, daß der Patient gut aufgeklärt wird und ganz gezielt zu physiologischen Abläufen geführt wird. Inhibitionstechniken finden Sie im Kapitel »antispastisches Arbeiten« (s. S. 66 ff.)

Zusammengefaßt lasen sich für die Punkte Bewegungsfazilitation, Inhibition und Vermeidung assoziierter Reaktionen folgende Aussagen treffen:

- Erst Spastizität hemmen, dann bewegen
- Antispastisches Vorgehen schon in der Anfangsphase (bei Lagerung, Mobilisation, Wahrnehmungsförderung)
- Vom Zentrum zur Peripherie hin arbeiten; also zuerst Kopfmobilisation, dann Rumpf-, Schulter- Arm- Hüft- und Beinmobilisation
- Antispastische Lagerungsarten vom Zeitpunkt der Klinikeinweisung an wählen
- Keine kompensatorischen Bewegungsmuster bzw. Bewegungsabläufe zulassen
- Bewegung erleichtern durch führende Unterstützung

Plastizität des Gehirns nutzen

Entgegen früherer Annahmen, daß ein erwachsenes Gehirn keine Lern- und Veränderungsmöglichkeiten mehr hat, bezweifelt heute niemand mehr die Plastizität des Gehirns in allen Lebensaltern.

Sie setzt beim Schlaganfallpatienten ein, wenn die Akutphase mit Oedemrückbildung, Nekrosenabbau, Entwicklung einer kollateralen Blutversorgung, also die Aufräumungsprozesse abgeschlossen sind.

Mauritz (1994) leitet sie ab von den Fähigkeiten des Gehirns

- bisher nicht genützte Areale voll oder mit Teilaufgaben einzusetzen
- neu zu lernen
- aktive Reorganisation zu betreiben, indem an den Synapsen neue Verbindungen hergestellt werden, stille Verbindungen aktiviert und bisher nicht benutzte Bahnen benutzt werden.

Aber auch die Nutzung neurohormonaler Kommunikationswege findet statt (Mauritz, 1994, 61 ff). Eine Umorganisation des motorischen, sensomotorischen, visuellen und auditiven Cortex wurde z. B. von Kaas (1991) und Rosenzweig (1980) nachgewiesen. Es wurde festgestellt, daß durch entsprechende Stimulation mit akustischen, visuellen und taktilen Reizen Veränderungen in der neuronalen Struktur hervorgerufen werden Jenkins et al. (1990) konnten zeigen, daß bei Affen die bestimmte Unterscheidungsaufgaben mit den Fingern durchführen mußten, die Areale (s. S. 37) für Finger sich im Hirn vergrößerten. Aber auch am motorischen Cortex kommt es zu Veränderungen, d. h. also für uns Pflegende, je mehr es uns gelingt, während des Alltags viele gezielte und sinnvolle Anregungen zu geben, um so mehr können wir die Rehabilitation unterstützen, aber auch bei gezieltem Einsatz noch später eine Veränderung bewirken. Mauritz (1994) spricht in diesem Zusammenhang von einer Fehlaussage, wenn man glaubt, daß eine Verbesserung nur in den ersten drei Monaten nach Schlaganfall möglich wäre (Mauritz 1994, 62). Nach Bach-Y-Rita et al. (1988) ergeben sich auch noch Erfolge nach 20 Jahren. Allerdings ist, um diese Späterfolge zu erzielen die Motivation des Betroffenen, der

Betreuenden und der Angehörigen sehr wichtig. Geduld muß ebenso ausgeprägt vorhanden sein. Dem Bedürfnis, sich mit dem Gegebenen abzufinden, muß intensivst gegengesteuert werden. Es ist also sehr viel aufwendiger als gleich in eine korrekte Rehabilitation einzusteigen.

☯ Förderung der Wahrnehmung durch Stimulation

Hierzu gehören:

- Anregung der Oberflächensensibilität (siehe Hautstimulation Kapitel ■)
- Stimulation der Sinnesorgane
- Stimulation der Tiefensensibilität
- Stimulation der Aufmerksamkeit. (s. auch S. 21 ff.).

☯ Förderung der Empfindung für die Körpermitte und Körpersymmetrie sowie des Gleichgewichtsinnes

Der Schlaganfallpatient hat kein Gefühl mehr für seine Körpermitte. Bedingt durch den unterschiedlichen Zug der Muskeln, kann er sich nicht mehr an dieser Mitte ausrichten und kippt deshalb häufig zu einer Seite. Die mangelnde Propriozeption (Wahrnehmung für Tiefensensibilität und Gelenkstellung) und die Störung des Vestibulums (Gleichgewichtssinnes) verhindern ebenfalls die Empfindungen für Körpermitte und Körpersymmetrie. Um dieses Gefühl wieder aufzubauen, heißt es, die Mobilisation langsam, schrittweise der Bewegungsentwicklung des Schlaganfallpatienten anzupassen. Dies geht am besten über

- Bewegung in Rückenlage (von unten nach oben). Durch die Abwechslung der Gewichtsaufnahme der einzelnen Körperhälften kommt es zu einem großen Informationsaustausch beider Körperhälften. Die Unterstützungsfläche Rücken bildet dazu entsprechende Wahrnehmungsmöglichkeiten.
- Bauchlagerung
- Langsitz
- Sitzen auf der Bettkante
- Stehen und Gehen
- Stimulierende Waschungen

➢ mit Betonung der Körpermitte nach Bienstein/Fröhlich (s. S. 22)

➢ Überkreuzwaschung mit Fühl- und Führkontakt nach Beckmann 1998 (s. S. 22)

☯ Reduzieren von Schmerzen bei jeder Art der Aktivität oder passiven Lagerung

Schmerzen erhöhen die Angst und damit die Spastizität. Sie führen zu Vermeidungsreaktionen und damit zu einem stärkeren Rückzug des Patienten in sich selbst bzw. seiner Verweigerung zur Mithilfe. Es ist deshalb unbedingt notwendig, die Schmerzgrenze des Patienten zu erkennen und zu respektieren. Sie ist immer die Grenze des therapeutischen Tuns. Besondere Schmerzreaktionen, wie Schulter-, Arm- und Hüftschmerzen, müssen bedacht werden. Möglichkeit, Schmerzen dort zu lösen, sind im Kapitel »antispastisches Arbeiten« (Seite 68ff) zu finden.

3.4 Tonusveränderungen der Muskulatur

Tonus bedeutet Spannung, ist ein physiologischer Spannungszustand bzw. Erregungszustand eines Gewebes (Lexikon der Medizin 1996, 1699). Davis bezeichnet als normalen Tonus den Widerstand, der notwendig ist, um eine Bewegung fließend und kontinuierlich ablaufen zu lassen (Davis 1986, 31). Die Muskeln befinden sich im Gleichklang der Gegenspieler, Agonisten und antagonistische Muskeln sind in ihrem Spiel aufeinander abgestimmt.

3.4.1 Hypotonus

Beim Hypotonus bietet die Muskulatur der passiven Bewegung zu wenig oder gar keinen Widerstand. Eine angehobene Hand fällt, wenn man sie losläßt, einfach wieder auf die Unterlage zurück. Die Muskulatur ist nicht in der Lage, die notwendige Spannung aufzubauen.

3.4.2 Hypertonus

Hierbei ist der Widerstand gegen passive Bewegung erheblich gesteigert. Ein massiv gesteigerter Hypertonus wird als Spastik bezeichnet.

3.5 Pflege während der schlaffen Phase

Nach dem akuten Geschehen befindet sich der Patient meist in einer sogenannten schlaffen Phase, d.h., der Tonus der Muskulatur ist soweit herabgesetzt, daß keine Eigenbeweglichkeit mehr möglich ist. Man geht davon aus, daß sie ca. drei Wochen dauert.

3.5.1 Allgemeine Grundsätze

- ☯ Erhalten der Beweglichkeit der Halswirbelsäule (HWS), Brustwirbelsäule (BWS), Lendenwirbelsäule (LWS) und aller Gelenke
- ☯ Gelenkschutz
- ☯ Schutz vor Sehnenverkürzungen besonders im Hand- und Fußbereich
- ☯ Schutz vor Verletzung des Gewebes

3.5.2 Erklärungen

- ☯ Erhalten der Beweglichkeit der HWS, BWS, LWS und aller Gelenke

Die Patienten sind besonders in der ersten Phase (schlaffen Phase) gefährdet, daß es zu einer Einschränkung der Beweglichkeit kommt. Dies betrifft sehr ausgeprägt die Halswirbelsäule (HWS), die Brustwirbelsäule (BWS) und die Lendenwirbelsäule (LWS). Im normalen Pflegeablauf haben wir vielfache Möglichkeiten (ohne zusätzlichen Zeitaufwand), die Beweglichkeit dieser Bereiche zu erhalten. Dies geschieht z.B. wenn Bewegungsabläufe, wie sie im Kapitel 4 S. 78 ff. beschrieben werden, bei allen Lagewechseln, beim Betten und beim Waschen, die Grundlage der Bewegung bilden.

Da die HWS eine zentrale Rolle in Bezug auf Gleichgewichtsreaktionen und den Muskeltonus des gesamten Körpers hat (Davis 1995, 143, Gschwend, 1994, 27), muß ihr eine besondere Beachtung in jeder pflegerischen Tätigkeit zugewandt werden.

Lösungsvorschläge
Die Ganzkörperwäsche eignet sich gut für die Mobilisation. Hierbei ist es möglich ohne zusätzlichen Zeitaufwand therapeutisch tätig zu werden.

Eigenerfahrung
Legen Sie Ihren Hinterkopf in den Nacken und versuchen Sie nun, den Kopf zu drehen. Bringen Sie nun Ihren Kopf in die Mittelposition und bewegen Sie ihn dann.

Mögliche Erkenntnis
Sie werden deutlich die Hemmung der Bewegung spüren solange Ihr Kopf nach hinten gebeugt (rekliniert) ist. In der mittleren Position läßt er sich dagegen leicht in Bewegung setzten.

Die Bewegung des Kopfes.

- Der Kopf wird auf die Hand der Pflegenden aufgelagert und in alle Richtungen bewegt. Besonders wichtig ist hierbei die Flektion (Kinn Richtung Brustbein) des Kopfes. Beim Drehen des Kopfes zur Seite ist besonders darauf zu achten, daß die Wirbelsäule nicht rekliniert wird, da dies die Bewegung deutlich einschränkt.
- Um die Eigenaktivität des Patienten zu stützen, ist es wichtig, ihn so frühzeitig wie möglich aufzufordern diese Bewegung selbst durchzuführen,
- Sie können ihn dabei unterstützen indem Sie die Bewegung an der Schläfe mitführen.

Die Bewegung des Brustkorbes

- Die Bewegung des Brustkorbes und damit auch die Beweglichkeit im Hals- und im Lendenwirbelsäulenbereich können Sie bei allen Lageveränderungen und Drehungen trainieren. Besonders schonend wird Ihnen dies bei der rotierenden Bewegung im Bett nach oben gelingen(s. S. 78 ff.).
- Um die Brustwirbelsäule beweglich zu erhalten, können Sie beim »Nach oben bewegen« durch einen Druck auf den unteren Teil des Sternums die Beugung des Brustkorbbereiches verstärkt anleiten.
- Ebenso kann durch eine gute Unterstützung des Aufrichtepunktes in der Sitzposition (s. S. 100) die Wirbelsäule in ihrer aufrechten Haltung im Brustkorbbereich trainiert werden.

Beweglichkeit der mittleren und unteren Wirbelsäule

- Sie wird hauptsächlich durch die Beckenrotation erhalten:
  - Bei allen Drehungen
  - Bei der Bewegung nach oben
  - Beim antispastischen Arbeiten, besonders bei der Hüftmobilisation (s. S. 72 ff.)

☯ Gelenkschutz

Besonders in der schlaffen Phase muß auf den Schutz der Gelenke vor Verletzungen geachtet werden. Durch den Hypotonus der Muskulatur kann der Körper des Betroffenen diesen Schutzmechanismus nicht mehr alleine durchführen.

Lösungsvorschlag

- Der Patient sollte von Anfang an lernen, daß er seinen gelähmten Ellenbogen mit der weniger betroffenen Hand fixieren soll, um eine Ruhigstellung des Oberarmes und des Schulterbereiches zu erreichen, (s. S. 81, Abb. 66).
- Das gelähmte Bein muß in besonderer Aufmerksamkeit auf das Hüftgelenk, Kniegelenk und Fußgelenk bewegt werden. Überdehnungen in allen Ebenen z. B. durch zu große Außenrotationen bzw. Innenrotationen sind dabei zu vermeiden.

☯ Schutz vor Sehnenverkürzungen besonders im Hand- und Fußbereich

Die Hand ist sehr gefährdet, Verkürzungen im Sehnenbereich auszubilden. Deshalb ist es verboten, einen Ball oder andere Materialien in die Hand hineinzugeben. Es kann durch sie zu einer höheren Spastizität bzw. eine Versteifung in unphysiologischer Stellung kommen.

Lösungsvorschläge

- korrektes Lagern in physiologischer Grundstellung in jeder Position
- Häufiges Bewegen im Handgelenk und Bewegen der Finger wie unter antispastischem Arbeiten beschrieben (auch durch Angehörige, die allerdings vom Pflegepersonal oder der Physiotherapeutin angeleitet sein müssen, um hier keine zusätzlichen Verletzungen zu setzen)

- besondere Sorgfalt beim Lagewechsel und in den Lagerungsformen; die Hand muß in physiologischer Position liegen und besonders bei dem Drehen auf die Seite darf sie nicht abgeknickt unter dem Körper liegen.

Fuß

Häufig glauben Pflegende, daß durch eine Unterstützung des Fußes (Bettkiste, Kissen) ein Spitzfuß zu vermeiden sei. Diese Maßnahme führt aber eher zu Komplikationen, da sie den Tonusaufbau der Muskulatur im Wadenbereich unterstützt und hiermit zur Entwicklung und/oder Erhaltung der Spastizität beiträgt. Diese Maßnahme ist deshalb als **Pflegefehler** anzusehen.

Lösungsvorschläge

Bewegen des Fußes wie unter Punkt »Antispastisches Arbeiten« beschrieben.

- Bein und Fuß immer so in Bewegung setzen, wie unter »Antispastisches Arbeiten« S. 74 u. 75 beschrieben. In der Regel gilt, wenn ein Gelenk 5mal in 24 Stunden in seine Endstellungen gebracht wurde ist eine Funktionseinschränkung verhindert.
- Keinen Druck durch die Bettdecke auf den Fußrücken bringen.
- Sorgfältiges Lagern in physiologischer Stellung.
- Schrägstellen des Bettes, so daß die Füße das Gewicht vollständig auf den Fußsohlen tragen. Dies ist sicher eine etwas ungewöhnliche, aber sehr effektive Maßnahme. Sie sollte beginnen, sobald es vom Arzt erlaubt wird.
  Durch den großflächigen Druck der auf die Fußsohlen ausgeübt wird, ist der Patient sehr gut auf das Stehen vorbereitet (s. S. 24).

Dies geht nur bei leichten Patienten, da das Fußbrett an den Betten für eine solche Aktion nicht ausgelegt ist.

Schutz vor Verletzungen des Gewebes

Umgang mit Infusionen

Häufig werden Infusionen an dem gelähmten Arm mit der Begründung angelegt, der Patient könne diesen sowieso nicht gebrauchen. Dies kann fatale Folgen haben. Es führt nämlich nicht nur häufig zu unbemerktem paravenösem Laufen der Infusionen, sondern auch dazu, daß die Bewegung dieses Armes durch den Patienten, die Angehörigen und das Pflegepersonal reduziert wird. Dies hat meist zur Folge, daß

- die Bewegungsbahnung vernachlässigt wird
- die Wahrnehmung reduziert wird
- die Lagerung auf der gelähmten Seite eingeschränkt wird
- der Lymphabfluß durch o.g. Punkte minimiert wird

Lösungsvorschlag

- Infusion an der nicht gelähmten Seite anlegen

Umgang mit der Blutdruckmessung:

Durch die Störung der Muskelmechanik und Wahrnehmungsreduktion in der schlaffen Phase kann es bei zu starkem Aufpumpen der Manschette sehr leicht zur Traumatisation des Gewebes kommen. Aus diesem Grunde ist eine Blutdruckmessung auf der gelähmten Seite abzulehnen.

Lösungsvorschlag

- Blutdruckmessungen lediglich an der nicht gelähmten Seite vornehmen.

3.6 Pflege während der spastischen Phase

Spastizität wird häufig als »... ein Syndrom aus gesteigerten Eigenreflexen, erhöhtem Widerstand der Muskulatur gegen passive Bewegung und gestörter Willkürbewegung verstanden« (Mauritz 1994, 68). Dietz et al., 1981 und Tiemann et al 1991 diskutieren auch muskelmechanische Veränderungen in den Muskeln selbst. Bei den gesteigerten Eigenreflexen wird die »Sprouting-Hypothese« diskutiert, die eine anatomische Umorganisation auf segmentaler Ebene annimmt. So kann man nach Mauritz (1994) von veränderten neuronalen Bedingungen als auch veränderten Kontraktionseigenschaften der spastischen, hypertonen Muskulatur ausgehen.

Die Pathophysiologie der Motorik und Spastik soll hier ihrer Komplexität wegen nicht erläutert werden. Das dazu notwendige Wissen können Sie sich durch das Literaturstudium aneignen. Besonders geeignet erscheinen mir hierzu die Ausführungen von Hummelsheim 1994, und die Erklärungen von Kapit, Macey, Meisami, im Anatomie-Malatlas und von denselben Autoren im Physiologie-Malatlas, (1987) sowie die Erklärungen von Gschwend (1994).

Eine verkürzte Darstellung des Phänomens empfinde ich als nicht verantwortbar, da dadurch Fehleinschätzungen der eigenen Beurteilungsfähigkeit provoziert werden könnten. Trotzdem gebe ich, Empfehlungen zur Reduktion oder zur Vermeidung von Spastizität. Die vorgeschlagenen Handlungsweisen sind empirisch (durch Erfahrungen) und auf der Basis der Literatur von Bobath, Davis und vielen anderen gewonnen und von vielen Teilnehmern und Teilnehmerinnen meiner Seminare und mir selbst erprobt, immer wieder reflektiert und bestätigt worden.

3.6.1 Allgemeine Grundsätze

- ☯ Spastizität vermeiden bzw. reduzieren
- ☯ Dem spastischen Muster entgegen arbeiten
- ☯ Antispastische Lagerungen einnehmen lassen oder durchführen
- ☯ Kompensatorische Bewegung mit der weniger betroffenen Seite vermeiden
- ☯ Alles was Spastizität zur Folge hat ist zu unterlassen!

3.6.2 Allgemeine spastikmindernde Maßnahmen

Nach Hummelsheim (1994) sind dies :

1. Beeinflussen der Dehnungsrezeptoren durch
   - Muskeldehnung
   - Tapping (Beklopfen)
   - Vibration
2. Muskelkühlung

1. Beeinflussen der Dehnungsrezeptoren: Nach Hummelsheim et al 1994 wird durch ein langsames Dehnen der Muskulatur eine deutliche Tonusreduktion erreicht. Diese Dehnung kann durch Physiotherapeuten oder Pflegepersonal, sowie durch entsprechende Lagerung und durch Schienen erreicht werden. Auch das Tapping (Beklopfen) und die Vibration haben hier ihren Platz. Dehnungsrezeptoren werden auch durch das Tapping oder die Vibration angesprochen und es kommt zu einer Entspannung der Muskulatur.

Hier ist meiner Erfahrung nach eine sorgsame Beobachtung des Tonus notwendig, da das Tapping auch zur Stimulation des Tonus benutzt werden kann.

2. Muskelkühlung: Sie gehört in die physiotherapeutische Behandlung und wird hier nur zum weiteren Verständnis erwähnt. Sie kann je nach Anwendung zur Hemmung oder Stimulation von Muskelaktivität benutzt werden.

Die Reduktion des Tonus findet durch eine wenigstens 15–20 Minuten dauernde Applikation von Kühlung statt. Nach der Behandlung hält sie für wenigstens 30–60 Minuten an (Hummelsheim 1992, 1995, in Mauritz 1994). Eine kurzfristige Kältereizung führt nach Rood (1956, 1962) zu einer Steigerung des Muskeltonus.

3.6.3 Typische spastische Muster bei Schlaganfallpatienten

Im folgenden werden typische spastische Muster aus dem Bereich des Ober- und Unterkörpers und deren Lösung beschrieben.

Spastizität ist nie auf eine Muskelgruppe beschränkt. Sie ist immer Teil einer umfassenden Synergie der Flexoren oder der Extensoren (Atkins 1979).

Die Muster sind so stereotyp, daß die Patienten meist sofort als Hemiplegiker erkannt werden können. Bobath (1985,1993) und Johnstone (1980) betonen, daß gerade die Muskeln, am stärksten betroffen sind, die uns gegen die Schwerkraft aufrecht halten. Obwohl alle Muskeln beim spastischen Muster einen erhöhten Tonus aufweisen, sind die erkennbaren Muster das Ergebnis der Spannung und tonischen Reflexaktivität dieser stärksten Muskeln. In den oberen Extremitäten sind es die, die uns ein Hängen bzw. Klettern ermöglichen können. In den unteren Extremitäten sind es jene Muskeln, die das Körpergewicht in aufrechter Haltung stützen müssen bzw. beim Gehen und Springen ein Abstoßen vom Boden ermöglichen (Davis 1986, Johnstone 1980).

Bei unsachgemäßer Lagerung bildet sich z.B. ein typisches Flexionsmuster an den oberen Extremitäten und ein Extensionsmuster an den unteren Extremitäten.

3.6.4 Beschreibung des spastischen Musters bei Schlaganfallpatienten

Der Oberkörper

- Der Kopf ist zur weniger betroffenen Seite rotiert (gedreht), nach dorsal (hinten) geneigt und zur betroffenen Seite lateral flektiert
- Die Scapula (Schulterblatt) ist retrahiert (zurückgezogen)
- Der Schultergürtel ist heruntergezogen
- Der Oberarm ist innenrotiert (zum Körper gedreht) und adduziert (angepreßt)
- Der Ellenbogen ist flektiert (gebeugt)
- Der Unterarm in Pronationsstellung (Innenseite zum Fußboden gedreht, Brotschneidehaltung), in einigen Fällen in Supinationsstellung (Innenseite zur Decke gedreht, Suppenschalenhaltung)
- Die Finger sind flektiert (gebeugt) und adduziert (angepreßt)
- Der Daumen ist flektiert (gebeugt), adduziert (angepreßt) und in Oppositionsstellung
- Der Rumpf der hemiplegischen Seite ist mit Lateralflektion (Seitenbeugung) nach hinten rotiert (gedreht), weist also auf der hemiplegischen Seite eine Verkürzung auf

Der Unterkörper

- Das Becken ist nach hinten retrahiert (gezogen) und nach cranial (oben) gezogen
- Die Hüfte ist extendiert (gestreckt)
- Das Bein ist meist außenrotiert (nach außen gedreht), bei beidseitiger Spastizität (häufig bei apallischen Syndrom) sind die Beine in Innenrotation (nach innen gedreht)
- Das Knie ist extendiert (gestreckt), der Fuß ist plantarflektiert (zur Fußsohle gebeugt) und weist eine Inversionsstellung (Einwärtsdrehung zum inneren Fußknöchel hin) auf
- Die Zehen sind flektiert (gebeugt) und adduziert (angepreßt)

3.6.5 Antispastisches Arbeiten

Das antispastische Arbeiten beginnt bereits in der schlaffen Phase der Hemiplegie durch physiologische Bewegungsführung und damit Neubahnung. Gelenke und Bänder sind in dieser schlaffen Phase besonders Verletzungen durch Überdehnung und falsch ausgeübten Zug ausgesetzt und müssen davor mit großer Aufmerksamkeit geschützt werden. Hier gilt es grundsätzlich, nicht in die Gelenkbereiche zu greifen und für eine gute Stabilisierung zu sorgen. Während der Bewegung darf der Ballenbereich des Fußes als Unterstützungsfläche benutzt werden. Die Fingerbeeren (vorderes Fingerglied) der Pflegeperson dürfen aber niemals einen Druck auf das Fußgewölbe ausüben. Bei der Lagerung gilt grundsätzlich, daß man keinen Ball o.ä. in die Hand gibt und keine Fußkiste benutzt.

Anmerkung:
Die Bewegung über den Ballen ist bei Therapeuten umstritten. In der Aktivitas-Pflege halten wir uns an die Aussage aus den Lehrbüchern für Physiotherapeuten Spastizität reduziert sich ebenfalls, wenn taktile Reize durch flächige Griffe langsam und langanhaltend gesetzt werden. Günstig ist es, direkt auf die betroffene Muskulatur zu fassen. Vor allem bei Streckspastizität des Beines muß als Vorbereitung auf das Stehen eine Desensibilisierung durch taktile Reize erfolgen (s. S. 72 ff., 1995). Wir können die positiven Erfahrungen mit den zitierten Kollegen/innen teilen.

Alle spastikauslösenden Momente sind zu vermeiden, wie z.B.

- Zu schnelles Arbeiten
- Zu lautes Sprechen
- Türen knallen
- An das Bett stoßen
- Zu wenig Wahrnehmungserfahrung
- Zu wenig Fühlerfahrung
- Über- oder Unterforderung
- Zu stark gefüllte Harnblase oder voller Darm
- Schmerzen

3.6.6 Grundsätzliche Vorgehensweise um Spastizität zu lösen

☯ Der Spastizität wird entgegen gearbeitet, d.h., die Spastizität wird ausgewikkelt, z.B. ist ein Unterarm proniert (innenrotiert), wird er supiniert (nach außen rotiert); ist ein Unterarm supiniert (außenrotiert), wird er proniert (innen rotiert).

☯ Grundsätzlich wird von proximal (körpernah) nach distal (körperfern), also vom Körperstamm zu den Extremitäten hin gearbeitet

☯ Der Kopf nimmt eine entscheidende Funktion ein. Es ist immer als erstes dafür zu sorgen, daß er sich in einer guten entspannten Position befindet. Aus diesem Grund beginnt fast jedes antispastische Arbeiten am Kopf

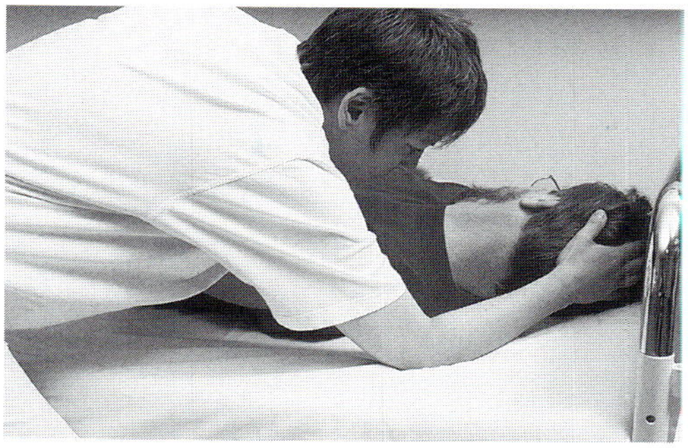

Abb. 20

3.6.7 Differenzierte Beschreibung zur Lösung der Spastik

In unserem Beispiel zur Lösung der Spastik gehen wir von dem typischen spastischen Muster aus. Das individuelle spastische Muster kann aber bei jedem Betroffenen anders aussehen. Das Vorgehen ist dann auf die zu behandelnde Person zu modifizieren (*Abb. 19*).

Spastisches Muster: Kopf
Der Kopf ist zur nicht gelähmten Seite rotiert (gedreht), die Nase zeigt Richtung Decke. Er ist rekliniert (nach hinten unten gezogen) und auf der betroffenen Seite lateralflektiert (seitlich gebeugt).

Führungspunkte, um den Kopf in die Mittelstellung zu bringen:

Führungspunkt 1:
Hinterkopf

- Ausstreichen über die Fontanelle und Pfeilnaht nach vorne, bis zur Stirn
- Ein Druck unterhalb des höchsten Punktes des Hinterkopfes bewirkt ein Kippen nach vorne (*Abb. 20*).

Bewegungsanweisung:
»Kinn zur Schulter bringen«

- Der Nacken wird in eine entspannte Position gebracht.

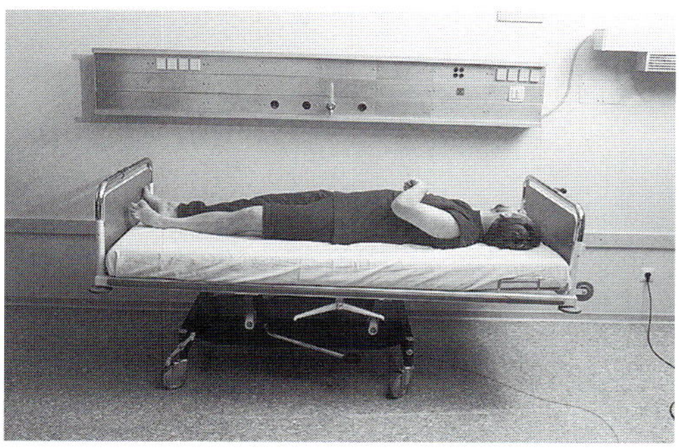

Abb. 19

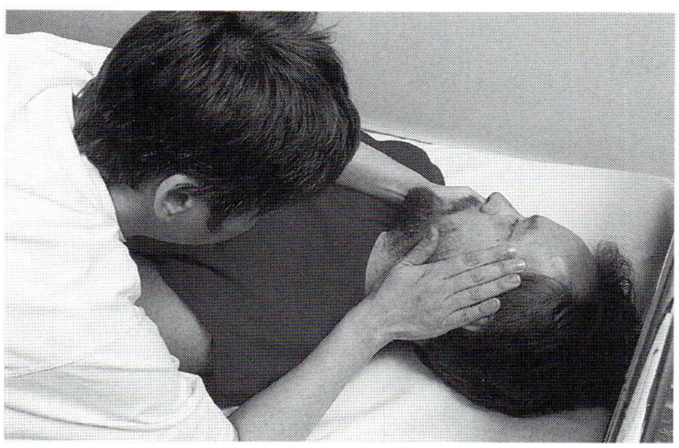

Abb. 21

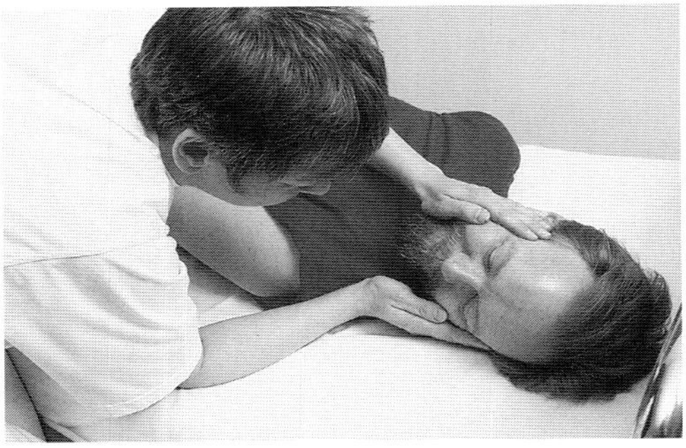

Abb. 22

Führungspunkt 2: Schläfe (*Abb. 21*)

Bewegungsanweisung:
»Mich anschauen, Kopf zu mir drehen« (*Abb. 22/23*).

- Eine bessere Lösung ist es die Hand oben über den Kopf zu führen.
- Der Kopf wird in eine gute Mittelstellung gebracht (*Abb. 24*).

Spastisches Muster:
Schulter
Die Scapula (Schulterblatt) ist retrahiert (zurückgezogen). Der Schultergürtel ist heruntergezogen.

Lösung Schulterblatt/Arm/Handbereich
Wir beginnen auch hier von proximal (näher zur Körpermitte) nach distal (weiter entfernt von der Körpermitte) und arbeiten vom Schulterblatt ausgehend. Nachdem wir den Brustkorb rotiert haben folgt die Lösung in Arm und Handbereich.

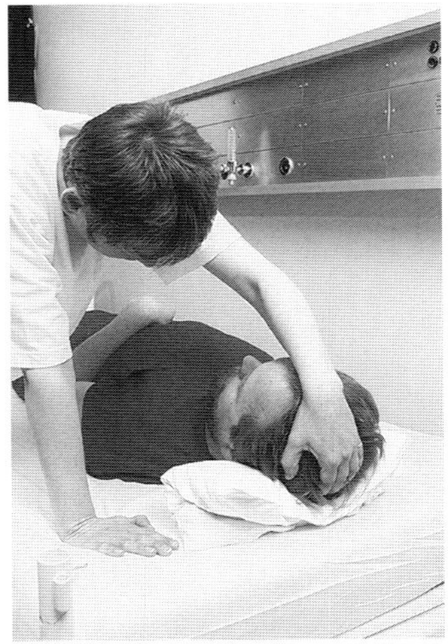

Abb. 24

Führungspunkt:
Schulterblattrand

Lösung beim liegenden Patienten

- Mit beiden Händen flach unter das Schulterblatt des Patienten fahren (*Abb. 25*).
- Die Handflächen der Pflegeperson zeigen zum Schulterblatt.
- Die Fingerspitzen liegen am wirbelsäulennahen Rand.

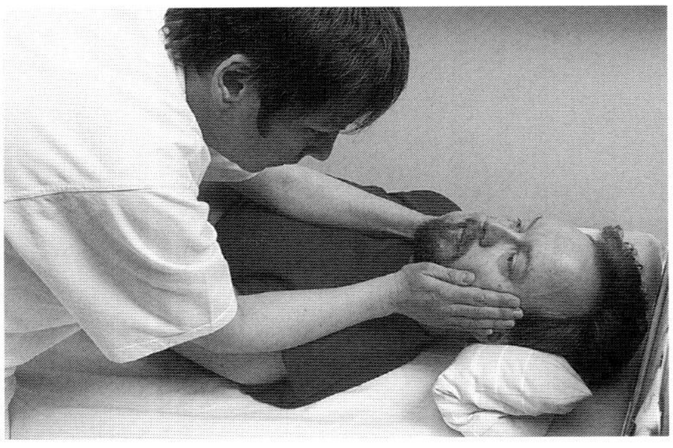

Abb. 23

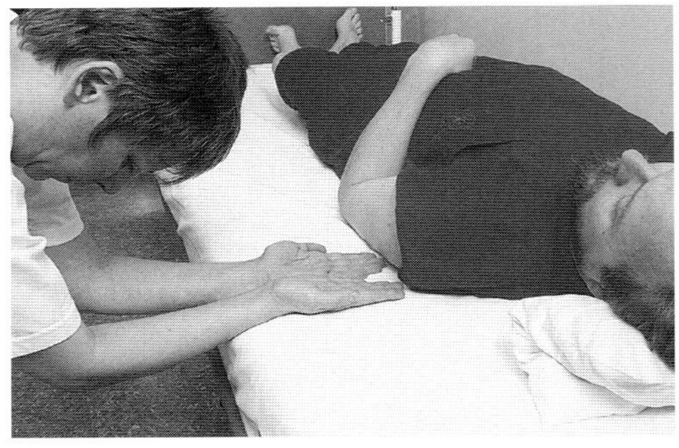

Abb. 25

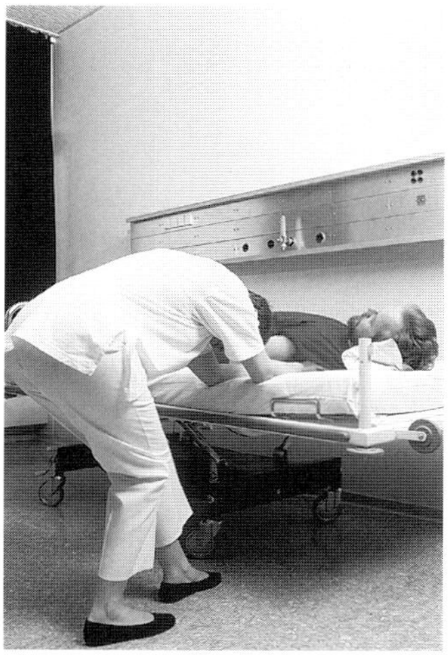

Abb. 26

- Die Pflegeperson nimmt eine kleine Schrittstellung ein (*Abb. 26*).
- Die Unterarme der Pflegeperson liegen auf der Matratze auf.
- Die Fingerbeeren der Pflegeperson werden etwas gebeugt (*Abb. 27*) und greifen so hinter den Schulterblattrand des Patienten, daß durch Zug auf diesen Rand die Schulterblattspitze nach vorn oben (orientiert am Patientenkörper) gezogen werden kann. Mit flacher Hand fährt die Pflegeperson wieder Richtung Wirbelsäule. Dieses Vorgehen hat Auswirkung auf die Dehnrezeptoren.

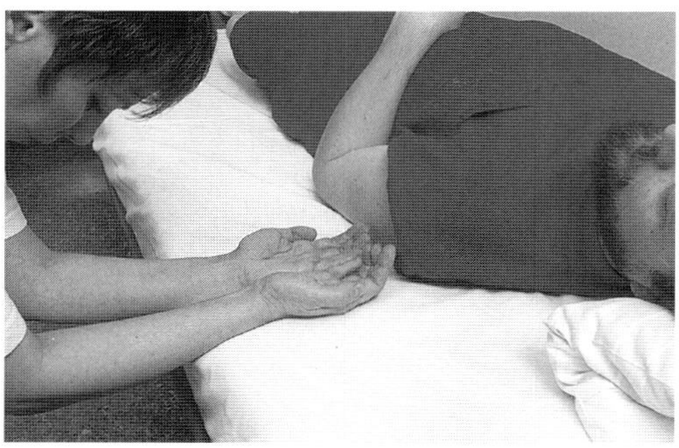

Abb. 27

- Die Pflegeperson arbeitet dabei aus den Knien heraus.
- Die Hände und Arme der Pflegeperson geben lediglich die Körperbewegung der Pflegeperson weiter und verlassen die Matratze nicht.
- Es muß langsam gearbeitet werden!

Dieser Bewegungsablauf sollte ca. 5–7 mal durchgeführt werden.

Die oben beschriebene Form der Schulterblattlösung ist eine von vielen Möglichkeiten und hat sich in meiner Praxis als sinnvoll und effektiv erwiesen. Eine in Bobath-Therapie ausgebildete Person kennt noch weitere, intensivere und zum Teil effektivere Formen der Schulterblattlösung. Diese Methoden sollten aber nur nach eingehender Schulung angewandt werden. Da sie ohne Kontrolle einer Könnenden zu viele Gefahren in sich bergen, die mit Verletzungen für den hochsensiblen Schulter/Armbereich einher gehen können, werden sie in diesem Buch nicht beschrieben.

Lösung beim sitzenden Patienten

- Der Oberkörper des Patienten wird in eine leichte Vorwärtsneigung gebracht
- Es wird ein Kontakt mit der Tischkante hergestellt
- Die Unterarme liegen der Tischplatte auf (*Abb. 28*).
- Die Hand der Pflegeperson wird mit dem Handballen am wirbelsäulennahen Rand des Schulterblattes angelegt (*Abb. 29*).
- Die Pflegeperson streicht mit gleichmäßigem leichten Druck des Ballens diesen Rand entlang und führt hiermit die Schulterblattspitze nach vorne, oben (*Abb. 30*).
- Die Bewegung der Hand läuft dann über den Oberarm des Patienten aus.

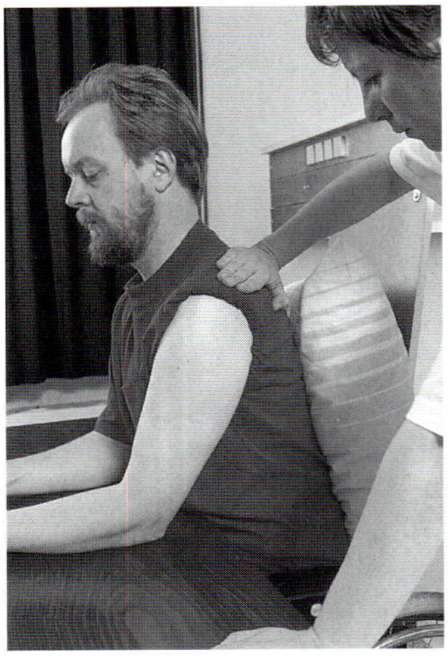

Abb. 28

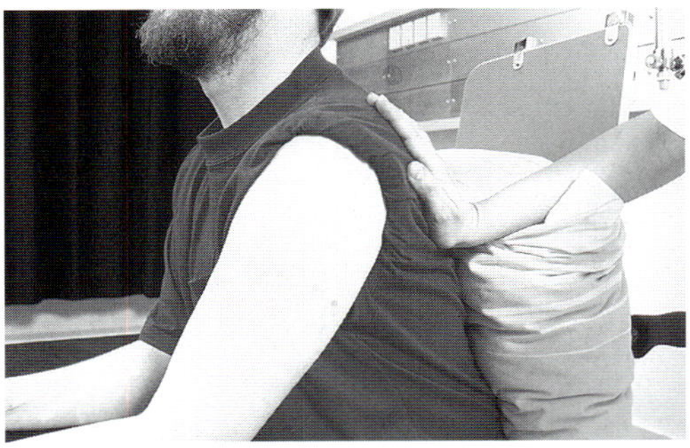

Abb. 29

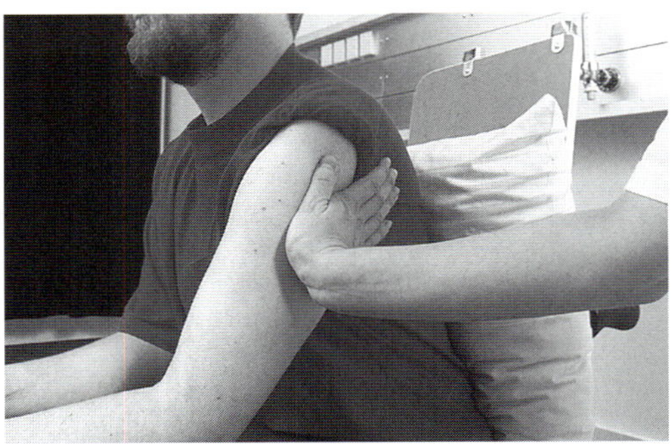

Abb. 30

Spastisches Muster: Arm

- Der Oberarm ist innenrotiert (zum Körper gedreht) und adduziert (angepreßt)
- Der Ellenbogen ist flektiert (gebeugt)
- Der Unterarm in Pronationsstellung (Innenseite zum Fußboden gedreht, Brotschneidehaltung), in einigen Fällen in Supinationsstellung (Innenseite zur Decke gedreht, Suppenschalenhaltung)

Lösung beim liegenden Patienten

Der Arm wird in eine Außenrotation gebracht.

- Dies ist durch ein Ausstreichen an der Innenseite des Armes von oben nach unten, sprich von Achselhöhle zur Hand zu erreichen
- Läßt sich der Arm nicht in eine gute Außenrotation bringen oder bleibt die Bewegung stehen, so muß das Schulterblatt noch einmal nachgestellt werden.

Spastisches Muster: Hand

- Die Finger sind flektiert (gebeugt) und adduziert (angepreßt)
- Der Daumen ist flektiert (gebeugt), adduziert (angepreßt) und in Oppositionsstellung
- Hand in Pronation (Daumenballen in Richtung Handkante gedreht) und abgekippt zum Unterarm außen
- Daumen in die Handfläche gedrückt
- Finger zur Faust geschlossen
- Ist die Hand bei der Schultermobilisation noch nicht aus dem spastischen Muster herausgekommen, obwohl sich der Kopf und das Schulterblatt in korrekter Position und sich Oberarm und Unterarm in Außenrotation befinden, geht man folgendermaßen vor:

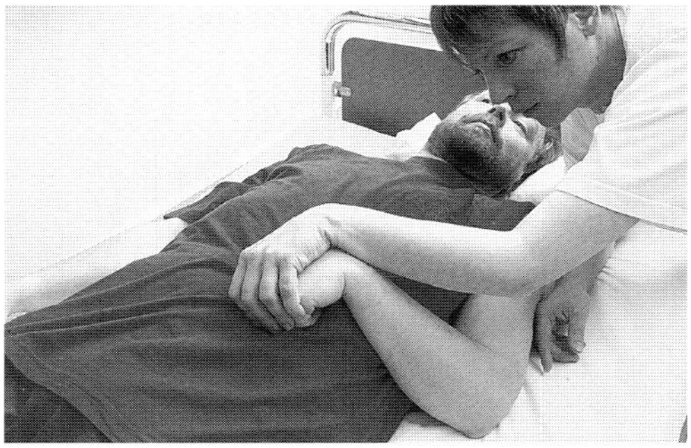

Abb.31

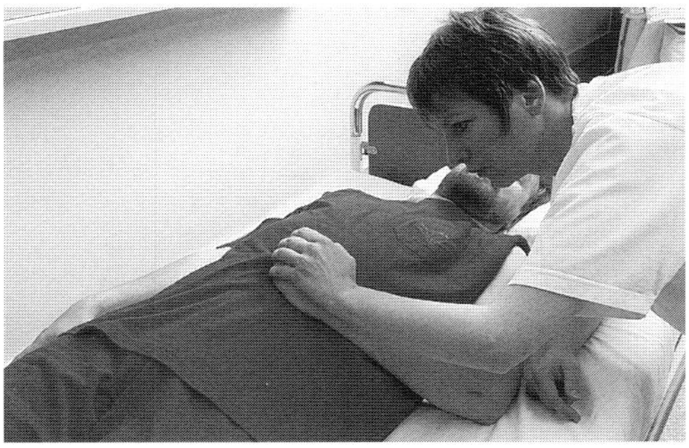

Abb. 32

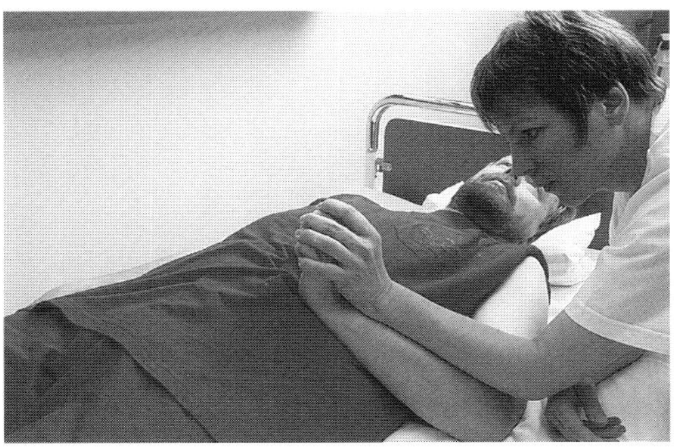

Abb. 33

Führungspunkt: Hand

- Die Hand der Pflegenden auf die Hand des-Patienten, d.h., die gleiche Seite, rechte Hand auf rechte Hand, linke Hand auf linke Hand, wird genau dem Muster angepaßt (*Abb. 31*).

Lösung:

- Die Hand des Patienten wird an den Körper oder aber an die Unterlage gedrückt und in eine leichte Rotationsbewegung (*Abb. 31*) gebracht (Fühlerfahrung).
- Die Hand wird in eine physiologische Grundstellung gebracht, d.h. der Handrükken bildet eine Gerade zum Unterarm (*Abb. 32*).
- Der Handrücken wird zum Unterarm hin gekippt (Dorsalflexion) (*Abb. 33*).
- Der Daumen wird abgespreizt (*Abb. 34*).

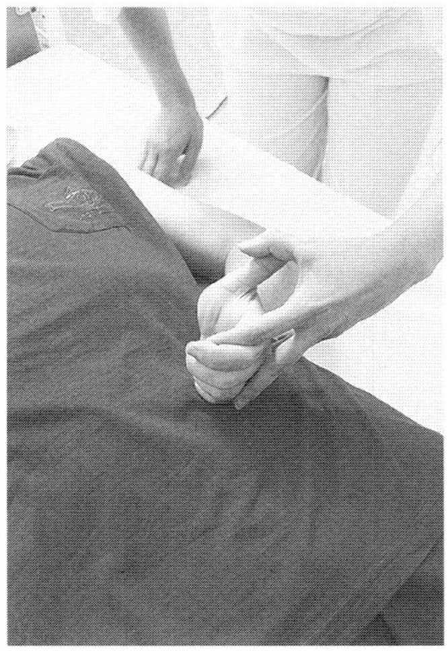

Abb. 34

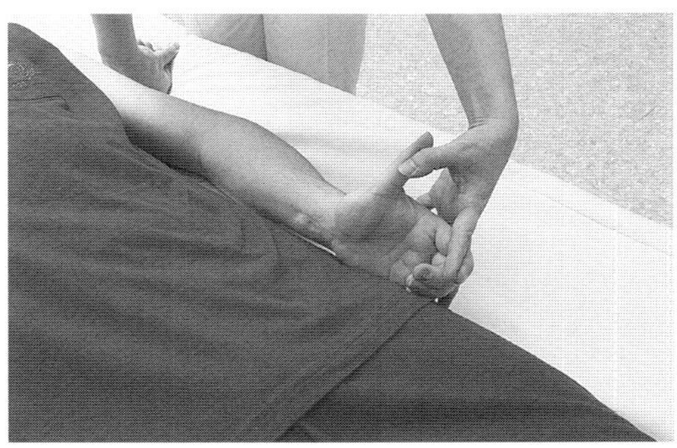

Abb. 35

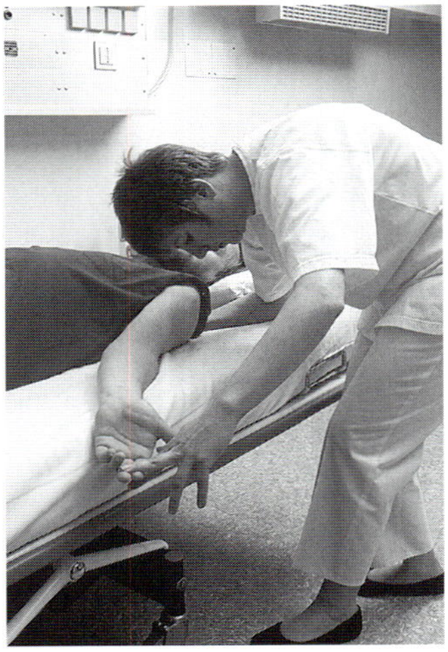

Abb. 36

- Die Hand wird insgesamt über diese Position in Außenrotation gebracht, so daß die Handkante dem Körper bzw. der Unterlage anliegt.
- Die Bewegung wird im physiologischen Bewegungsmuster unter Handkantenkontakt am Körper und Bett nach oben geführt (*Abb. 35, 36*).
- Bei entstehendem Widerstand in der Bewegung erneute Kopf- und Schultermobilisation bzw. Nachstellen am Ellenbogengelenk (*Abb. 37*).

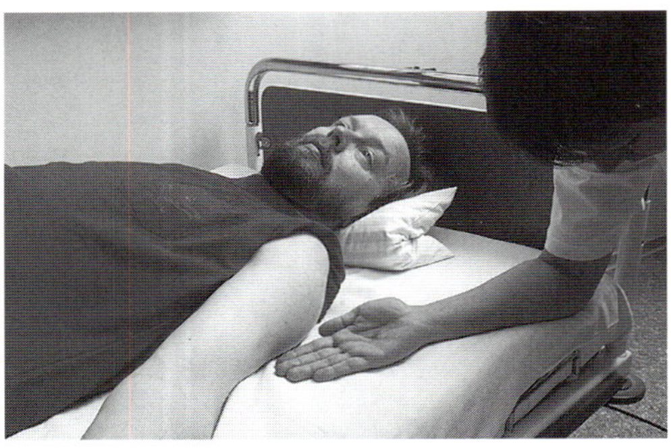

Abb. 37

Unterkörper
Spastisches Muster: Hüfte und Bein

- ➢ Die Hüfte ist nach hinten oben gezogen
- ➢ Der Fuß ist in einer Supinationsstellung
- ➢ Das Bein ist gestreckt und in Außenrotation

Lösung:
Hüftmobilisation
Die Hüftmobilisation kann ebenso wie die Schultermobilisation in vielen Varianten stattfinden. Hier werden zwei in der Praxis sehr erprobte Möglichkeiten vorgestellt.

Erste Methode der Hüftmobilisation (Beckenprotraktion):

- Beine des Patienten anwinkeln und wenn möglich über das Becken bringen (*Abb. 38*).

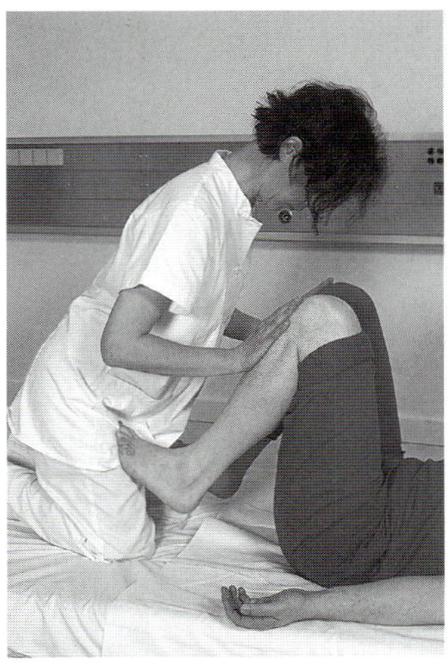

Abb. 38

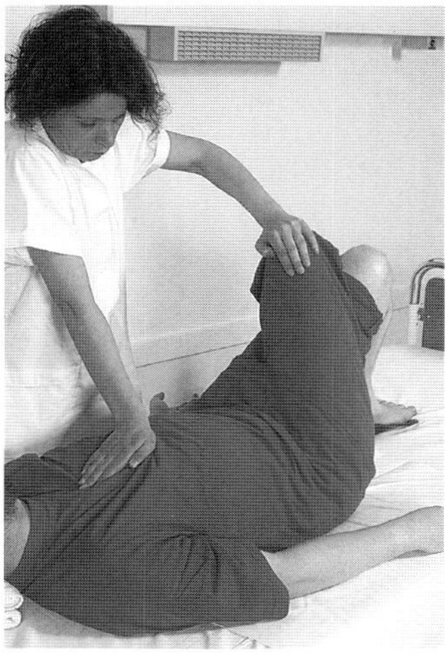

Abb. 39

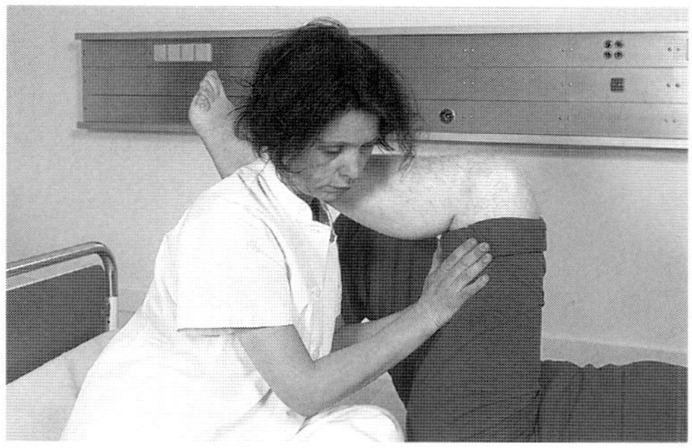

Abb. 41

- Falls dies nicht möglich ist, Beine anstellen und übereinanderschlagen (*Abb. 39*).
- Ist ein Anwinkeln im Knie auf der gelähmten Seite so nicht möglich, wird das gelähmte Bein gestreckt, in Richtung Hüfte geführt und damit eine Beugung in der Hüfte eingeleitet (*Abb. 40*).
- Durch Druck auf die Rückseite des Oberschenkel wird das Knie gebeugt und das Bein aufgestellt (*Abb. 41*).
- Der Brustkorb wird über den Druck auf das Sternum fixiert, um so eine seitliche Bewegung der Knie zu ermöglichen, ohne daß der Brustkorb mit rotiert (*Abb. 42*).

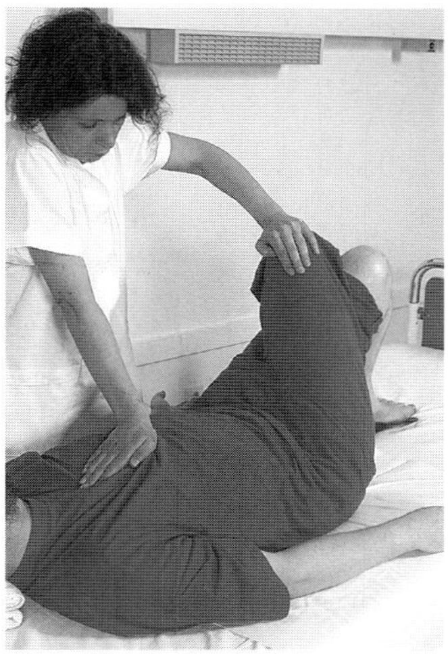

Abb. 42

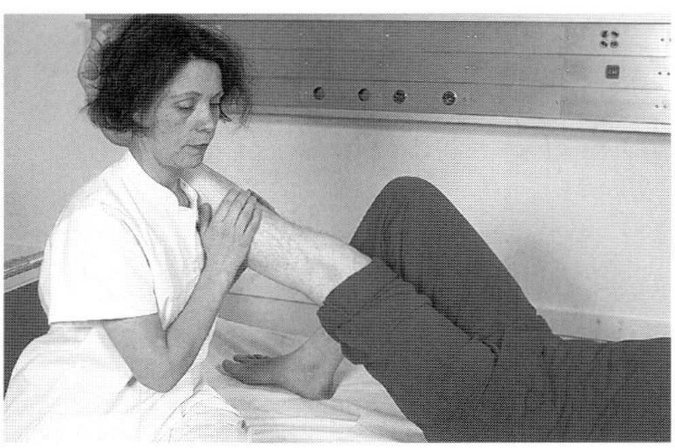

Abb. 40

Zweite Methode der Hüftmobilisation:
Bei dieser Methode beginnt man das Lösen der Spastizität Schwerpunktmäßig vom Fuß her. Obwohl wir das Prinzip des Lösens »vom Zentrum zur Peripherie« verlassen haben wir bisher gute Erfolge mit dieser Methode erzielt (*Abb. 43*).

Spastisches Muster: Fuß
- Der Fuß befindet sich in Inversion, (drehen der Fußsohle zum Körper hin) die Zehen sind eingekrallt.

Führungspunkt: Ballenaußenkante der Füße in Höhe der Kleinzeh- und Großzehballen

Lösung:
- Die Ballen in die Handinnenfläche anpassen

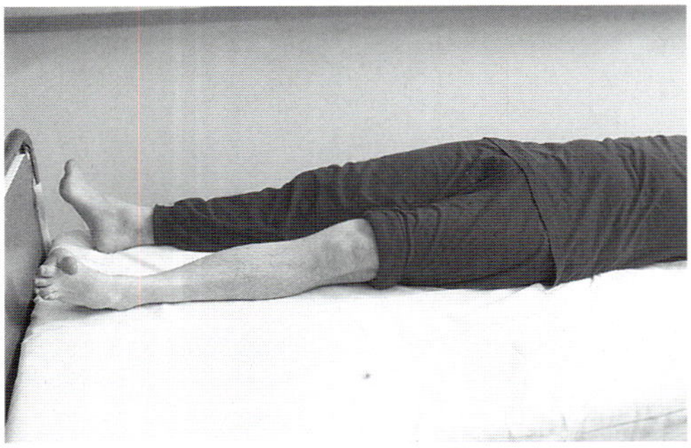

Abb. 43

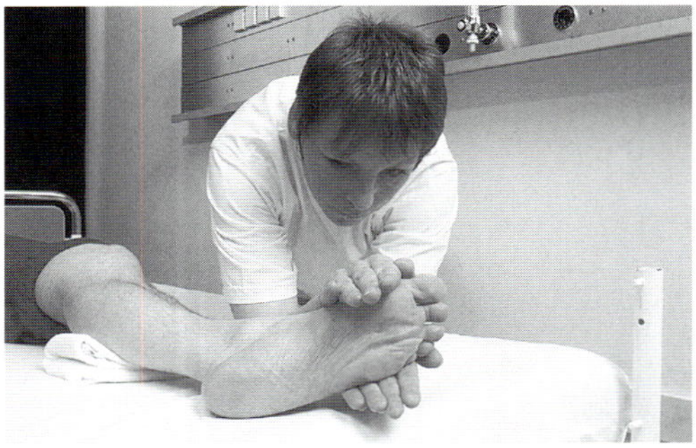

Abb. 44

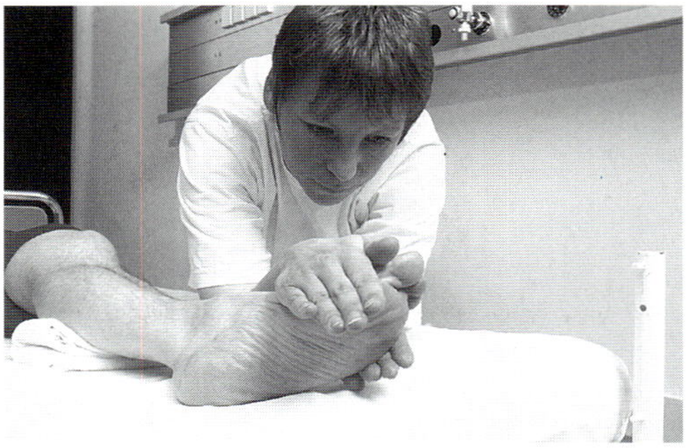

Abb. 45

Mit den Fingern nicht auf die Fußsohle kommen, wenn die Bewegung abgeschlossen ist. Da Druck ohne Bewegung den Tonus der Muskulatur erhöht und zur Spastizität führt.

- Durch Abwechseln von Schub und Zug mit den Händen den Fuß in eine rotierende Bewegung bringen. Die Fußkante wird dabei nach oben Richtung Unterschenkel gezogen und wieder zurück in ihre Ausgangsstellung geführt (Pronation und Supination) (*Abb. 44/45*).
- Mit der fußnahen Hand über die Zehen auf den Fußballen mit flachen Fingern greifen ohne die Zehen in den Zehengrundgelenken zu traumatisieren, Die Grundgelenke sind großer Verletzungsgefahr ausgesetzt, besonders wenn noch eine schlaffe Lähmung besteht (*Abb. 46/47*).
- Fuß in Mittelstellung bringen, d.h. Anziehen des Fußrückens in Richtung Schienbein (Dorsalflexion). Während der Bewegung dürfen hierbei die Fußballen mit einbezogen werden. (Begründung S. 66) (*Abb. 48/49*).

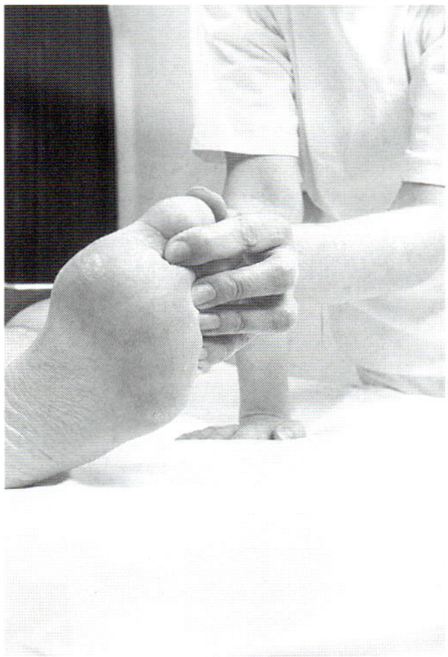

Abb. 46

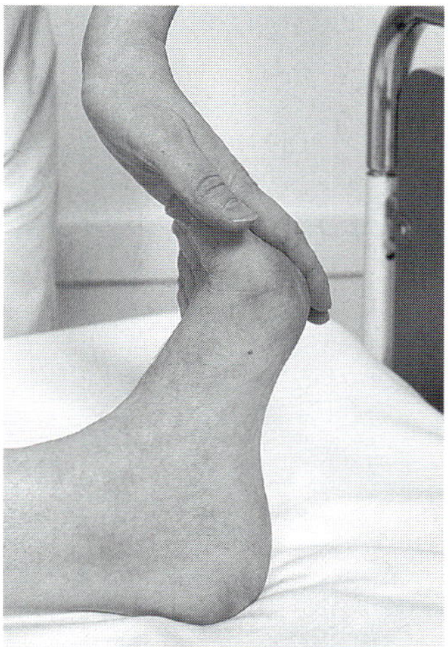

Abb. 47

Führungspunkt: Oberschenkel

- Mit der kopfnahen Hand das Bein des Patienten oberhalb der Kniekehle am Oberschenkel stützen.

Nicht in die Kniekehle greifen! Da in der Kniekehle Sehnen und Gefäße sehr nah an der Oberfläche verlaufen, kann es sonst zu Schmerzen und Beeinträchtigung der Blutzirkulation kommen.

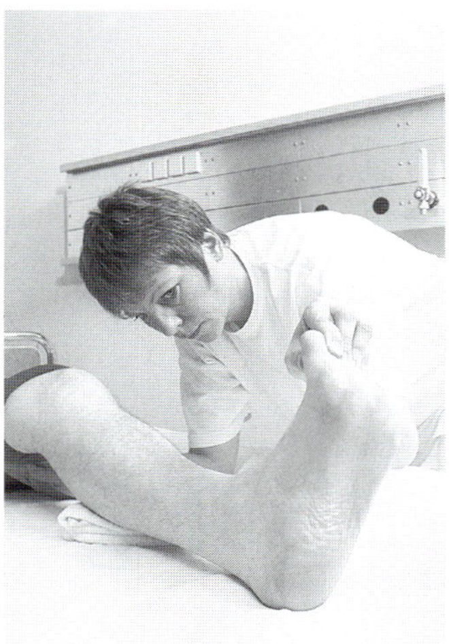

Abb. 48

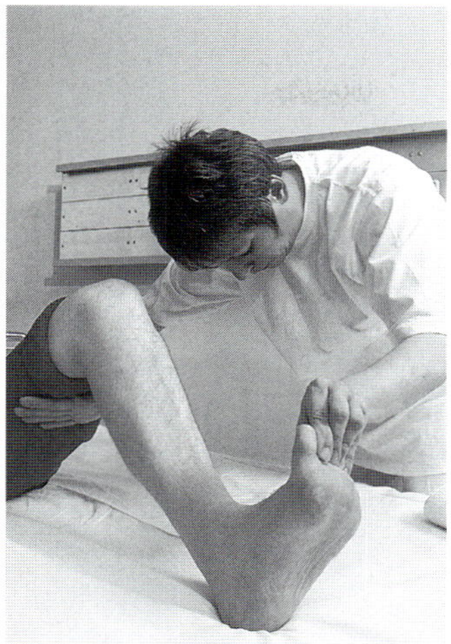

Abb. 49

- Über den Oberschenkel wird die Führinformation gegeben. Die Bewegungsinitiation kommt aus dem Fußbereich.

  Führungspunkt: Vorderfuß
- Den Fußrücken Richtung Schienbein bringen.
- Das Bein langsam in Richtung Gesäß führen, ohne daß die Ferse die Matratze verläßt. **Bewegungsanweisung:** »Anziehen«.
- Hat man die Endstellung erreicht, wird ein Druck auf das Fußgelenk in Richtung Matratze ausgeübt (*Abb. 50*).

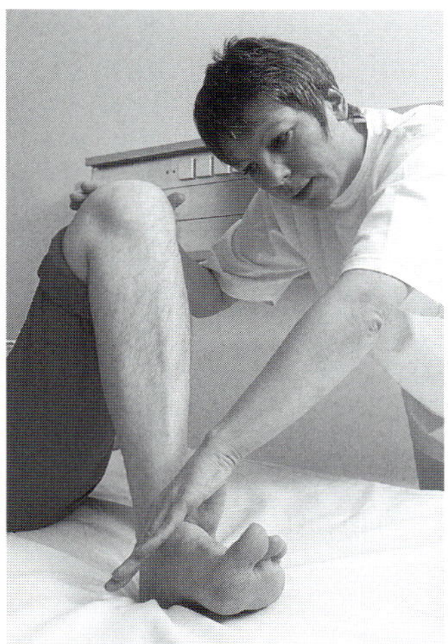

Abb. 50

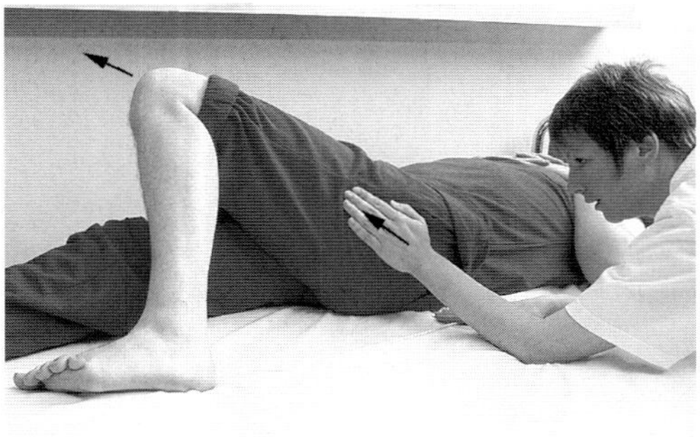

Abb. 51

- Das Knie wird über das nicht gelähmte Bein gekippt (*Abb. 51*).
- Unbedingt auf die Schmerzgrenze achten!
- Die Hand der Pflegeperson wird auf den Trochanter aufgelegt (mit den Fingerspitzen in Richtung Knie) und führt eine feinschlägige Vibration aus, welche über den Oberschenkelknochen zum Kniegelenk weiter geleitet wird.
- Richtig ist die Vibration, wenn das Knie des Patienten sich nach vorne bewegt.
- Das Knie wird nun wieder in die Parallellinie Hüfte/Fuß gebracht (*Abb. 52*).

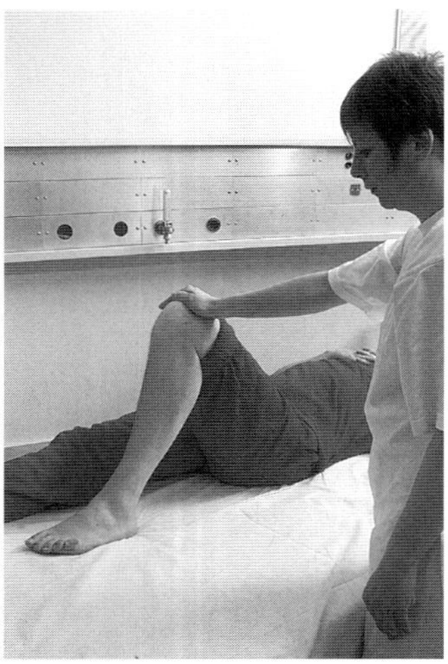

Abb. 52

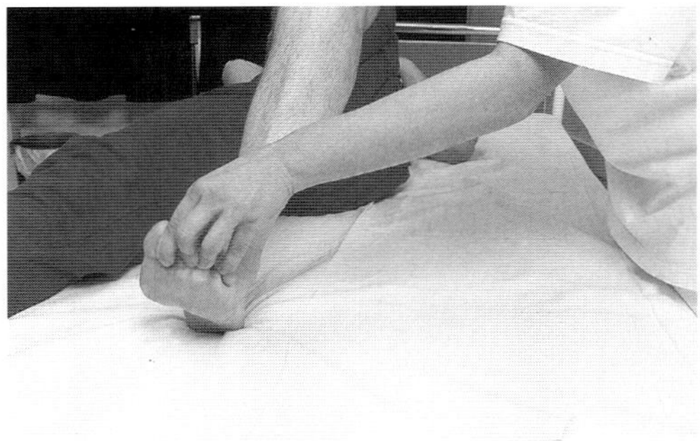

Abb. 53

- Die Zehen werden in beschriebener Form zur Streckung entgegen der Spastik gehalten (*Abb. 53*).
- Der Fuß wird soweit wie möglich Richtung Schienbein geführt (dorsal Extension).
- Das Bein wird Richtung Matratze zurückgeleitet.
- **Bewegungsanweisung**: »ausstrecken«.

3.6.8 Der Betgriff

Der Betgriff war in früheren Zeiten ein absolutes Muß. Heute hat sich die Einstellung dazu geändert. Er wird nicht mehr in allen Situationen dem Patienten abverlangt. Dagegen spricht, daß man oft nicht erfahren kann, wie der Patient in gesunden Tagen die Hände gefaltet hat. Weiß man das nicht, schaltet man sich in ein bisher unbekanntes Muster ein.

Eigenerfahrung
Falten sie Ihre Hände so wie Sie es gewohnt sind. Wechseln sie dann alle Finger um, so daß jetzt der andere Daumen oben liegt.

Mögliche Erkenntnis
Sie haben ein ziemlich starkes Fremdheitsgefühl.

Dieses Fremdgefühl könnte manche Patienten auch hindern, den Betgriff auszuführen.

Ein weiterer Punkt ist, daß die Finger des Patienten oft geschwollen sind und sie nur sehr schwer ineinander zu legen sind.

Sollten sie den Betgriff aber einmal durchführen müssen so ist es wichtig zu wissen auf was Sie achten sollten.

Der gelähmte Daumen liegt oben (*Abb. 54*).

Die Finger der nicht so stark betroffenen Hand werden soweit wie möglich an die Fingergrundgelenke herangebracht. Hierdurch entsteht ein antispastische Situation durch Inhibition über das Spreitzen der Finger (*Abb. 55*).

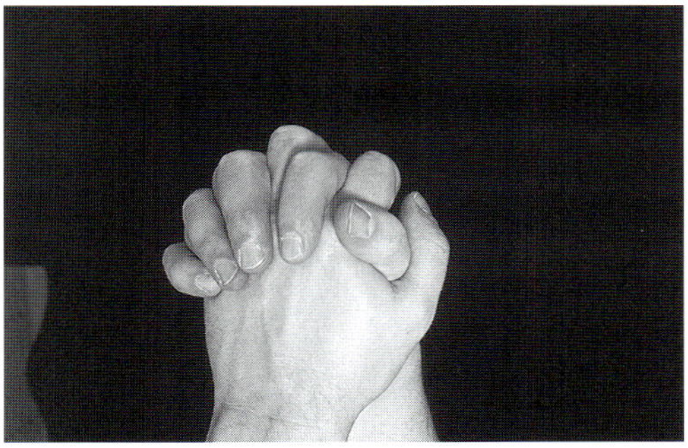

Abb. 54

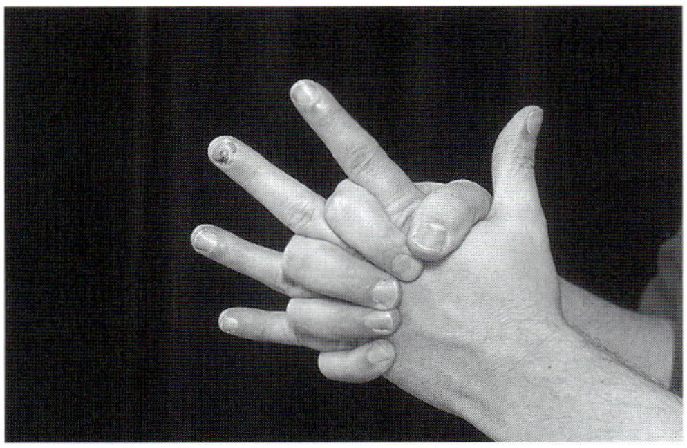

Abb. 55

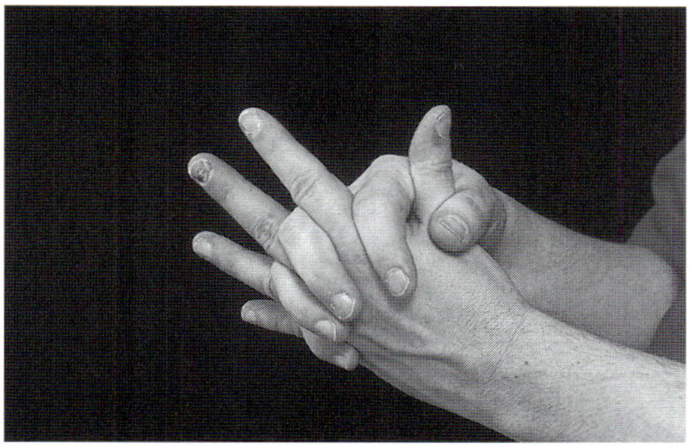

Abb. 56

Liegt der Daumen der nicht so stark betroffenen Seite oben, kann es zu Traumata in dem Daumengrundgelenk der gelähmten Hand kommen (Abb. 56).

3.6.9 Abschluß

Machen Sie in Ihrem Alltag die Erfahrungen, die Ihnen helfen, Spastizität zu lösen. Sprechen Sie mit anderen, welchen Erfolg Sie hatten und wie Sie ihn erreicht haben. Vergleichen Sie dies mit den Prinzipien und stimmen Sie die Vorgehensweise untereinander und mit den Physiotherapeutinnen ab. Grundsätzlich gilt:

Alles was Schmerzen oder Spastizität hervorruft,
↓
ist schlecht,
↓
alles was diese reduziert,
↓
ist gut

Abb. 57

Vergessen Sie nie die positiven Erfahrungen in die Pflegedokumentation einzutragen, dies ist die Grundlage dafür, daß andere Pflegepersonen dort weiter machen können, wo Sie aufgehört haben und nicht immer wieder beim Punkt Null anfangen müssen.

4 Bewegungsabläufe

Im folgenden Teil werden die Bewegungsabläufe schrittweise beschrieben, die in der Praxis häufig angewendet werden. Die einzelnen Schritte sind anhand von Bildern dargestellt. Die Abläufe stellen die grundlegenden Prinzipien und Techniken in **einer** Form der Vorgehensweise dar. Sie werden, wenn Sie diese beherrschen, ähnlich wie ein Künstler, Ihre eigenen Möglichkeiten finden.

4.1 Vom Fußende zum Kopfende bewegen

4.1.1 Ziele

- ☯ Den Patienten Richtung Kopfende ohne großen Kraftaufwand bewegen
- ☯ Bewegungsbahnung
- ☯ Frühzeitige Einbeziehung des Patienten in den Bewegungsablauf

4.1.2 Prinzipien

- ☑ Drehen und Beugen bringt zum Kopfende hin
- ☑ Gewicht auf die nicht zu bewegende Seite verlagern
- ☑ Zuerst die nichtgelähmte Seite bewegen, dann die gelähmte
- ☑ Spiralbewegungen durchführen

Eigenerfahrung

- Legen Sie sich auf den Boden.
- Stellen Sie die Beine an.
- Verlagern Sie Ihr Gewicht auf eine Seite.
- Beugen Sie den Kopf auf der belasteten Seite in Richtung Knie.
- Sie merken, wie sich Ihr Schulterblatt der nicht belasteten Seite Richtung Kopfende bewegt und die Hüfte automatisch nachzieht. Verstärken können Sie den Schritt, indem Sie Ihren Brustkorb bzw. Ihre Hüfte. beugen
- Halten Sie diesen kleinen Bewegungsschritt aufrecht und verlagern Sie das Gewicht auf diese Seite. Die andere Seite ist nun die gewichtsfreie und kann, wie vorher beschrieben bewegt werden.

4.1.3 Vorbereitung

Wenn möglich Bettdecke und Lagerungsmaterial entfernen. Hierbei muß unbedingt nach den Bedürfnissen des Patienten entschieden werden. Dies gilt besonders bei der Entscheidung, das Kopfkissen zu entfernen. Viele Menschen benötigen es. Ist dies der Fall dann sollte darauf geachtet werden, daß es nur den Kopf unterstützt und nicht den Zwischenraum Hals blockiert.

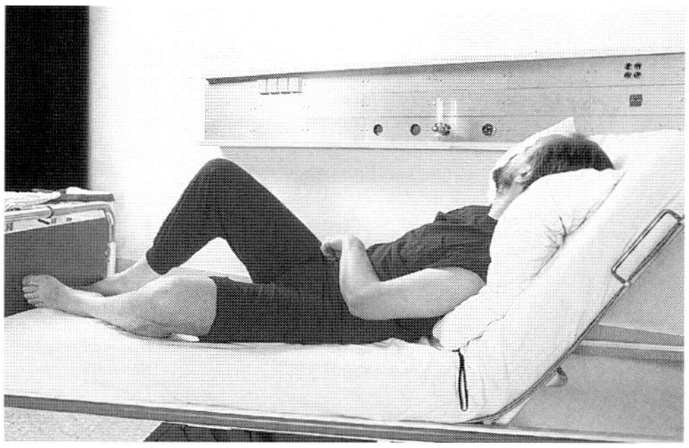

Abb. 58

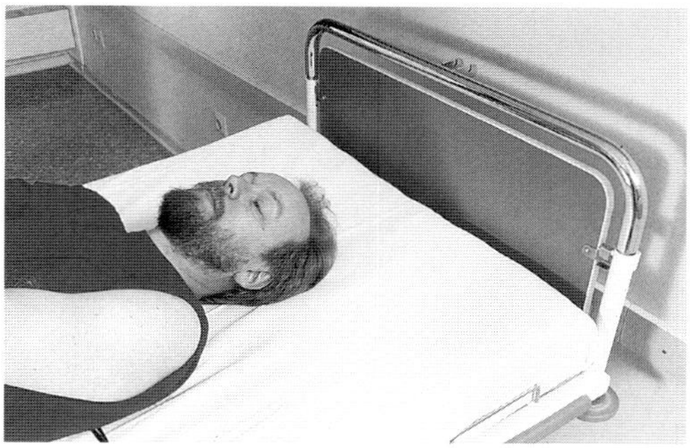

Abb. 59

4.1.4 Ausgangsposition

Wir finden den Patienten häufig im Bett bei hochgestelltem Kopfteil vor und Richtung Fußende gerutscht (*Abb. 58*). Um ihn zum Kopfende hin zu bewegen, wird das Kopfende des Bettes so flach wie möglich gestellt. Ist eine starke Brustwirbelsäulenkrümmung beim Patienten vorhanden, bleibt der Kopf auf jeden Fall unterlagert.

4.1.5 Bewegung der nicht gelähmten Seite

Die Bewegung der nicht gelähmten Seite wird zuerst durchgeführt, weil das Gewicht hierdurch auf die gelähmte Seite gebracht wird. Diese erhält hierdurch einen erhöhten Wahrnehmungsinput. Bei der anschließenden Bewegung dieser Seite ist eine erhöhte Aufmerksamkeit vorhanden, die ein Bewegungslernen erleichtern kann. Der physiologischer Bewegungsinput über die nicht gelähmte Seite kann zu einer besseren Speicherung auf der gelähmten Seite führen.

In unserer Bildfolge wird die nicht gelähmte Seite sehr stark entlastet, dies dient der besseren Darstellung. In der **Realität** muß die Schwerpunktverlagerung nur soweit vorgenommen werden, daß die zu bewegende Seite kein Gewicht mehr zur Unterlage ableitet.

- Das Kopfende wird so flach wie möglich gestellt (*Abb. 59*).
- Die Beine des Patienten werden angebeugt. Kann er sie nicht allein in dieser Position halten, kann ein Kissen oder eine Decke darunter gelagert werden.
- Der Patient fixiert seinen gelähmten Arm am Ellenbogen mit seiner nicht gelähmten Hand. Kann er das nicht allein, wird dies von der Pflegeperson übernommen.
- Die Pflegeperson führt den gelähmten Arm des Patienten an der Hand und am Ellenbogen dicht am Körper entlang.
- Die nicht gelähmte Hand wird zum Ellenbogen der gelähmten Seite gebracht und der Patient wird informiert, daß er diesen halten soll (s. S. 85 ff).

  Dieser sogenannte Schulterblattschutz ist bei vielen Bewegungen des Patienten nötig. Sie werden erleben, daß der Patient diese Haltung immer wieder auflöst. Es erfordert etwas Geduld, immer wieder die nicht gelähmte Hand an diesen Punkt zu bringen. Lernt der Patient nach einiger Zeit, daß dies seine Aufgabe ist, so kann er sie maßgeblich unterstützen.

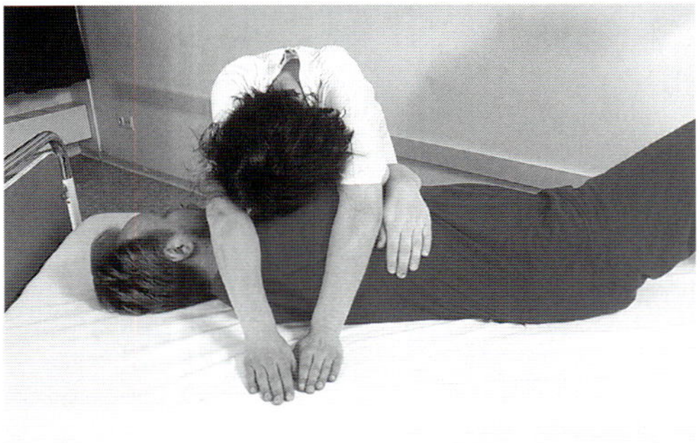

Abb. 60

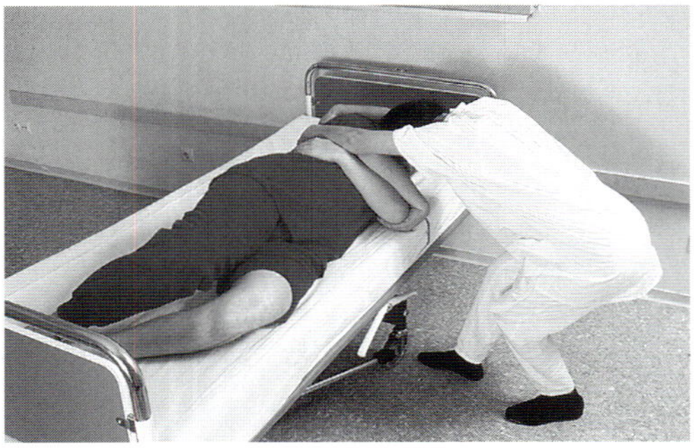

Abb. 61

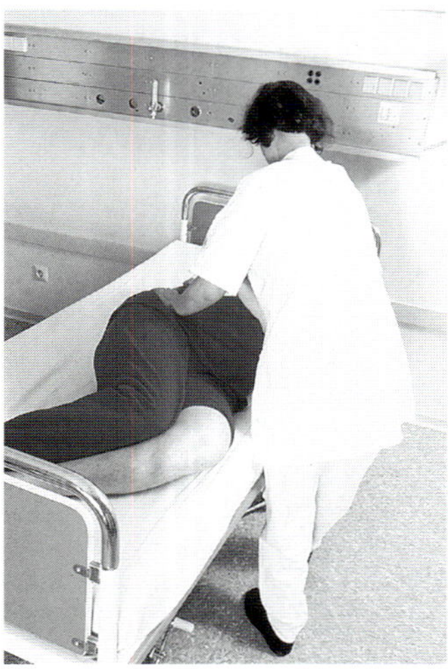

Abb. 62

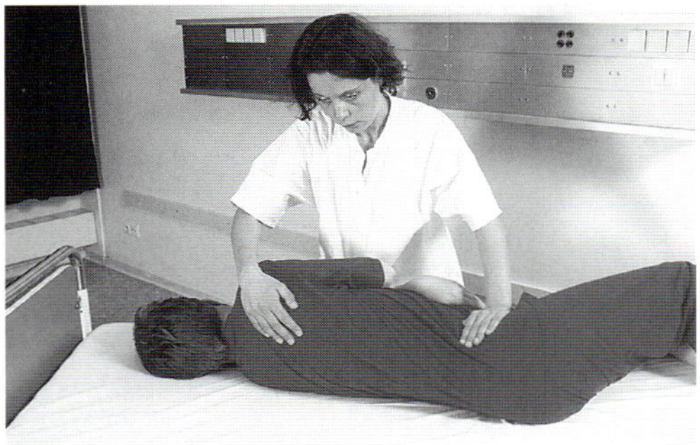

Abb. 63

- Die Pflegeperson steht in kleiner Schrittstellung auf der Höhe des linken Schulterblattes des Patienten und beugt sich (Kopf-, Knie- und Hüftbeugung) über den Patienten (*Abb. 60*).
- Sie bringt ihr Gesäß in Richtung Boden und nimmt in dieser Bewegung den Oberkörper des Patienten mit (*Abb. 61*).
- Die Pflegeperson bewegt sich in Richtung Fußende (*Abb. 62*),
- während sie den Brustkorb des Patienten beugt und über die Hüfte einen Impuls Richtung Kopfende gibt (*Abb. 63*).

Bei dieser Art der Bewegung ist es leicht möglich, daß die Wirbelsäule des Patienten in eine zu starke Rotation gebracht wird. Deshalb muß die Bewegung im Fluß mit dem Körper der Pflegenden stattfinden, d.h. sie begleitet, nach dem der Bewegungsschritt gemacht ist, den Körper wieder zurück zur Unterlage.

4.1.6 Bewegung der gelähmten Seite bei Hypertonus/Spastizität

Zum Lösen des Hypertonus wird die Spiralbewegung genutzt.

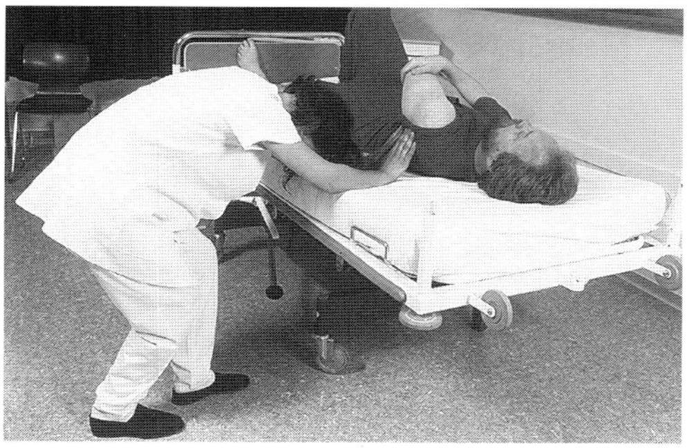

Abb. 64

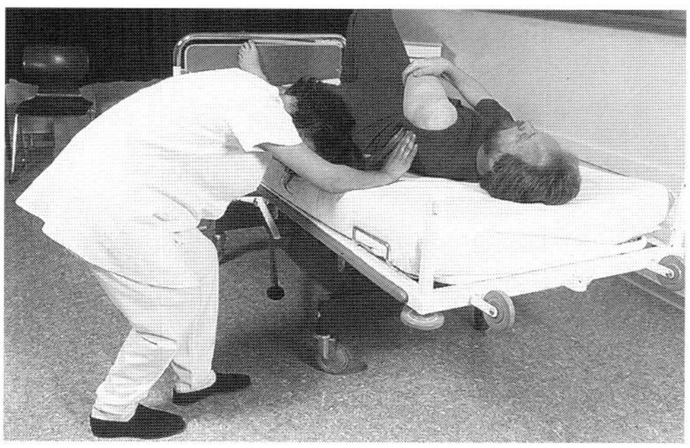

Abb. 65

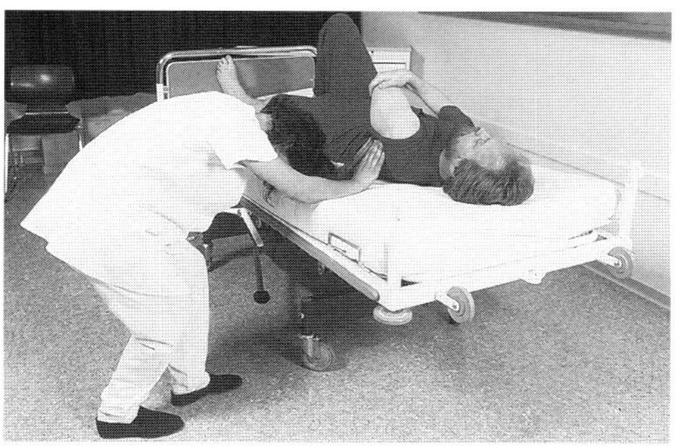

Abb. 66

- Die Pflegeperson steht in kleiner Schrittstellung in Höhe des Schulterblattes (*Abb. 64*).
- Sie geht in eine tiefe Knie-, Hüft-, Kopfbeugung (*Abb. 65*).

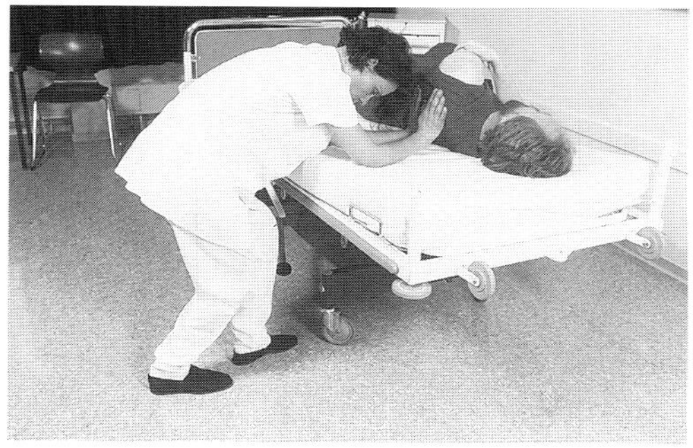

Abb. 67

- Die Fingerbeeren der Pflegeperson setzen am Brustkorb des Patienten in Höhe des gelähmten Schulterblattes an (*Abb. 66*). Sie leitet das Gewicht des Brustkorbes auf die nicht gelähmte Seite und bringt die Schulterblattspitze nach vorne oben, indem sie sich aufrichtet und ihre Bewegungsenergie überträgt (*Abb. 67*).
- Die pflegepersonnahe Seite wird hierdurch entlastet.
- Sie setzt ihre Hände in Bewegungsrichtung um und leitet damit eine Beugung im Brustkorb ein (*Abb. 68*).
- Sollte das Becken sich dieser Bewegung nicht anschließen, gibt die Pflegeperson einen Impuls am Übergang von Oberschenkel zum Becken (*Abb. 69*).

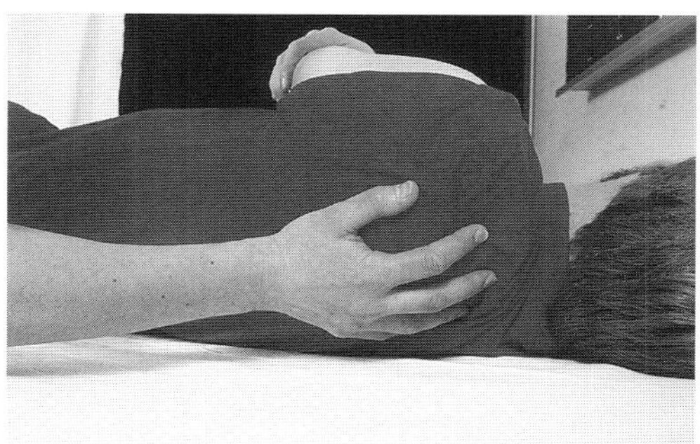

Abb. 68

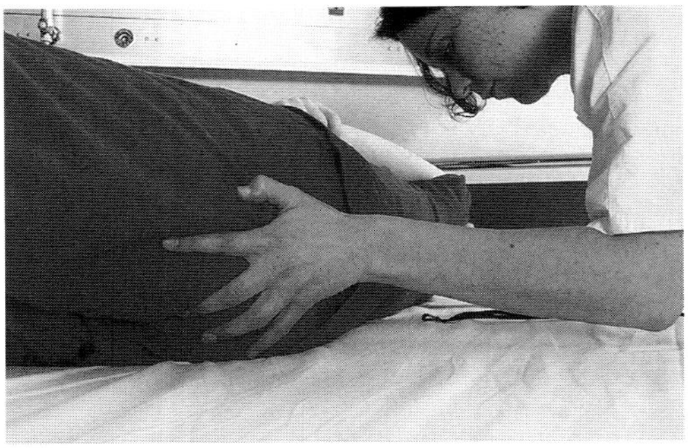

Abb. 69

Ein Impuls über den Beckenkamm nach oben, hinten, wie er in Kinästhetik Grundkursen oft gezeigt wird, ist nicht sinnvoll, weil er die Bahnung des spastischen Musters unterstützen könnte.

4.1.7 Bewegung der gelähmten Seite bei Hypotonus/schlaffer Lähmung

Die Bewegung der schlaff gelähmten Seite wird etwas anders ausgeführt, da hier die Massen keine Verbindung zueinander herstellen und eine Rotation sich verstärkend auf den Hypotonus auswirken kann.

- Die Pflegeperson geht in eine Grätschstellung und beugt in Kopf, Hüfte und Kniebereich (*Abb. 70*).

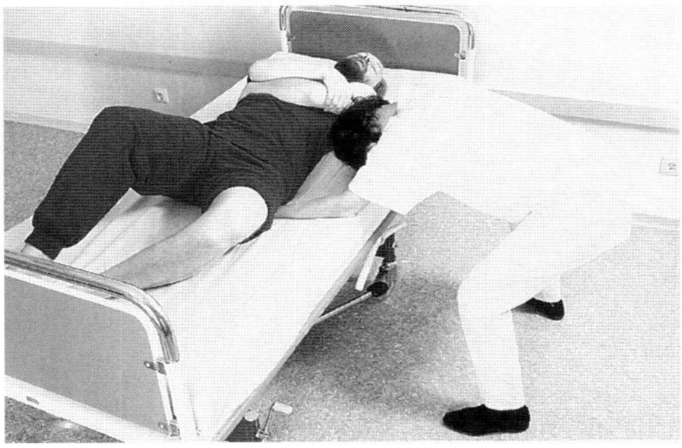

Abb. 70

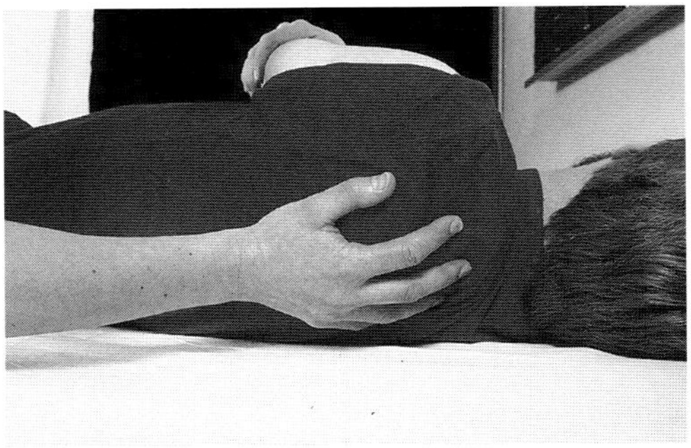

Abb. 71

- Ihre Hände setzen kopfwärts (cranial) am Schulterblatt (*Abb. 71*) und steißwärts (kaudal) am Übergang vom Oberschenkel zum Becken an (*Abb. 72*). Am günstigsten ist es, wenn der Mittelfinger der fußwärts gerichteten Hand in die Mulde zwischen Gesäß und Oberschenkel flach angelegt wird.
- Die Pflegeperson macht nun eine leichte Aufwärts-vorwärts-Bewegung. Beide Hände geben einen Druckimpuls auf beide Berührungspunkte, die Bewegungsenergie der Pflegeperson überträgt sich somit auf den Patientenkörper gleichmäßig über beide Berührungspunkte (*Abb. 73*).
- Das Gewicht wird auf die nicht gelähmte Seite übertragen, die gelähmte Seite ist dadurch bewegungsfrei.

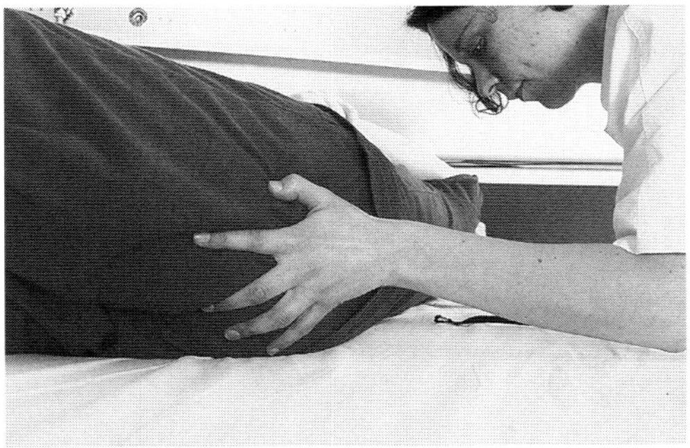

Abb. 72

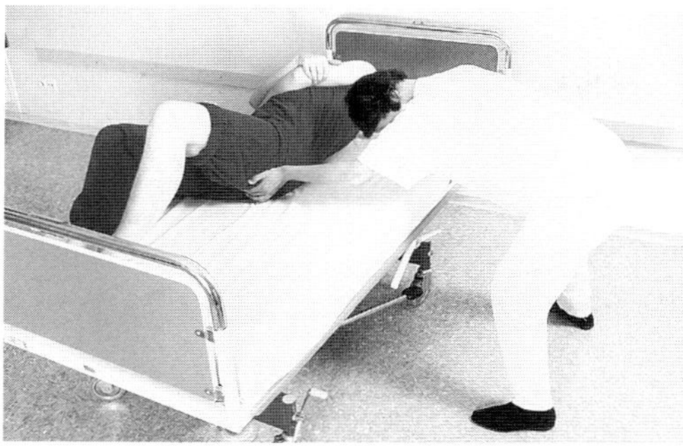

Abb. 73

- Die Pflegeperson verlagert nun ihr Gewicht auf das rechte Bein durch Beugung im Knie und Geradehalten der Lendenwirbelsäule. Sie nimmt bei dieser Bewegung den Patientenkörper ein Stück zum Kopfende mit (*Abb. 74*).
- Sie läßt ihn sanft wieder auf die Matratze zurück gleiten.
- Nun wird die Bewegung der nicht gelähmte Seite, wie auf S. 80ff beschrieben, wiederholt.

4.1.8 Vom Fußende zum Kopfende bewegen durch zwei Pflegepersonen

Die Vorgenannten Bewegungsabläufe können auch mit zwei Pflegepersonen durchgeführt

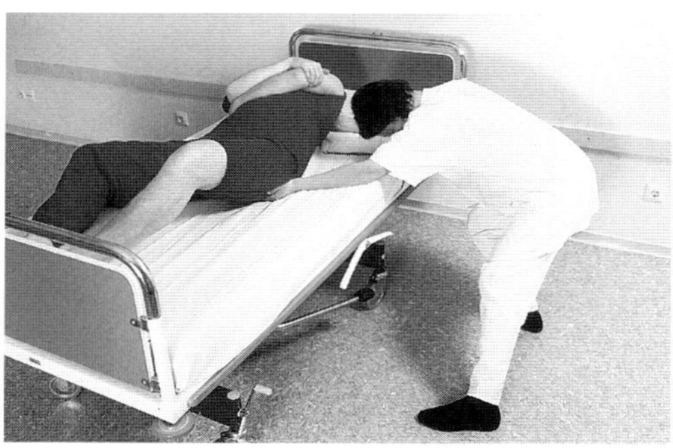

Abb. 74

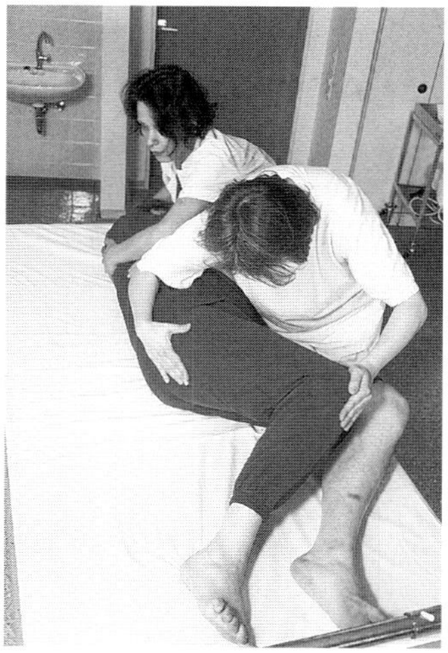

Abb. 75

werden. Dies ist besonders dann notwendig, wenn der Patient für eine Person zu schwer oder zu unbeweglich ist. Wichtig ist, daß beide Pflegepersonen auf der gelähmten Seite stehen. Hierdurch wird die Wahrnehmung des Patienten für seine gelähmte Seite unterstützt.

Pflegeperson eins steht am Brustkorbbereich und entlastet diesen wie vorher beschrieben.

Pflegeperson zwei bewegt dann über den Beckenbereich (*Abb. 75*).

4.1.9 Vom Fußende zum Kopfende bewegen unter Mithilfe des Patienten

Wenn der Patient schon etwas mithelfen kann, ist es wichtig diese Ressourcen zu nutzen. Allerdings ist immer zu beachten, daß keine Spastik entsteht und die Bewegung im physiologischen Muster stattfindet.

- Die Pflegeperson entlastet den Brustkorbbereich und der Patient stößt sich mit seinem Bein auf der nicht belasteten Seite etwas ab, um mit dem Becken auf dieser Seite nach oben zu rutschen (*Abb. 76*).

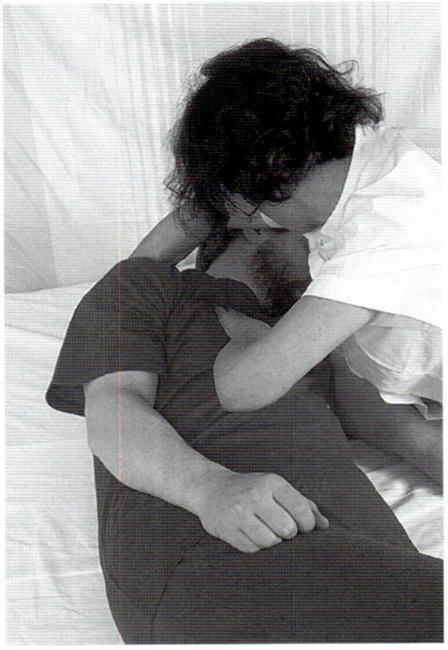

Abb. 76

- Die Pflegeperson gibt hierzu mit dem Druck ihrer Hand auf das Knie des Patienten und durch die Sprachanweisung: „Hier bitte abdrücken" Unterstützung und erreicht einen Impuls auf das Sprunggelenk. Tritt dabei eine Streckspastik auf, ist die Maßnahme sofort zu beenden.

Achten Sie dringend darauf, daß keine zu große Anstrengung mit der nicht gelähmten Seite unternommen wird. Bremsen Sie die Patienten, ggf. (s. assoziierte Reaktionen S. 58).

Mögliche Fehlerquellen

- Wird der Patient im Brustkorbbreich zu stark gedreht können Schmerzen durch zu starke Rotation in seiner Wirbelsäule entstehen
- Werden zu große Schritte gemacht entstehen Schmerzen für den Patienten durch eine zu starke Lateralflexion (Seitbeugung) in der Wirbelsäule
- Wird der Patient auf der zu bewegenden Seite zu wenig entlastet kann diese nicht bewegt werden
- Wird der Patient auf der zu bewegenden Seite zu stark entlastet kann ihm schwindlig oder übel werden
- Bewegt sich die Pflegekraft nicht mit, kann es zu einer starken Belastung ihres eigenen Rückens kommen
- Einer der häufigsten Fehler ist, daß die Pflegekraft in eine Grätschstellung vor dem Bett steht und lediglich aus den Armen heraus arbeitet

4.2 Auf dem Rücken zur Seite bewegen

4.2.1 Ziele

- Den Patienten in kleinen Schritten zur Seite bewegen
- Den Körper der Pflegeperson nicht mit dem Gewicht des Patienten belasten

4.2.2 Prinzipien

- Drehen und ziehen
- Gewicht auf der Unterlage transportieren

4.2.3 Vorbereitung

Wenn möglich Bettdecke und Lagerungsmaterial entfernen. Hierbei muß unbedingt nach den Bedürfnissen des Patienten entschieden werden. Dies gilt besonders bei der Entscheidung, das Kopfkissen zu entfernen.

4.2.4 Ausgangsposition

Der Patient liegt auf dem Rücken.

4.2.5 Seitbewegung des Brustkorbes durch eine Pflegeperson

- Die Pflegeperson steht in Höhe des Schulterblattes des Patienten (*Abb. 77*).
- Die Pflegeperson führt die Hände des Patienten einzeln über seinen Körper unter Fühl- und Führkontakt (*Abb. 78*).
- Der Patient hält mit der nicht gelähmten Seite seine gelähmte Seite und übt hierdurch einen Schulterschutz aus (*Abb. 79*).
- Die Pflegeperson führt die craniale (kopfendenahe) Hand mit der Innenfläche unter das Schulterblatt (*Abb. 80*).

- Die Pflegeperson greift mit der kaudalen (fußendenahen) Hand über den Patienten zu seinem von ihr entfernten Schulterblatt.

- Der Patient wird aufgefordert, zur Pflegeperson zu sehen (Blick in Bewegungsrichtung erleichtert die Bewegung).

- Die Pflegeperson steht in kleiner Schrittstellung gebeugt im Kopf-, Hüft- und Kniebereich (*Abb. 81*).

- Die Pflegeperson setzt ihr Gesäß in Richtung Boden in Bewegung bis das Gewicht des Patienten auf der Handinnenfläche zu spüren ist (*Abb. 82*).

- Beim Patienten hebt sich die pflegepersonferne Seite von der Matratze ab.

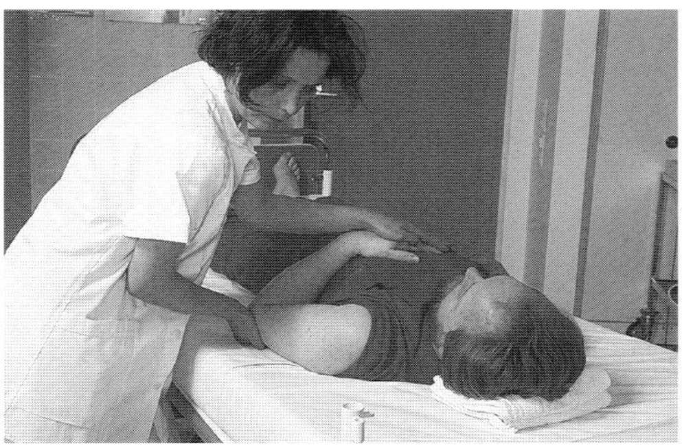

Abb. 77

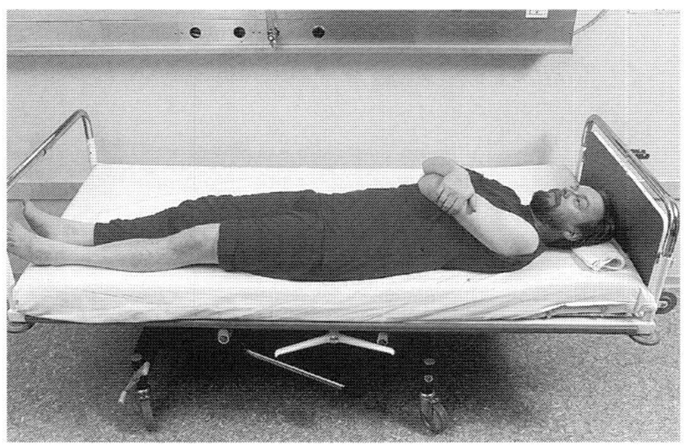

Abb. 79

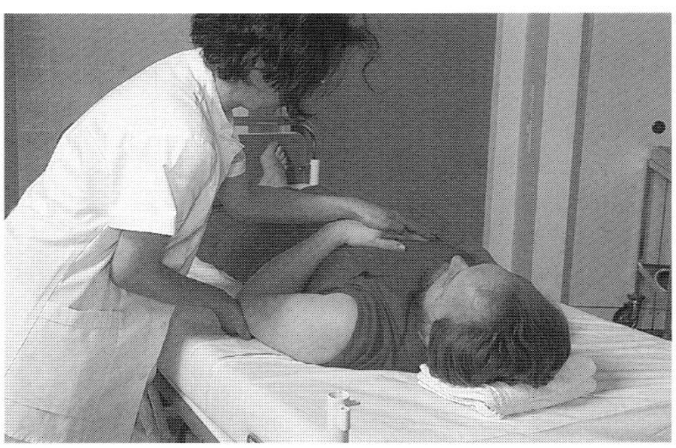

Abb. 78

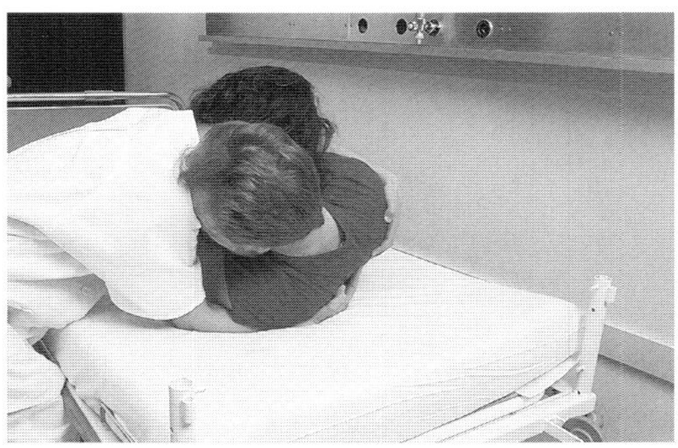

Abb. 80

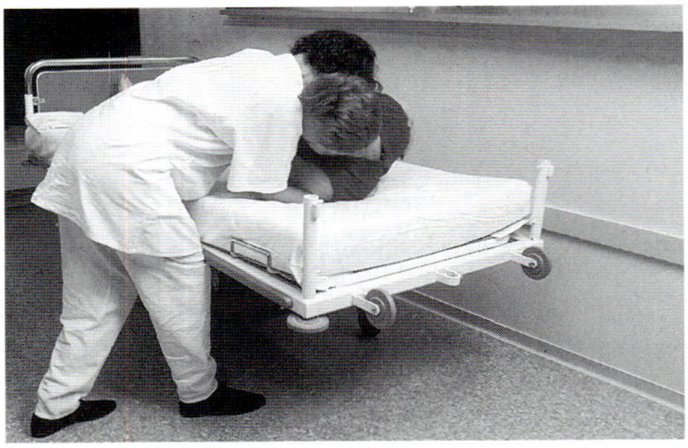

Abb. 81

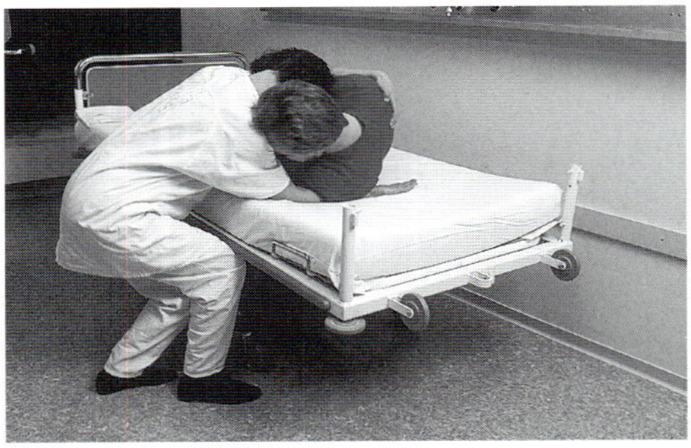

Abb. 82

- Die Pflegeperson drückt ihren Ellenbogen auf die Matratze in Richtung Boden (*Abb. 83*).
- Sie zieht den kopfendenahen Arm Richtung Boden vom Bett weg (*Abb. 84*).

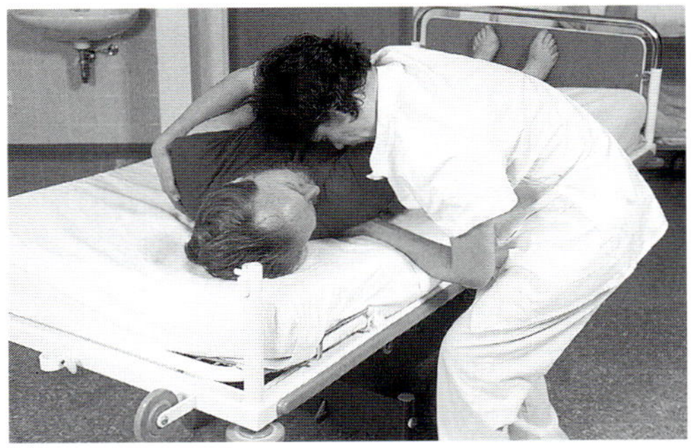

Abb. 84

- Die pflegepersonnahe Seite des Patienten bewegt sich in Richtung Pflegeperson.

Die Unterarme der Pflegeperson müssen auf der Matratze aufliegen bleiben,

während die Pflegeperson die andere Seite des Körpers parallel zur Matratze hin gleiten läßt (*Abb. 85*).

4.2.6 Seitbewegung des Beckens durch eine Pflegeperson (Erste Möglichkeit)

- Das pflegepersonnahe Bein des Patienten wird unter antispastischem Vorgehen (s. S. 87) angestellt (*Abb. 86*).

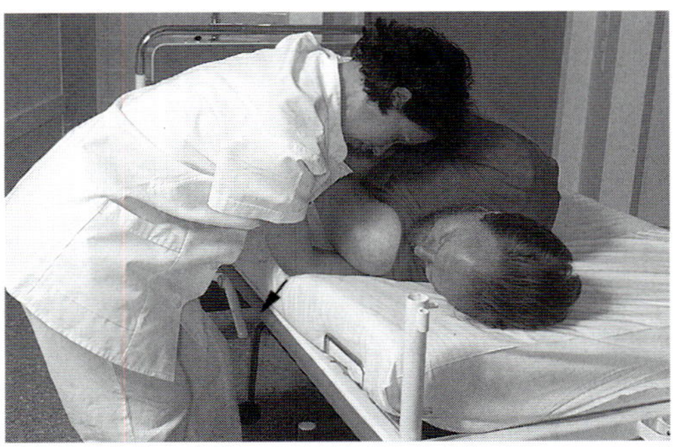

Abb. 83

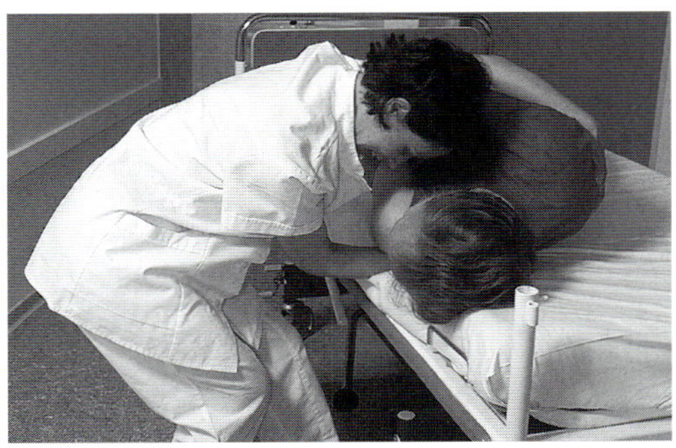

Abb. 85

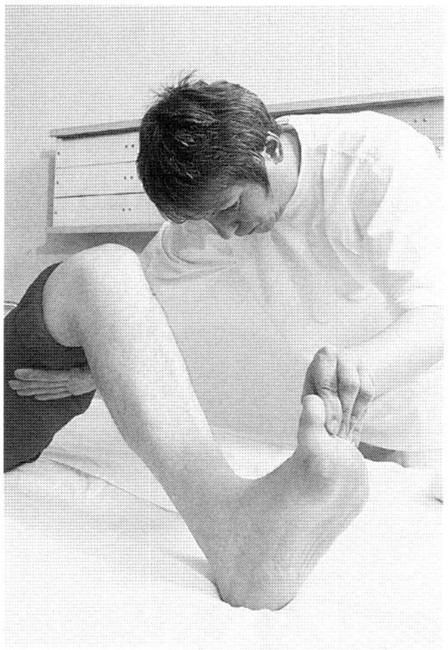

Abb. 86

- Die Pflegeperson steht in kleiner Schrittstellung in Höhe des Beckens des Patienten
- Die Handinnenfläche der cranialen Hand der Pflegeperson wird unter das Gesäß des Patienten geschoben (*Abb. 87*).
- Um leichter unter das Gesäß zu kommen, wird das Knie des Patienten wie bei der Seitdrehung beschrieben Richtung Fußende gebracht.

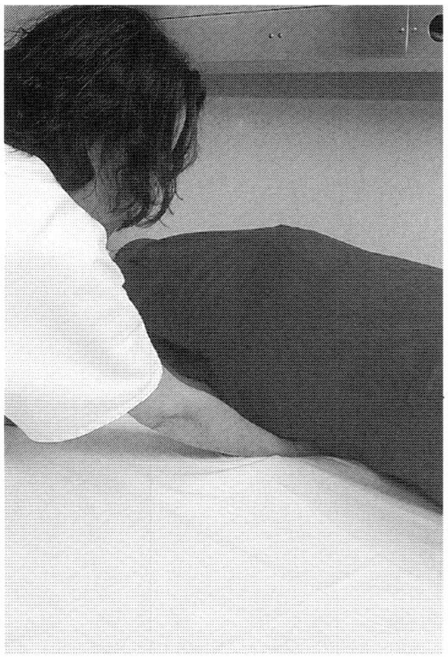

Abb. 87

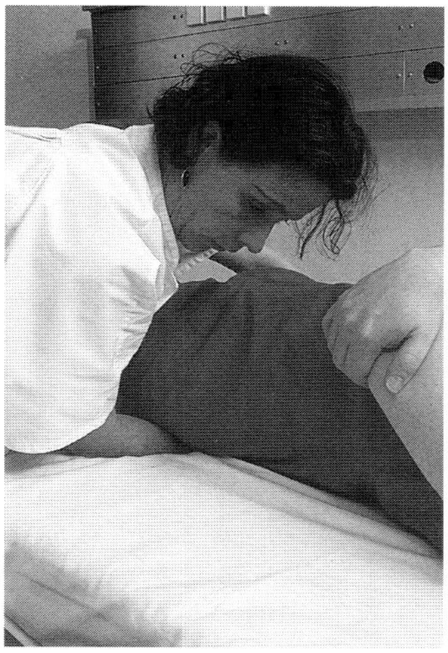

Abb. 88

- Die Pflegeperson greift mit der kaudalen (fußendenahen) Hand über das Becken des Patienten (*Abb. 88*).
- Die Pflegeperson bringt ihr Gesäß durch Beugung des Kopfes, der Hüfte und der Knie Richtung Boden bis das Gewicht des Patienten auf Ihrer Handfläche zu spüren ist
- Beim Patienten hebt sich hierdurch die der Pflegeperson ferne Seite von der Matratze ab (*Abb. 89*).
- Die Pflegeperson drückt ihren Ellenbogen auf die Matratze Richtung Boden.
- Sie zieht den kopfendenahen Arm heraus (*Abb. 90*).

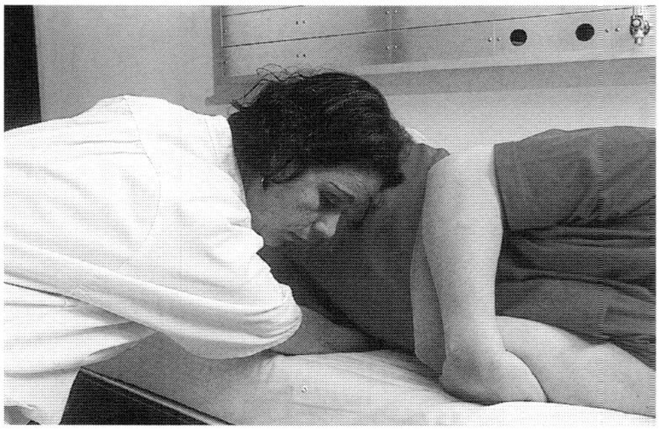

Abb. 89

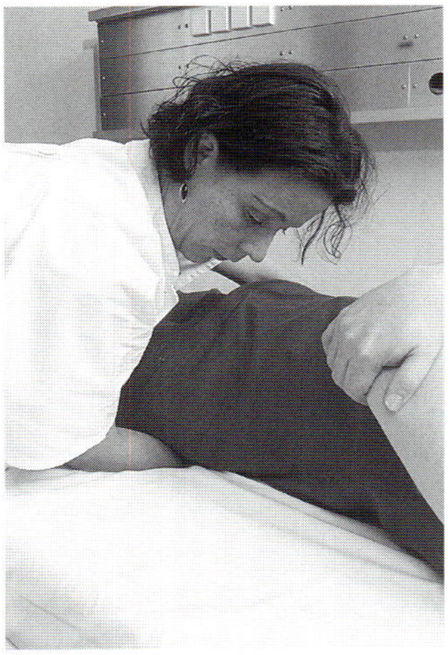

Abb. 90

4.2.6.1 Mögliche Fehlerquellen

- Werden zu große Schritte gemacht, entstehen für den Patienten durch eine zu starke Lateralflexion in der Lendenwirbelsäule Schmerzen
- Schaut der Patient von der Pflegeperson weg, wird die Drehbewegung gehemmt
- Vergißt die Pflegeperson ihren Kopf zu beugen oder geht nicht in Becken und Knie in Beugung und vergißt bei der Bewegung das Gesäß in Richtung Boden zu bewegen, kann es zu starken Verspannungen kommen
- Einer der häufigsten Fehler ist, daß der Ellenbogen der Pflegeperson von der Matratze abgehoben wird. Dies erschwert die Bewegung enorm
- Ein zweiter Fehler ist häufig, daß der pflegepersonferne Brustkorb/Beckenanteil nicht zur Matratze zurückgeleitet wird und damit das Gesamtgewicht bei der Bewegung auf der Hand der Pflegeperson liegt

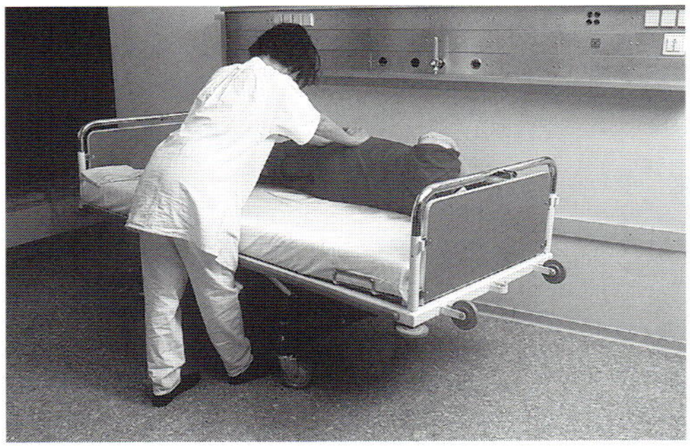

Abb. 91

4.2.7 Seitbewegung des Beckens durch eine Pflegeperson (Zweite Möglichkeit)

- Der Patient wird soweit wie möglich zur Seite gedreht (*Abb. 91*).
- Die Pflegeperson schiebt ihre Hand soweit wie möglich unter das Gesäß des Patienten.
- Sie hebt jetzt den Unterarm etwas von der Matratze ab (*Abb. 92/93*)
- und schiebt die zweite Hand nach. Dieser Vorgang wird solange wiederholt, bis beide Hände auf der anderen Seite des Patienten herausschauen (*Abb. 94*).
- Die Pflegeperson ist dabei entweder in Schrittstellung und kann nun ihr Gesäß in Richtung Boden führen (*Abb. 95*) oder

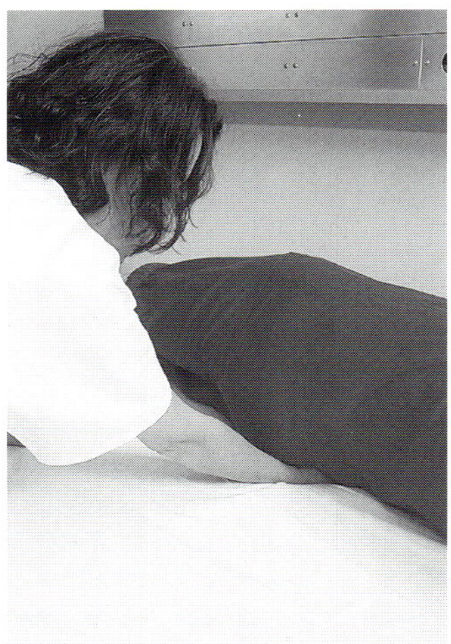

Abb. 92

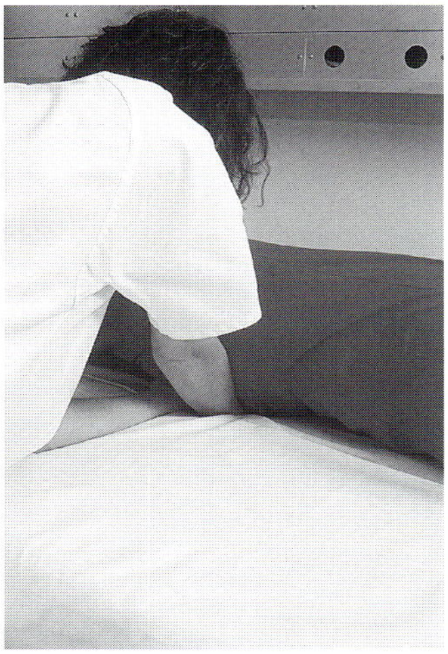

Abb. 93

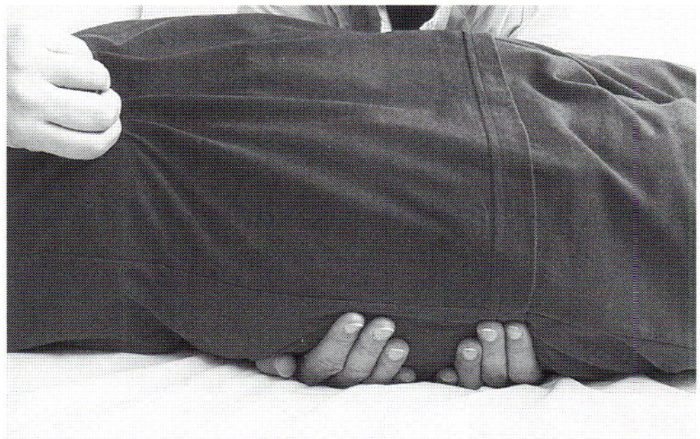

Abb. 94

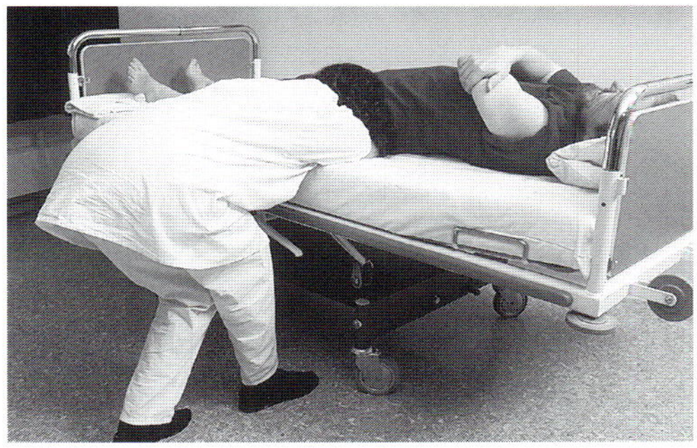

Abb. 95

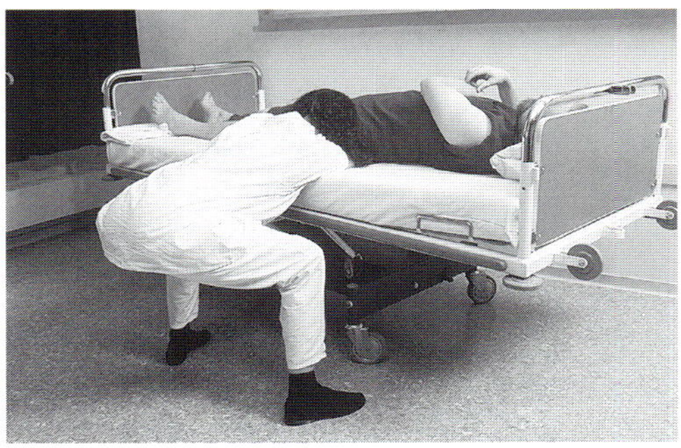

Abb. 96

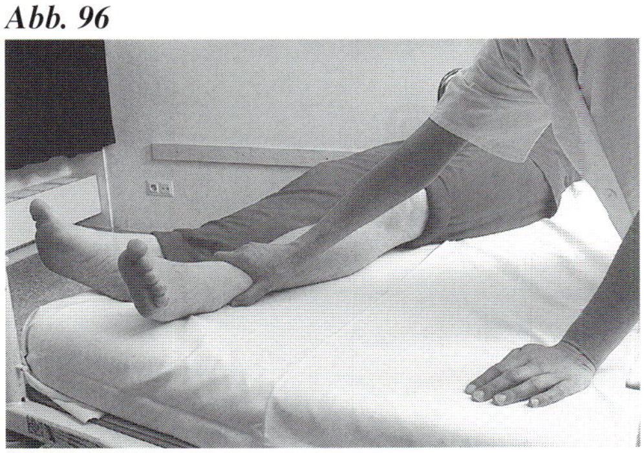

Abb. 97

- sie verändert ihre Stellung in eine Grätschposition und hängt sich mit dem Gesäß Richtung Boden vom Patienten weg (*Abb. 96*).

4.2.7.1 Mögliche Fehlerquellen

Der Körper des Patienten liegt nicht vollständig auf den Armen der Pflegeperson. Hierdurch würde die Pflegeperson nur auf einen Teil des Körpers Kraft ausüben und kann somit keinen guten Gegenzug durch ihr Gewicht aufbauen

Das Gleiten unter den Körper des Patienten wird durch ein Krabbeln mit den Fingern ersetzt. Dies erzeugt beim Patienten ein sehr unangenehmes Gefühl

4.2.8 Seitbewegung der Beine

- Die Beine werden **einzeln** unter Fühl- und Führkontakt zur Pflegeperson bewegt (*Abb. 97*).
- Der gesamte Ablauf beginnt von vorne. Einen Patienten von der Mitte des Bettes zum Rand zu bewegen durchläuft dreimal den gesamten Bewegungsablauf.

Pflegeperson 1		Pflegeperson 2
Oberkörper zur Seite bewegen Sie bewegt den Oberkörper wie auf S. 85 ff. beschrieben *Abb. 98*	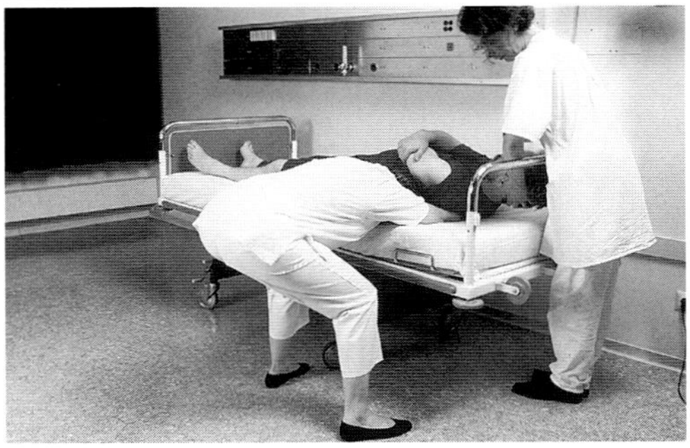	hebt den Kopf des Patienten an, um Pflegeperson 1 zu unterstützen. Durch Anheben des Patientenkopfes wird der Oberkörper leichter beweglich. Pflegeperson 1 bleibt auf ihrem Platz, Pflegeperson 2 wechselt vom Kopfende auf Höhe des Gesäßes.
Becken zur Seite bewegen Das Becken des Patienten wird soweit wie möglich angekippt.		
Die Pflegeperson bringt ihren fußendenahen Arm unter den Patienten, bis sie mit ihrer Hand auf der anderen Seite des Beckens herausschaut *Abb. 99*	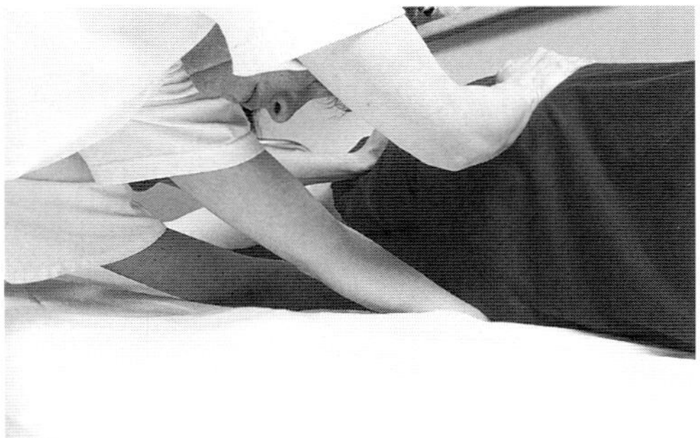	bringt ihren kopfendenahen Arm unter den Patienten bis ihre Hand auf der anderen Seite herausschaut.
Sie stellt das fußendenahe Bein an das kopfendenahe Bein der Kollegin, d.h. der Oberschenkel und das Gesäß beider Pflegenden sind miteinander verbunden *Abb. 100*	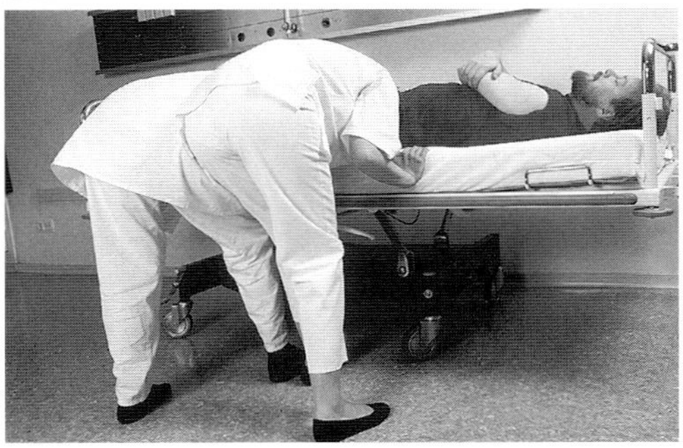	stellt ihr kopfendenahes Bein an das fußendenahe Bein der Kollegin.
Beide bewegen nun das Gesäß Richtung Fußboden *Abb. 101*	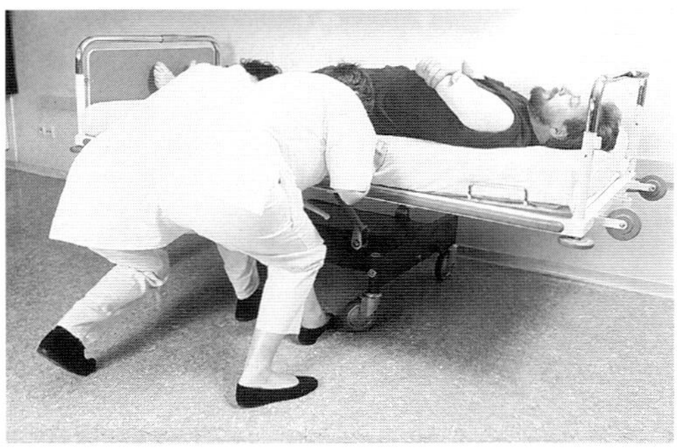	

4.2.9 Seitbewegung des Körpers durch zwei Pflegepersonen

Bei besonders schweren Patienten kann noch eine dritte Form des Bewegungsablaufes gewählt werden. Hier teilen sich zwei Pflegepersonen die zweite Möglichkeit der Seitbewegung des Beckens auf.

Hierbei ist es besonders wichtig, daß die Pflegepersonen im Gleichklang interagieren, wie dieses ausführlich in der Bildfolge auf Seite 90 beschrieben ist.

4.2.9.1 Mögliche Fehlerquellen

- Die Pflegepersonen bewegen sich nicht gemeinsam
- Sie ziehen ihre Gesäße nicht Richtung Boden
- Sie bewegen sich nicht aus einer Schrittposition heraus, dadurch gleiten sie an der Beckenmasse auseinander und haben nicht soviel Kraft

4.3 Zur Seite drehen

4.3.1 Ziele

- ☺ Anbahnen von Bewegungsmustern
- ☺ Geringer Kraftaufwand für alle Beteiligten

4.3.2 Prinzipen

☑ Drehen und Strecken bringt in die Seitlage

☑ Die Dehnung des Taillienzwischenraumes bringt in die Seitenlage

Eigenerfahrung 1:
- Legen Sie sich auf den Rücken.
- Stellen Sie ein Bein auf.
- Legen Sie die Arme über Ihren Brustkorb.
- Kippen Sie das aufgestellte Knie über das ausgestreckte Bein.
- Strecken Sie sich nun in der Hüftebene
- Führen Sie das Knie in Richtung Fuß.
- Hierdurch streckt sich die Hüftebene, die Taille wird auseinander gedehnt und Ihr Körper dreht sich zur Seite.

Eigenerfahrung 2:
- Legen sie sich auf den Rücken.
- Spreizten Sie einen Ihrer Arme ca. 90° ab.
- Drehen sie den Kopf in Richtung dieses Armes.
- Legen Sie den zweiten Arm in Richtung des Ersten.
- Drehen sie Ihren Brustkorb in Richtung dieses Armes.
- Strecken sie in der Drehung Ihren Brustkorb in Richtung Kopf.
- Hierdurch wird die Taille auseinandergezogen, das Becken übernimmt die Bewegung und führt sie fort – Ihr Körper dreht sich zur Seite.

4.3.3 Vorbereitung

Wenn möglich Bettdecke und Lagerungsmaterial entfernen. Hierbei muß unbedingt nach den Bedürfnissen des Patienten entschieden werden. Dies gilt besonders bei der Entscheidung, das Kopfkissen zu entfernen.

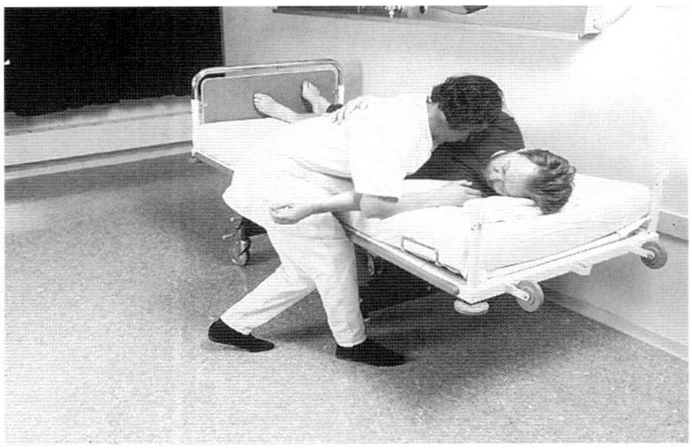

Abb. 102

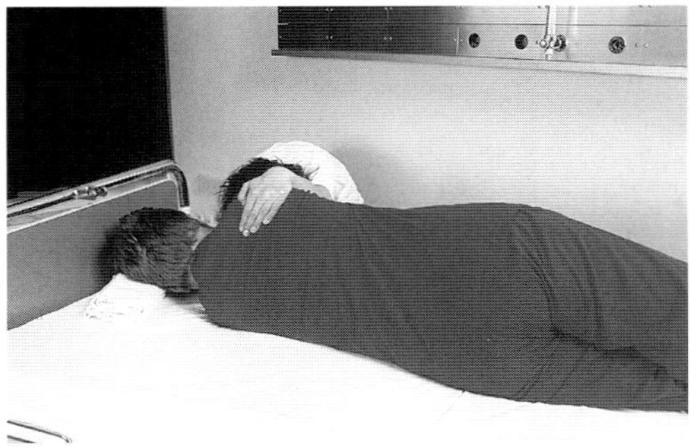

Abb. 104

4.3.4 Ausgangsposition

Der Patient liegt soweit am Rand des Bettes der nicht gelähmten Seite, daß nach der Seitdrehung die Oberschenkel noch vollständig auf der Matratze aufliegen.

4.3.5 Drehung auf die gelähmte Seite über den Brustkorb

- Kopf in Bewegungsrichtung drehen
- Der gelähmte Arm wird in Außenrotation zur Seite Richtung Bettkante gelagert.
- Die nicht gelähmte Hand des Patienten liegt auf der Brustkorbmasse der Pflegeperson (*Abb. 102*).
- Die Hand der Pflegeperson liegt auf dem ihr entfernten Schulterblatt des Patienten (*Abb. 103*).
- Die Pflegeperson macht einen Halbkreis am Bett, indem sie ihr Gesäß Richtung Boden und Kopfende des Bettes bewegt.
- Dabei wird der Brustkorb des Patienten nach oben (cranial = Richtung Kopf) gestreckt und die Schulterblattspitze nach vorne oben gebracht (*Abb. 104*).

4.3.6 Drehen zur Seite durch Armführung

- Der gelähmte Arm wird in Außenrotation zur Seite gelagert.
- Der Unterarm der nicht gelähmten Seite liegt auf dem Unterarm der Pflegeperson (*Abb. 105*).

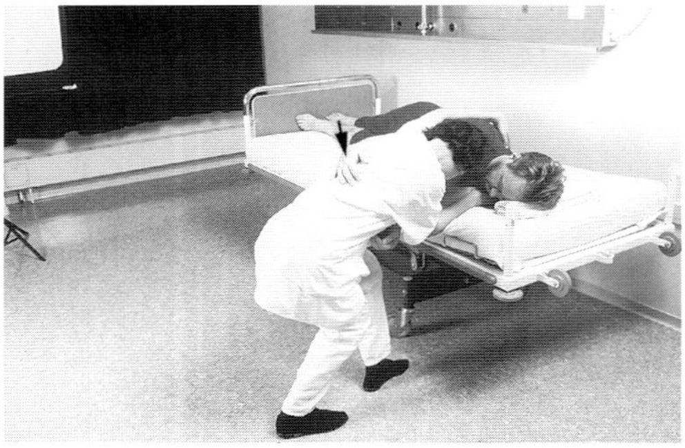

Abb. 103

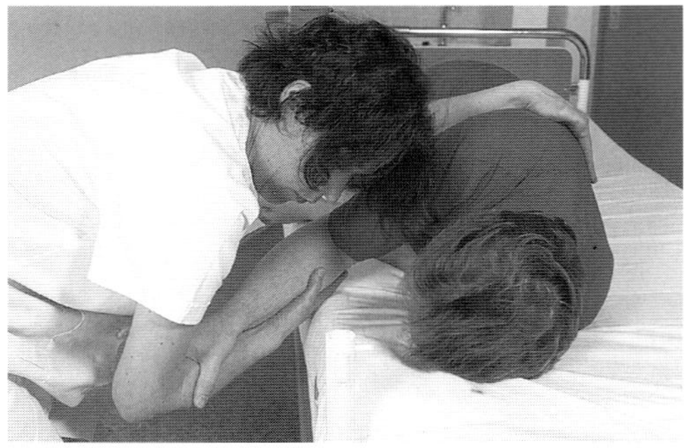

Abb. 105

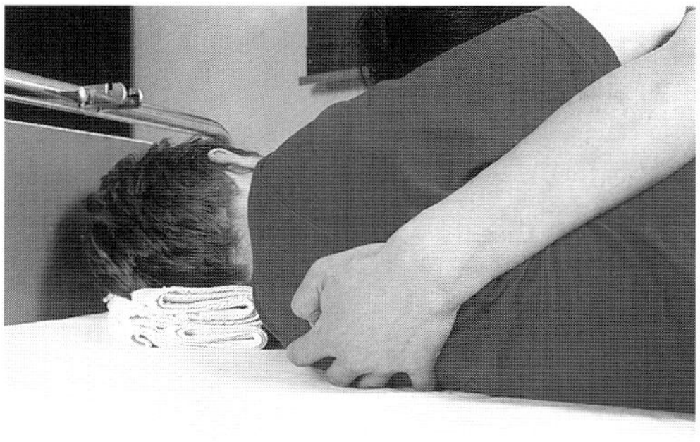

Abb. 106

- Die zweite Hand der Pflegeperson befindet sich an dem von der Pflegeperson entfernten Schulterblatt des Patienten (*Abb. 106/107*).
- Die Pflegeperson bewegt das Gesäß in Richtung Boden und Kopfende (*Abb. 108/109*).
- Dabei dehnt sich die Brustkorbmasse diagonal Richtung Kopfende (*Abb. 110*).

4.3.7 Drehen auf die Seite über das Becken

- Die Pflegeperson steht in kleiner Schrittstellung mit dem Gesäß in Richtung Fußende zeigend.
- Beugt sich soweit über den Patienten, bis ihre Hände auf der Matratze aufliegen (*Abb. 111*).

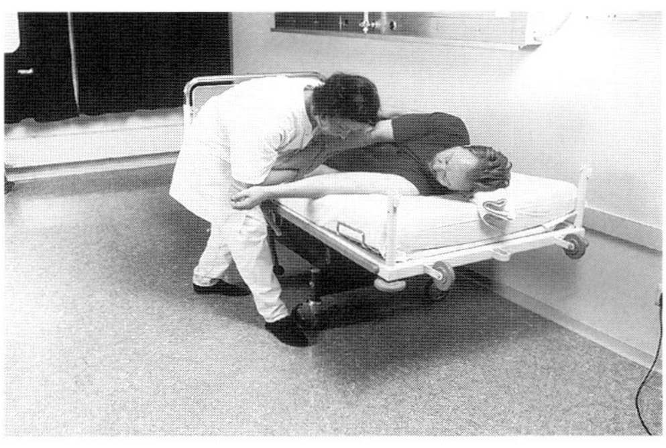

Abb. 107

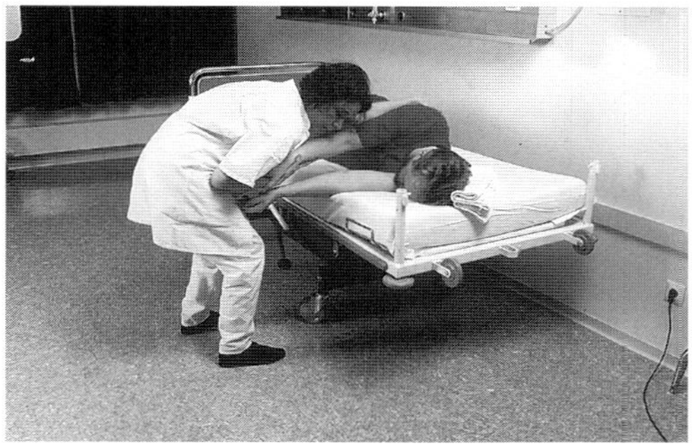

Abb. 108

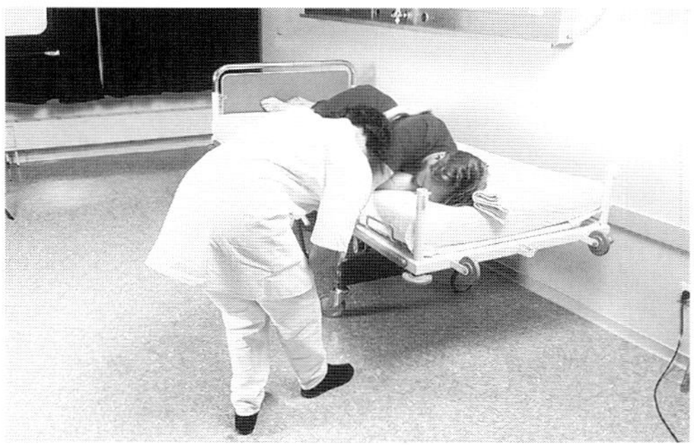

Abb. 109

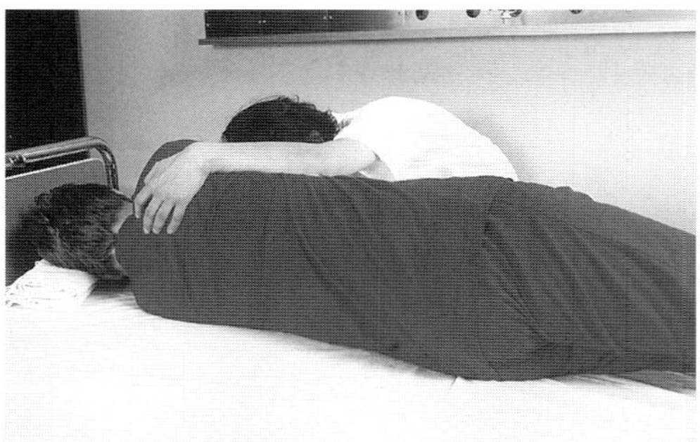

Abb. 110

- Sie bewegt sich mit ihrem Gesäß nach hinten unten Richtung Boden (*Abb. 112*).
- Ist die geführte Seite des Patienten entlastet, führt die Pflegeperson einen

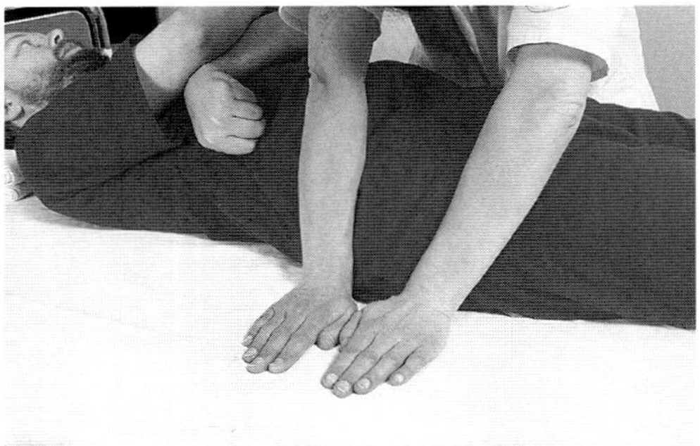

Abb. 111

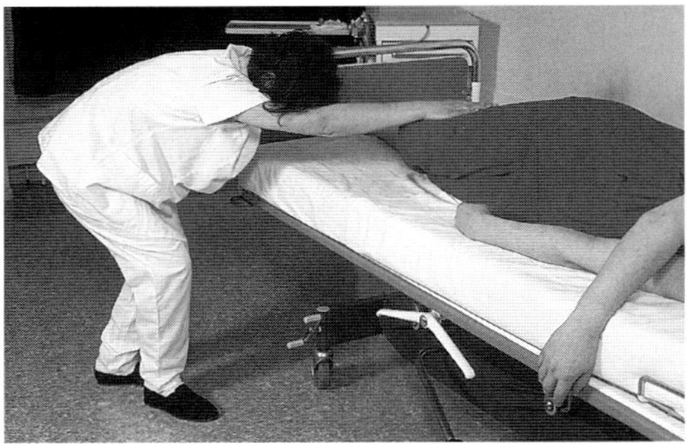

Abb. 114

- leichten Zug über das Becken zum Brustkorb hin aus, indem sie das Becken Richtung Fußende in Bewegung setzt
- und dabei die Taille des Patienten dehnt (*Abb. 113/114*).

4.3.8 Drehen auf die Seite über das Becken mit einem aufgestelltem Bein

- Das pflegepersonferne Bein wird aufgestellt, oder der Patient wird aufgefordert, dies zu tun (*Abb. 115*).

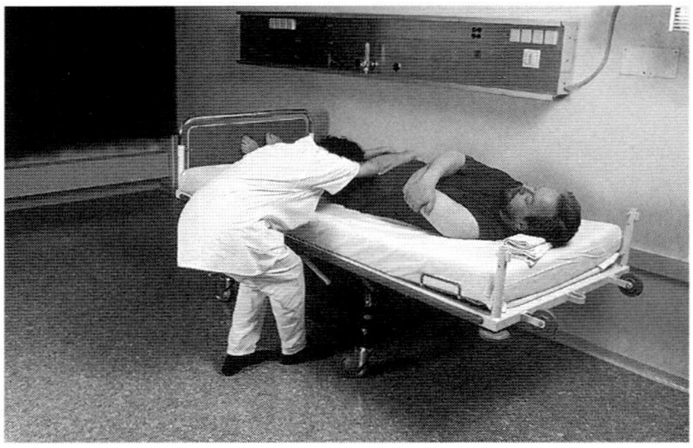

Abb. 112

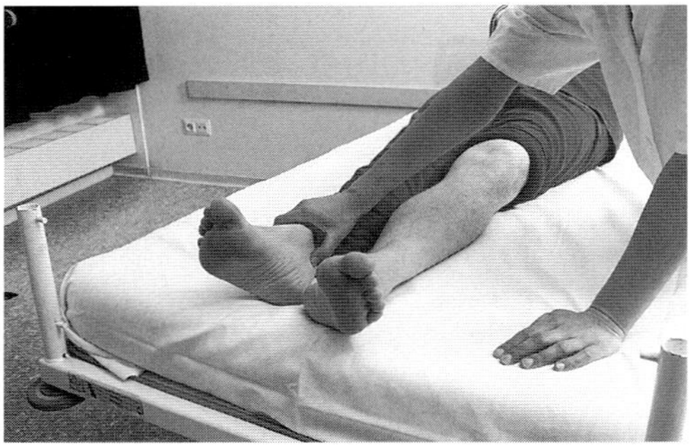

Abb. 115

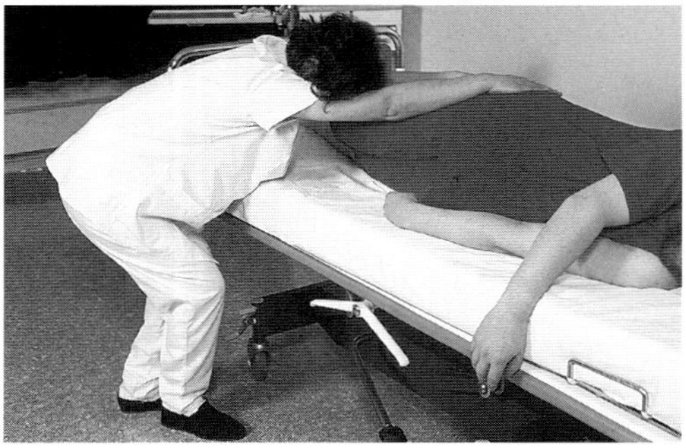

Abb. 113

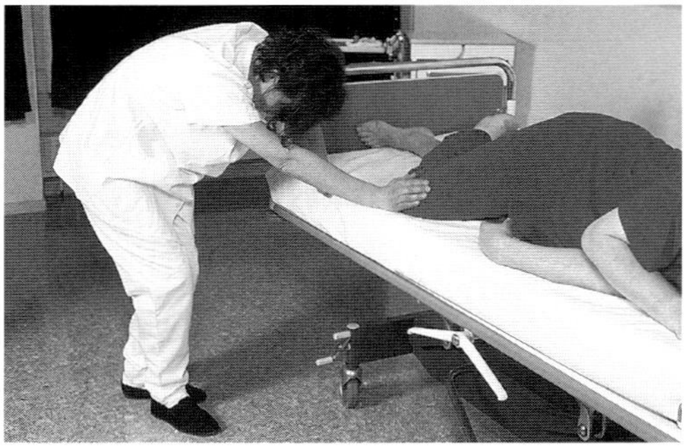

Abb. 116

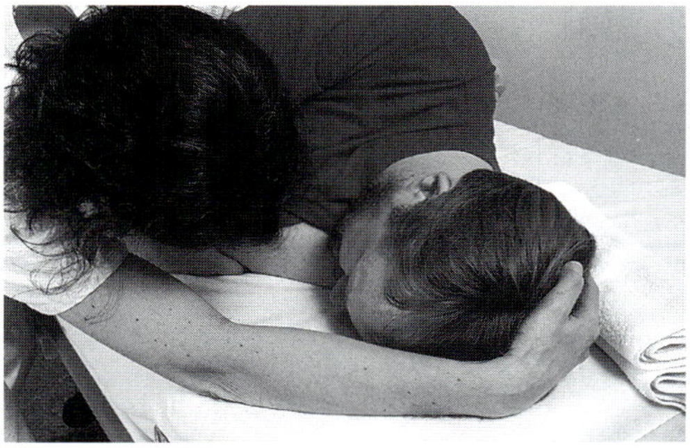

Abb. 117

- Das aufgestellte Knie des Patienten wird über das ausgestreckte Bein geführt (*Abb. 116*).
- Oberschenkel, Knie und Hüfte in Richtung Fußende führen.
- Bewegungsanweisung geben, z.B. „Bewegen sie ihr Knie in Richtung Fußende."
- Der Abschluß aller Seitdrehungen wird dadurch herbeigeführt, daß eine Beugung des Kopfes in Richtung Brustbein eingeleitet wird und der Kopf auf einer Unterlage gelagert ist, die die Höhe Schulter – Ohr ausgleicht (*Abb. 117*).

4.3.8.1 Mögliche Fehlerquellen

- Die Pflegeperson wartet nicht, bis die Drehung von einer Masse auf die angrenzende übergreift
- Sie vergißt die Energie und Bewegungsrichtung miteinander in Verbindung zu bringen
- Sie bleibt an der Bettkante stehen und arbeite nur aus den Armen heraus

4.4 Auf die Bettkante setzen

4.4.1 Ziele

- ☺ Anbahnen eines physiologischen Bewegungsablaufes
- ☺ Gewichtaufnahme auf der gelähmten Seite schulen

4.4.2 Prinzipien

- ☑ Die Gewichtaufnahme auf der gelähmten Seite reduziert die Spastizität und schult die Wahrnehmung
- ☑ Die Beugung des Oberkörpers und die Gewichtaufnahme auf der Rückseite des Unterarmes erleichtern den Bewegungsablauf

4.4.3 Ausgangsposition

Seitlagerung auf der gelähmten Seite. Die Schulterblattspitze des Patienten ist nach vorne, oben geholt. Der Arm des Patienten in Außenrotation gelagert.

Bei schlaffer Lähmung wird der Schulterblattschutz durch den Patienten ausgeführt, indem er den gelähmten Arm am Ellenbogen festhält.

4.4.4 Auf die Bettkante setzen unter bilateraler Beinführung

Bewegung der Beine

- Die Pflegeperson steht in Höhe der Knie des Patienten.

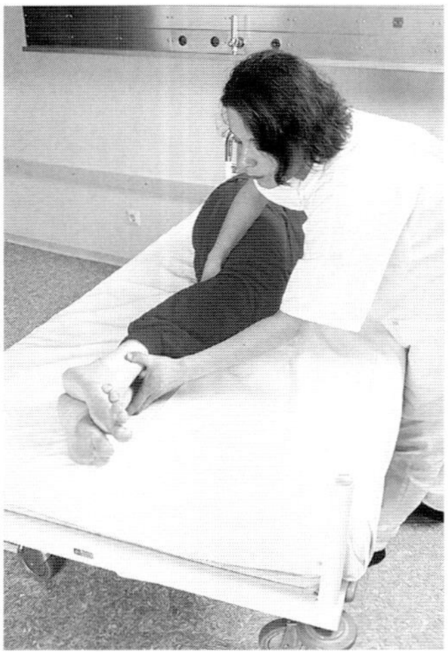

Abb. 118

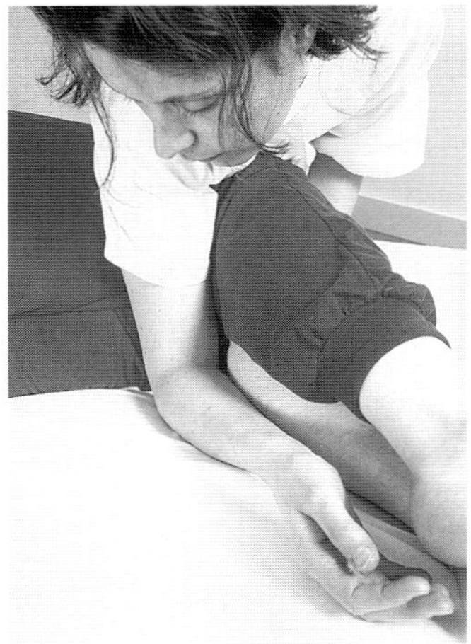

Abb. 121

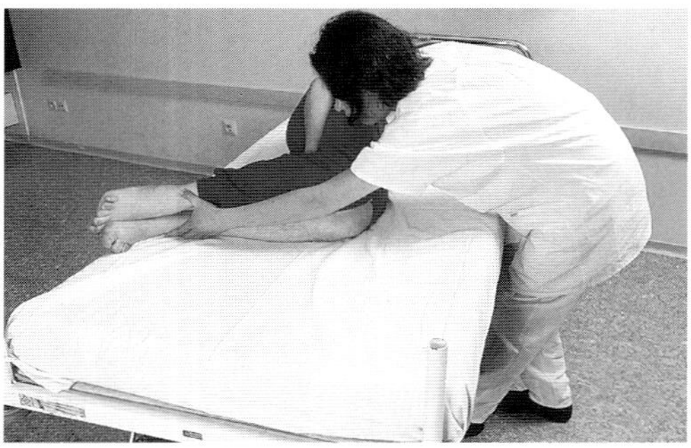

Abb. 119

- Die Unterschenkel des Patienten werden angewinkelt (*Abb. 118/119*).
- Die fußendenahe Hand der Pflegeperson wird mit der Handfläche zum Knie zeigend
- flach unter das untere Knie der Patientin geschoben (*Abb. 120*).
- Die Pflegeperson beugt sich über den Oberschenkel des Patienten und legt ihren
- Unterarm auf die Matratze auf.
- Ihr Ellenbogen wird oberhalb der Kniekehle an den Oberschenkel angelegt (*Abb. 121*).

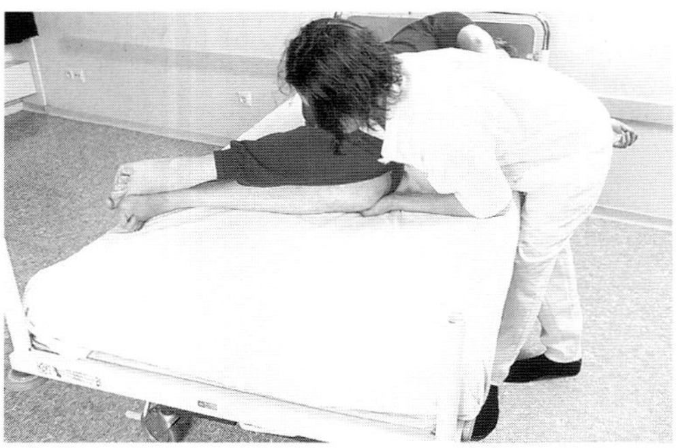

Abb. 120

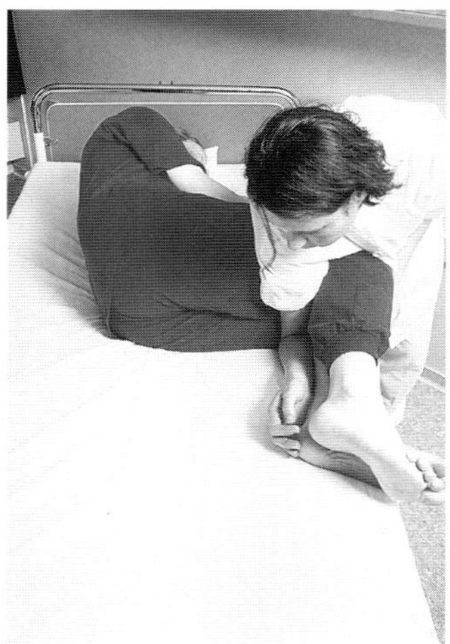

Abb. 122

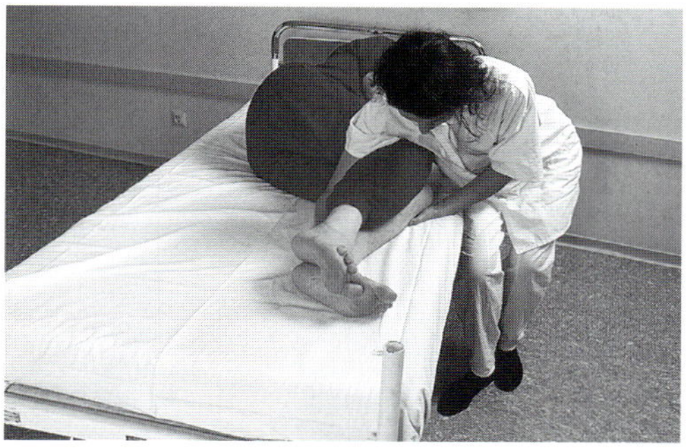

Abb. 123

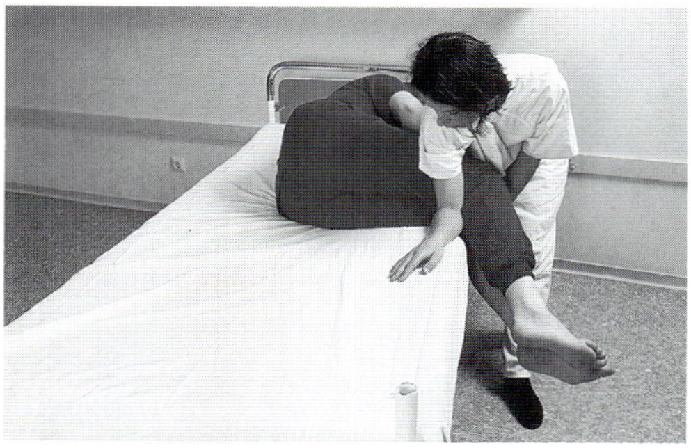

Abb. 124

- Die Pflegeperson bringt ihr Gesäß in Richtung Boden und Kopfende und zieht die Beine des Patienten
- mit sich in die
- 90° Position (*Abb. 122–124*).

4.4.5 Auf die Bettkante setzen unter einzelnem Führen der Beine

- Der unten liegende Unterschenkel wird angebeugt, um ein Zurückkippen des Beckens und Oberkörpers zu verhindern (*Abb.125*).
- Der obere Unterschenkel wird nach hinten, hinter den unten liegenden Unterschenkel gebracht (*Abb. 126*).
- Die kopfendenahe Hand der Pflegeperson liegt sanft auf dem unteren Oberschenkel der Patientin (*Abb. 127*).
- Die fußendenahe Hand greift über die Zehen des gelähmten Beines und führt dieses in die Beugeposition (*Abb. 127*).
- Der Fuß ist im Gelenk in einer 90° Position um die Spastik zu inhibieren (hemmen).

Die Hand am Oberschenkel übt keinen Druck oder Zug aus.

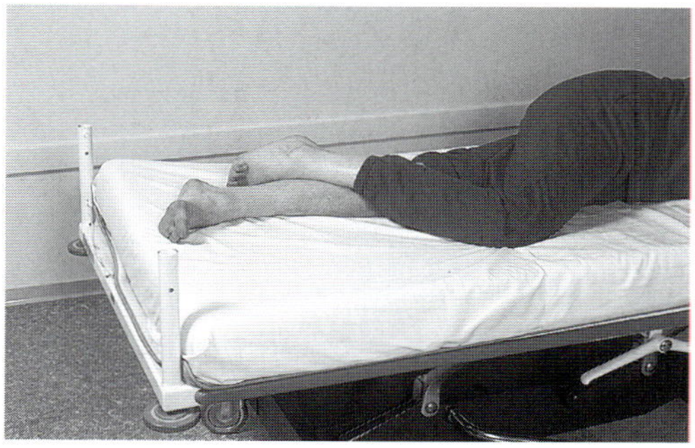

Abb. 125

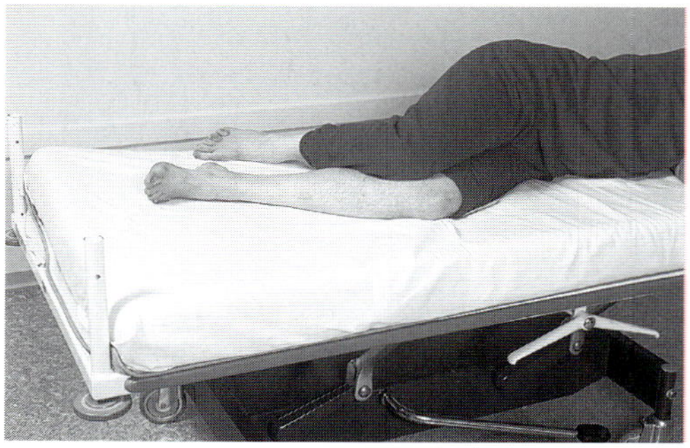

Abb. 126

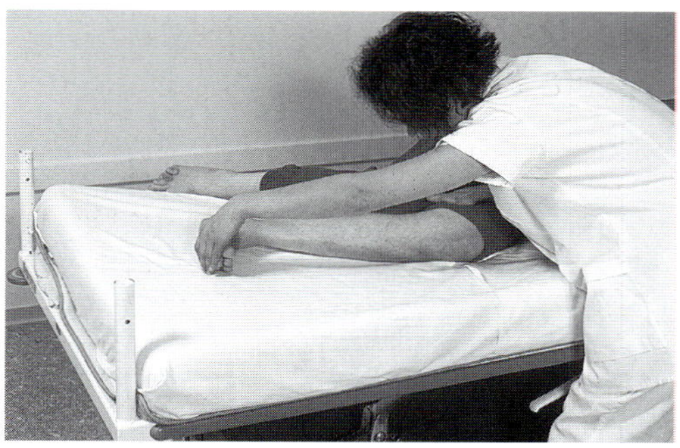

Abb. 127

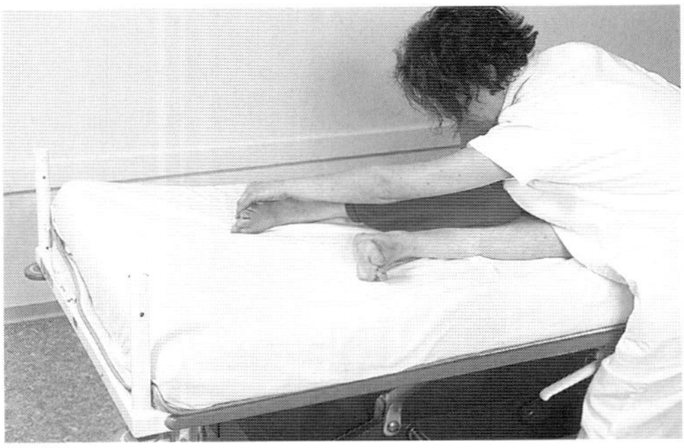

Abb. 128

- Nun wird in gleicher Weise das oben liegende Bein in Beugung gebracht (*Abb. 128*).
- Abwechselnd werden beide Beine bewegt, bis sie in einer 90°-Position sind.
- Die Unterschenkel werden über die Bettkante gebracht (*Abb. 129*).
- Weiter fortfahren wie unter bilateraler Beinführung (s. S. 96).

4.4.6 Bewegung des Oberkörpers

- Die Pflegeperson wechselt nun zum Oberkörper des Patienten.
- Sie hebt den Kopf seitlich an (*Abb. 130*).
- Sie schiebt ihren Unterarm unter den Kopf des Patienten.
- Sie bringt seine Stirn an ihren Oberarm. Sie weist seine Bewegung an mit der Aufforderung: „Stirn fest an meinen Oberarm drücken" (*Abb. 131*).
- Sie setzt ihr Gesäß in Richtung Boden und Fußende in Bewegung (*Abb. 132*).
- Dadurch wird der Oberkörper des Patienten in eine Rotationsbewegung gebracht (*Abb. 133*).
- Die zur Decke zeigende Schulter wird in Richtung Pflegeperson und Boden bewegt.

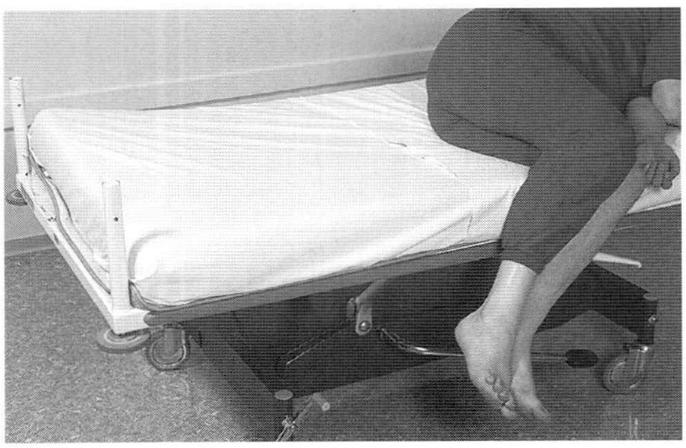

Abb. 129

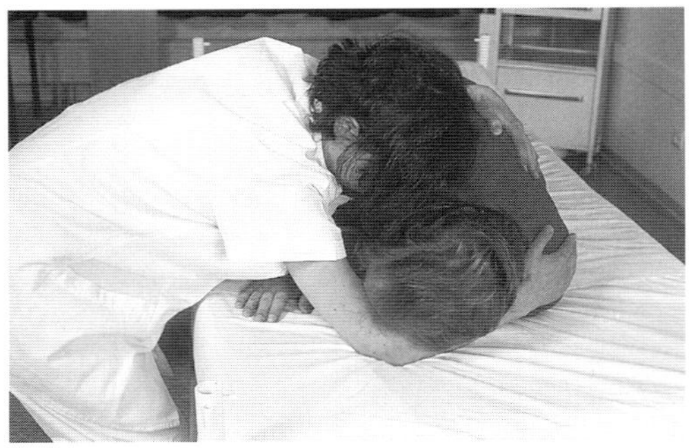

Abb. 131

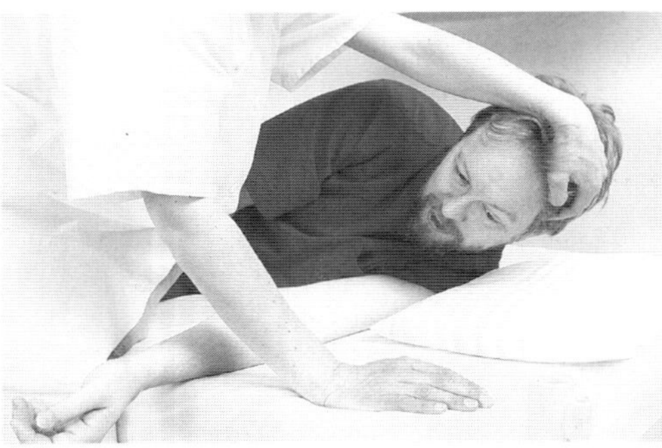

Abb. 130

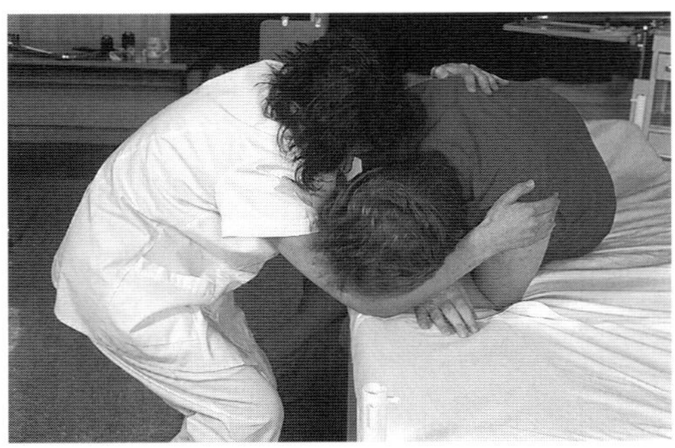

Abb. 132

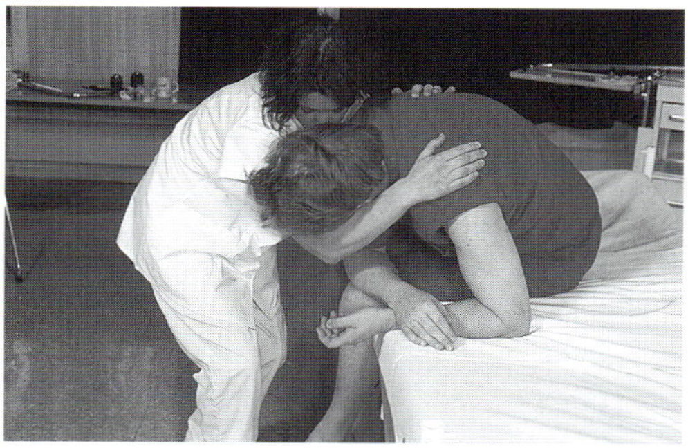

Abb. 133

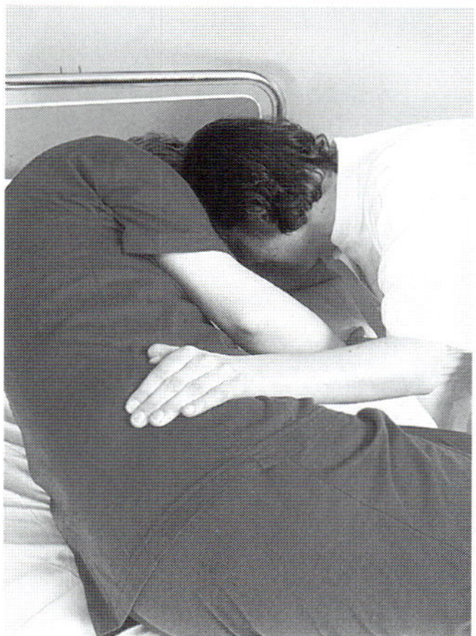

Abb. 134

- Der gelähmte Unterarm nimmt Gewicht auf.
- Der nicht gelähmte Arm des Patienten gibt **keine** Unterstützung.
- Ist das Becken in Bewegung gekommen, kann es durch einen Druck nach hinten unten zur Matratze hin geführt werden (*Abb. 134/135*).
- Die Pflegeperson setzt sich auf die gelähmte Seite und stützt den Patienten am unteren Brustkorb der nicht gelähmten Seite durch Ihre Hand
- und mit ihrer Schulter auf der gelähmten Seite am Schulterblattrand (*Abb. 136*).
- Wichtig ist die Längung der gelähmten Seite.
- Nun trainiert die Pflegeperson die **Beugung** und **Streckung** des Oberkörpers.

> ➤ Die **Beugung** indem sie vom oberen Brustbeinansatz (Schwertgriff) zum unteren Brustbeinansatz (Schwertfortsatz), also von kopfwärts nach Fußwärts mit dem Handballen ihrer Hand ausstreicht (*Abb. 137*)

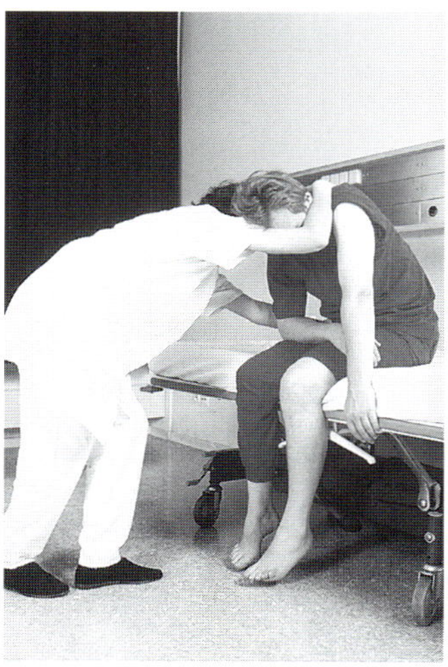

Abb. 135

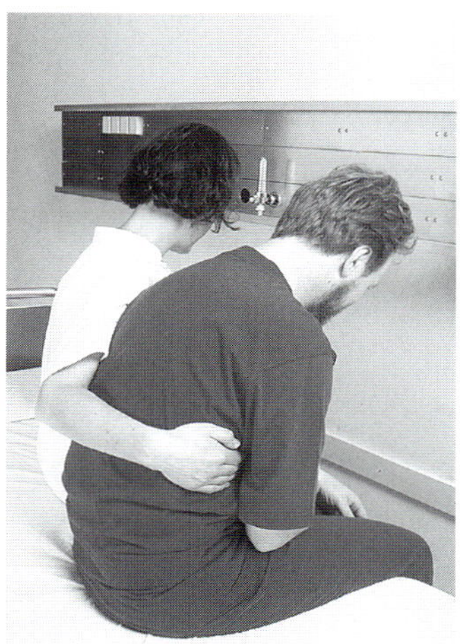

Abb. 136

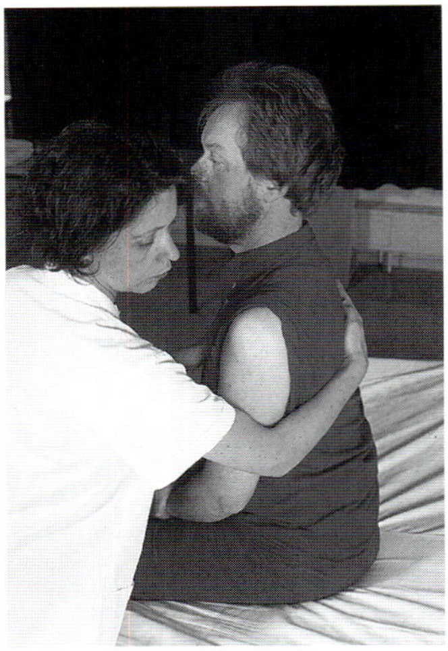

Abb. 137

- Die zweite Hand der Pflegeperson streicht die Wirbelsäule von fußwärts in Richtung Kopf aus
- Die **Streckung** indem sie vom unteren Brustbeinansatz (Schwertfortsatz) von fußwärts nach kopfwärts ausstreicht
- und die Wirbelsäule von Richtung Kopf in Richtung Fuß ausstreicht
- Endposition (*Abb. 138*).

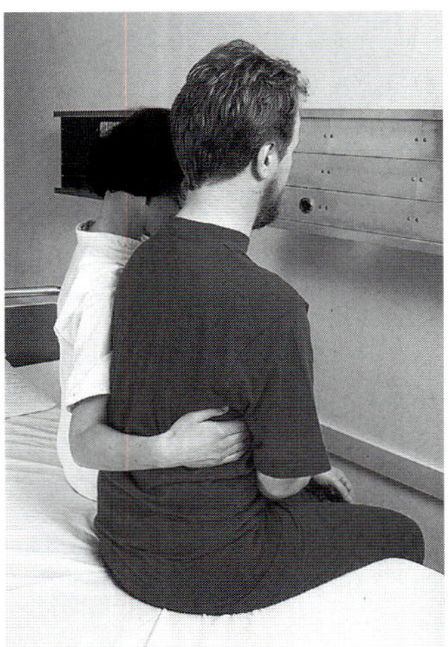

Abb. 138

4.5 Vorwärts-Bewegung im Sitzen

4.5.1 Ziele

- ☺ Den Patienten soweit an die Bettkante bringen bis beide Fußsohlen Kontakt auf dem Boden aufnehmen können
- ☺ Anbahnen eines physiologischen Bewegungsablaufes
- ☺ Gewichtaufnahme auf der gelähmten Seite schulen

4.5.2 Prinzipien

- ☑ Schwerpunktverlagerung auf eine Seite
- ☑ Drehen und Strecken im Hüftbereich bringt das Gesäß nach vorne.

Eigenerfahrung
- Setzen Sie sich auf einen Stuhl,
- Lehnen Sie Ihren Brustkorb hinten an die Rückenlehne.
- Verlagern Sie Ihr Gewicht auf die rechte Körperhälfte besonders im Gesäßbereich und drücken Sie mit dem rechten Schulterblatt an die Rückenlehne.
- Strecken sie dabei die Hüftebene links.
- Ihre linke Gesäßhälfte und Ihr linkes Bein gehen hierdurch ein wenig nach vorne.
- Wiederholen Sie den gleichen Bewegungsablauf mit der anderen Körperseite. So können Sie schrittweise nach vorne kommen.

4.5.3 Ausgangsposition

Der Patient sitzt an der Bettkante, die Knie schließen mit dem Matratzenrand ab.

Reichen die Fußsohlen nicht auf den Boden, sollten Sie den fehlenden Teil z. B. durch einen Schemel, eine Decke, eine zugeschnittene und gut ausgestopfte Infusionskiste ausgleichen.

Hat ein Patient keinen Kontakt mit dem Boden oder einer anderen festen Unterlage neigt er dazu, zu viel Streckung in der Hüftebene einzuleiten indem er seinen Oberkörper zum Ausgleich nach hinten drückt. Hierdurch kann seine Bewegung leicht außer Kontrolle geraten. Ein Abrutschen von der Bettkante ist dann die Folge. Außerdem wird er dazu gebracht aus dem Bett zu springen, was die ballistische Muskulatur in Anspruch nimmt und ihm, wie auf S. 39, 40 beschrieben, die kontrollierte Bewegung erschwert bzw. unmöglich macht.

4.5.4 Vorwärtsbewegung auf der Bettkante

- Die nicht gelähmte Hand hält die gelähmte Hand wie auf S. 77 beschrieben.
- Die Pflegeperson steht an der gelähmten Seite und führt die Kniekontrolle (s. S. 110 *Abb. 168*) beim Patienten durch.
- Sie umfaßt den Patienten an der Brustkorbmasse.
- Der Oberkörper des Patienten kann sonst leicht nach hinten fallen.
- Die Pflegeperson führt Gewicht auf die gelähmte Seite, indem sie den Schwerpunkt im Patientenkörper zur gelähmten Seite hin verlagert (*Abb. 139*).
- Sie hilft der nicht gelähmten Seite durch Ausstreichen des Beckens und des Oberschenkels nach vorne (*Abb. 140*).
- Die Pflegeperson wechselt zur nicht gelähmten Seite ohne den Oberkörper des Patienten loszulassen. Der gleiche Vorgang wie oben wird mit der gelähmten Seite wiederholt (*Abb. 141*).

Das Gewicht wird zuerst auf die gelähmte Seite verlagert, da dadurch eine antispastische Wirkung erzielt werden kann. Die physiologische Bewegungsführung auf der nicht gelähmten Seite gibt dem Gehirn die Chance, einen physiologischen Bewegungsablauf zu speichern. Wird dann anschließend die gelähmte Seite bewegt, kann das Gehirn leicht den Bewegungsablauf neu erlernen bzw. ihn richtig ausführen.

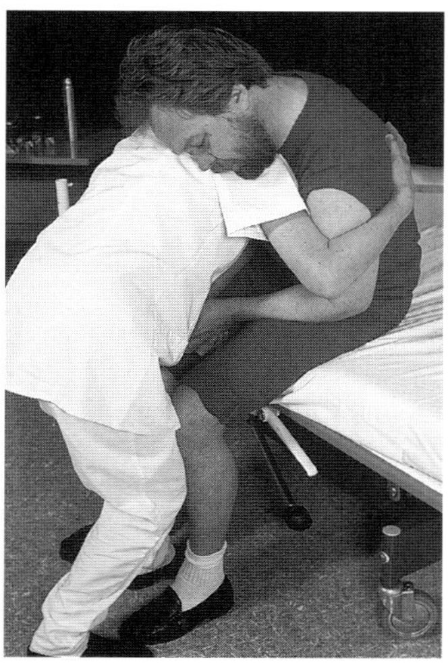

Abb. 139

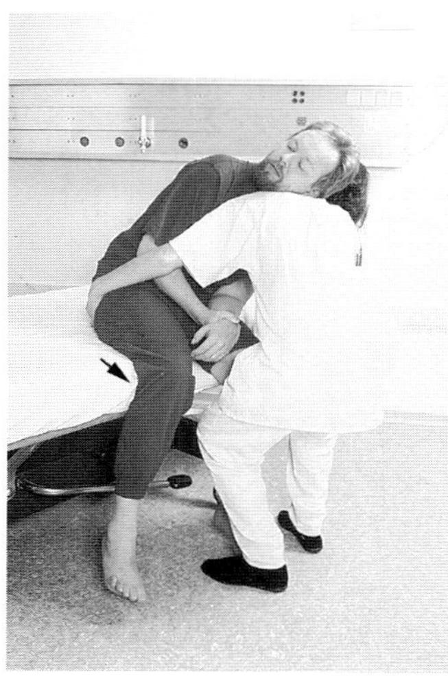

Abb. 140

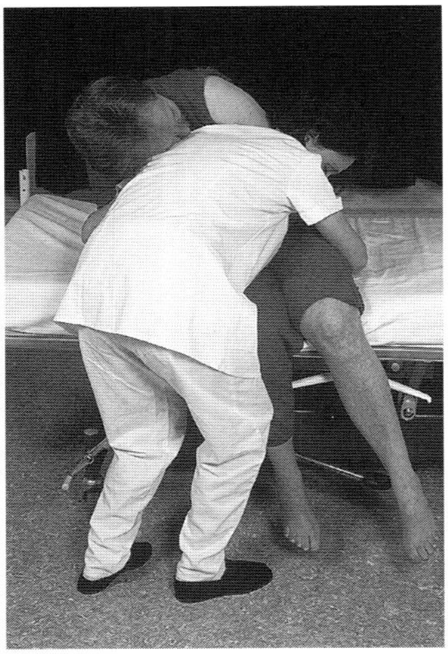

Abb. 141

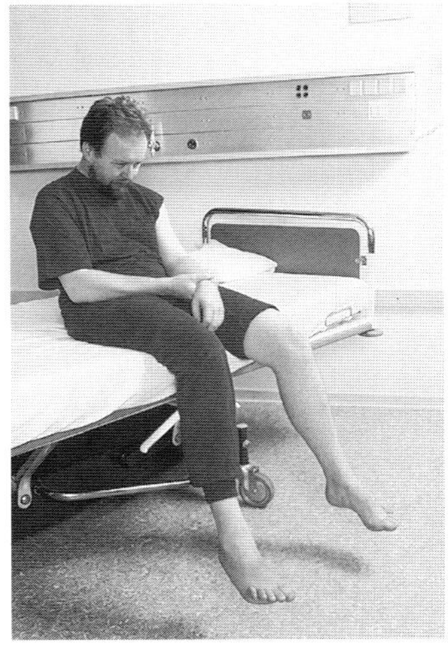

Abb. 143

- Die Bewegung wird so oft wiederholt, bis der Patient mit dem halben Oberschenkel als Auflagefläche an der Bettkante sitzt (*Abb. 142/143*).
- Um beurteilen zu können, ob eine Unterlage unter den Fußsohlen notwendig ist, wird der Patient nach vorne gebeugt (*Abb. 144*).
- Die Pflegeperson gibt über Knie und Unterschenkel den Impuls für die Ferse, so daß diese fest auf dem Boden aufsteht (*Abb. 145*).

Nimmt der Patient nicht mit der ganzen gelähmten Fußsohle Gewicht auf, wird das Bein nach unten zum Boden hin ausgestrichen. Hiermit wird das Bein bewußter für den Patienten (*Abb. 146*).

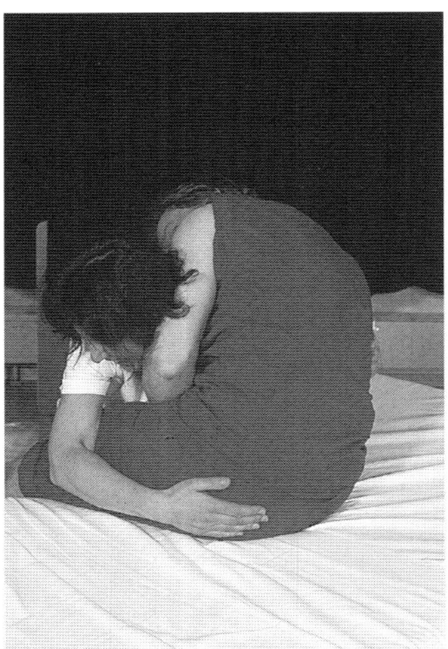

Abb. 142

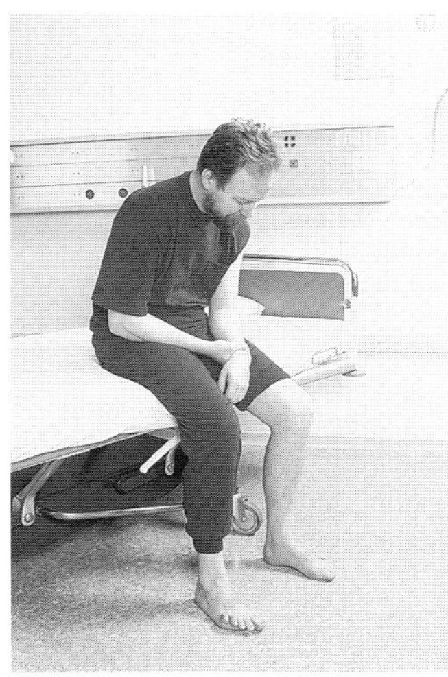

Abb. 144

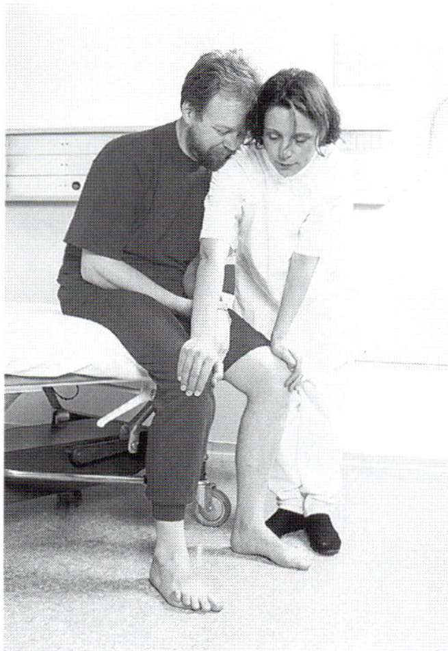

Abb. 145

4.6 Rückwärtsbewegung

4.6.1 Ziele

☺ Den Patienten soweit zur Bettmitte bringen, bis beide Kniekehlen Kontakt zum Bettrand haben

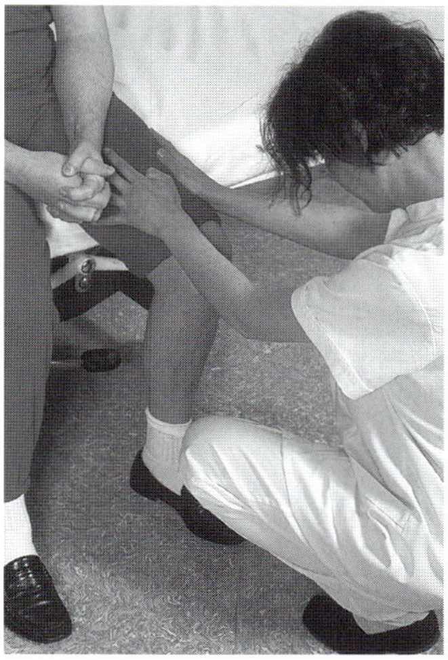

Abb. 146

☺ Anbahnen eines physiologischen Bewegungsablaufes

☺ Gewichtaufnahme auf der gelähmten Seite schulen

4.6.2 Prinzipien

☑ Schwerpunktverlagerung auf eine Seite

☑ Drehen und Beugen im Hüftbereich bringt das Gesäß nach hinten

Eigenerfahrung

- Setzen Sie sich auf einen Stuhl soweit nach vorne, daß Sie bei der Oberkörperbeugung nach vorne noch genügend Halt haben.
- Stellen Sie Ihre Beine so auf, daß Sie im Knie und Fußgelenk einen Winkel von 90 Grad bilden.
- Bringen Sie nun Ihren Oberkörper über die Oberschenkel indem Sie die Hüftgelenke beugen.
- Verlagern Sie Ihr Gewicht auf die rechte Seite hauptsächlich im Bereich Hüfte und Oberschenkel.
- Bringen Sie nun die rechte Brustkorbseite in eine Drehung Richtung linkes Knie. Die linke Hüfte geht dabei einen kleinen Schritt zurück.
- Wiederholen sie den Bewegungsablauf auf der anderen Körperseite und Sie werden merken, daß Sie in kleinen Schritten zurückgehen.

4.6.3 Ausgangsposition Rückwärtsbewegung im Sitzen auf der Bettkante

Der Patient sitzt auf der Bettkante weit vorne und soll durch eine Rückwärtsbewegung (bis zur Kniekehle) in eine gute Ausgangsposition für die Rücklagerung gebracht werden. Die Fußsohlen des Patienten müssen zu Beginn der Maßnahme gut auf dem Boden abgestützt sein

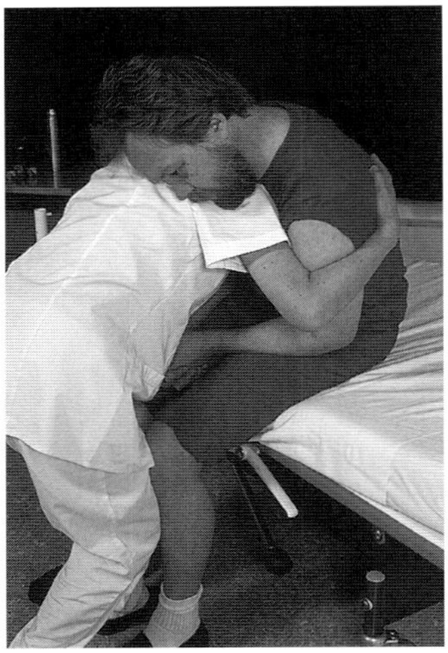

Abb. 147

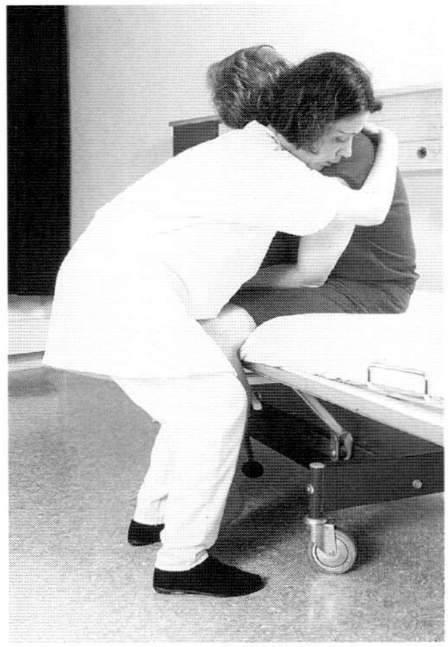

Abb. 149

4.6.4 Rückwärtsbewegung auf der Bettkante

- Die Pflegeperson steht vor dem Patienten, die Oberschenkel der Pflegeperson stützen das gelähmte Knie des Patienten (s. Abb. 168, S. 110)
- Die Pflegeperson beugt in Kopf, Hüft- und Kniegelenken so weit, daß ihre rechte Schulter an das Sternum des Patienten geführt werden kann (*Abb. 147*).
- Der Patient wird so weit wie möglich nach vorne gebeugt. Wenn Sie genügend Fühlinformation an den Sternumbereich vermitteln, läßt der Patient sich wesentlich leichter auf den Bewegungsablauf besonders im Bereich der Beugung ein. Er hat dann ein Gefühl von Sicherheit (*Abb. 148*).
- Die Pflegeperson verlagert ihr Gewicht auf ihr rechtes Bein so weit, bis der Patient das Gewicht auf der linken, gelähmten Gesäßhälfte hat.

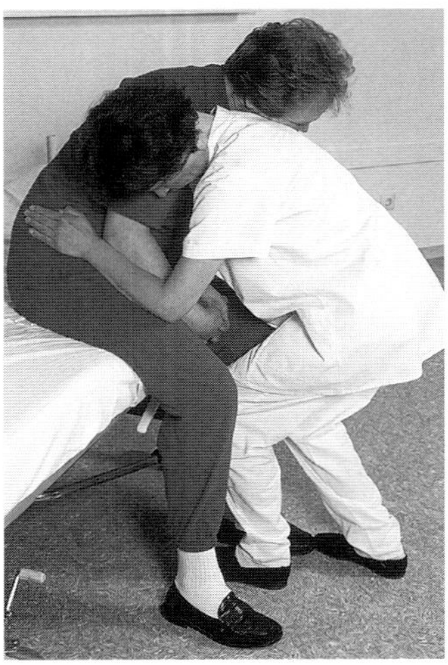

Abb. 148

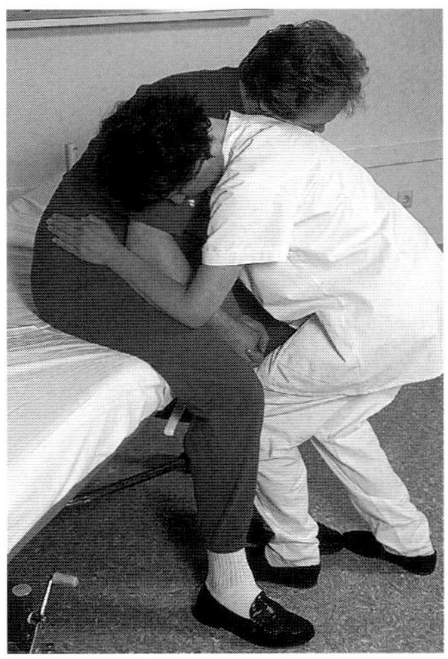

Abb. 150

- Die rechte Gesäßhälfte wird hierdurch bewegungsfrei.
- Nun leitet die Pflegeperson mit ihrem Gesäß eine Drehung Richtung Fußende ein (*Abb. 150*).
- Dabei bringt sie die linke gelähmte Oberkörperseite des Patienten nach vorne. Evtl. führt sie die nicht gelähmte Hüfte des Patienten über den vorderen Beckenkamm nach hinten.
- Die Pflegeperson wechselt die Seite und führt dort die gleiche Bewegung durch. In kleinen Schritten wird der Patient so nach hinten gebracht (*Abb. 149, 151*).

4.6.5 Ausgangsposition zur Rückwärtsbewegung im Rollstuhl unter Mithilfe eines zweiten Stuhles

- Der Patient ist im Rollstuhl mit dem Gesäß nach vorne gerutscht.
- Der Oberkörper lehnt an der Rückenlehne des Rollstuhls
- Ein Stuhl wird vor den Patienten gestellt.

4.6.6 Rückwärtsbewegung im Rollstuhl unter Mithilfe eines zweiten Stuhles

- Die Beine des Patienten werden in Kniegelenk (Oberschenkel/Wade) und Fußgelenk (Fußrücken/Schienbein) in einen spitzen Winkel, also in einen Winkel unter 90° gebracht
- Die Fußsohlen stehen fest auf dem Boden.
- Der Oberkörper des Patienten wird aufgerichtet, am besten über mehrere kleine Rotationsbewegungen.
- Die Hände und Unterarme des Patienten werden über Fühl- und Führkontakt zum Stuhl geführt.

Wenn Sie zu große Strecken in den einzelnen Bewegungsschritten zurücklegen, verfallen Sie in ein ballistisches Bewegungsmuster (s. S. 40). Der Patient reagiert hierauf häufig mit Angst und Unsicherheit und drückt den Oberkörper nach hinten. Hierdurch ist die Beugung in der Hüfte aufgehoben und sie müssen von Neuem beginnen.

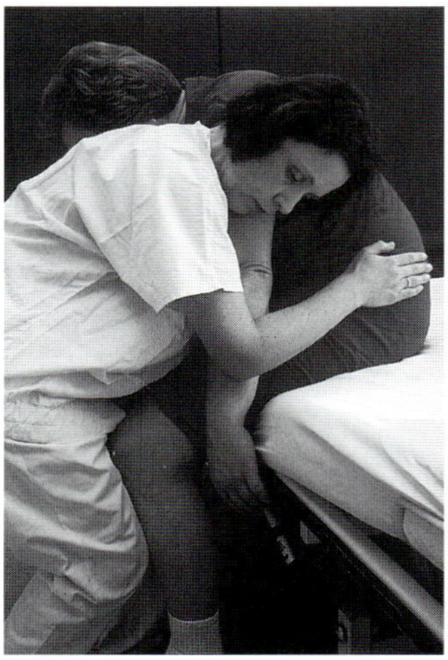

Abb. 151

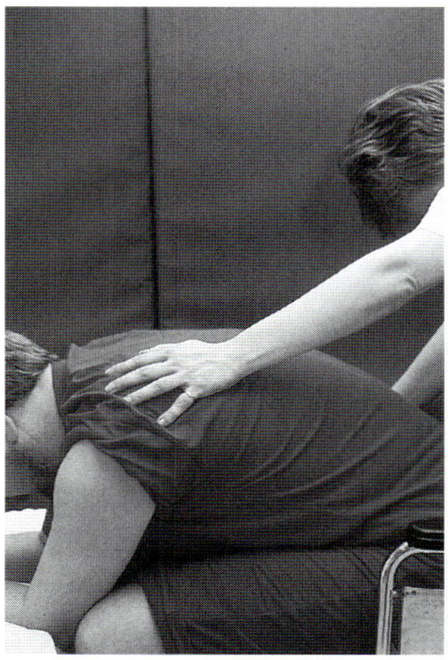

Abb. 152

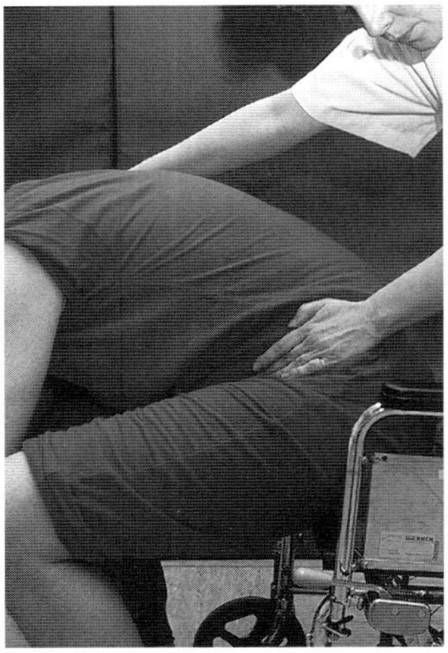

Abb. 153

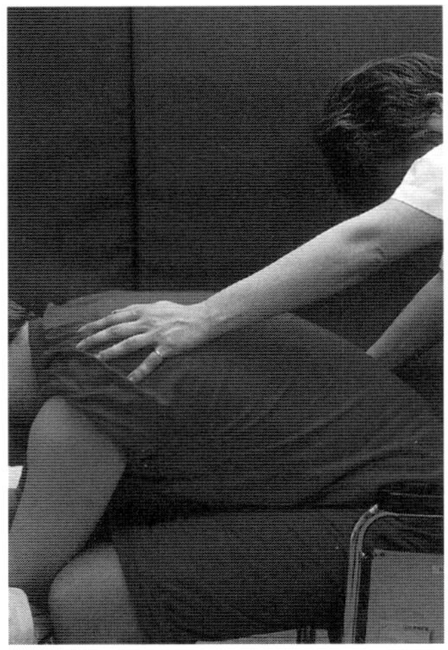

Abb. 155

- Die Unterarme werden, wenn möglich, auf den Stuhl aufgelegt (*Abb. 153*).
- Die Pflegeperson gibt Druck auf den linken Oberschenkel so nahe wie möglich am Becken oder auf die linke Beckenschaufel des Patienten von oben, oder auf das linke Schulterblatt, bis der Patient sein Gewicht auf die linke Körperhälfte verlagert hat (*Abb. 153/154*).
- Die Pflegeperson hilft nun über Drehung des Brustkorbes nach links in Richtung rechtes Knie und Zug an der rechten Beckenschaufel bzw. dem rechten unteren Brustkorbbereich, daß der Patient rechts einen kleinen Schritt nach hinten macht (*Abb. 155*).
- In gleicher Weise wird die linke Seite in Bewegung gesetzt (*Abb. 156*).
  Meiner Erfahrung nach vermittelt der Stuhl dem Patienten sehr viel Sicherheit, so daß er sich leicht auf diese Bewegungen einlassen kann.

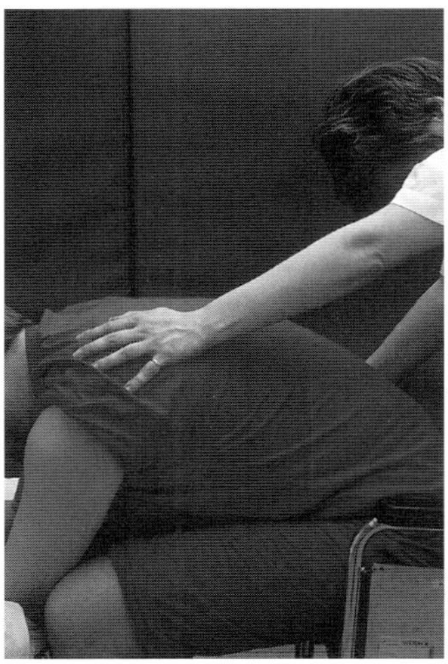

Abb. 154

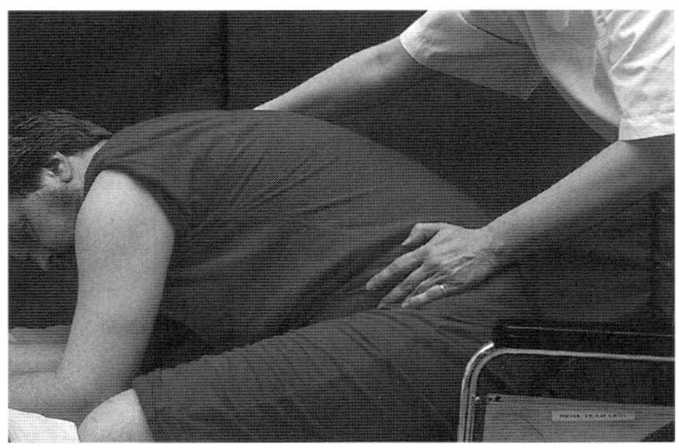

Abb. 156

Bei schlaffer Lähmung im Schulter/Arm-Bereich ist dieser Bewegungsablauf verboten, da die Verletzungsgefahr für die Schulter zu groß ist.

4.6.6.1 Mögliche Fehlerquellen

- Die zu bewegende Seite ist nicht genügend entlastet
- Die Hüftebene ist beim nach hinten bewegen gestreckt anstatt gebeugt
- Die Beugung liegt auf der Höhe der Taille

4.7 Der Transfer

4.7.1 Einführung

Der Transfer ist eine Pflegemaßnahme, die bei jedem Verlassen des Bettes als therapeutischer Input genutzt werden muß. Bringt die Pflegeperson den Patienten hierbei in eine Flugbewegung (ballistische), d.h. Hau-ruck-Absprung an der Bettkante – Flugbahn – Auftreffen auf dem Stuhl –, so belastet sie sich nicht nur selbst, da ja keinerlei Kontrolle darüber möglich ist, was in der Flugphase passiert, sondern sie nimmt dem Patienten die Möglichkeit Sicherheit zurückgewinnen und das Erfolgserlebnis, gemeinsam etwas geschafft zu haben. Dies sind aber zwei sehr wichtige Schritte in der Rehabilitation.

Eine Teilnehmerin eines Aktivitas-Grundkurses drückte ihre negativen Erfahrungen einmal so aus: „Da hängen die dann wie ein nasser Sack an mir, und ich will sie nur noch loswerden." Gerade bei diesem komplexen Bewegungsablauf ist es notwendig, in ganz kleinen, kontrollierten Schritten zu arbeiten, um einschätzen zu können, wann die Kräfte der Pflegekraft anders eingesetzt werden müssen und um die Bewegung so führen zu können, daß der Patient und die Pflegekraft ein Gefühl der Sicherheit haben. Ein kleinschrittiges Vorgehen hat zudem den großen Vorteil, daß Verbesserungen registriert werden. Erfolgserlebnisse motivieren sowohl den Patienten als auch die Pflegeperson.

Wir werden uns mit mehreren Transferarten beschäftigen.

Mit dem Tieftransfer in unterschiedlicher Ausführung und mit dem Standtransfer.

Aus dem hierzu Ausgeführten können Sie **zahllose Variationen** entwickeln, wenn Sie folgende Grundregeln beachten:

4.7.2 Ziele

☺ Unter viel Fühl- und Führkontakt in kleinen Schritten wird der Positionswechsel vom Bett zum Stuhl oder vom Stuhl zum Bett vorgenommen

4.7.3 Prinzipien

- ☑ Das Gewicht wird auf die gelähmte Seite geführt
- ☑ Der Transfer erfolgt deshalb anders aus dem Bett heraus, als in das Bett hinein, nämlich aus dem Bett heraus über das Kopfende, in das Bett hinein über das Fußende
- ☑ Da der Stuhl, zu dem der Patient transferiert werden soll, auf der gelähmten

☑ Seite steht, hat er auch mehr das Bedürfnis, sich zu dieser Seite hin zu orientieren. Dies bringt
1. Gewichtaufnahme
2. Sicherheit
3. Antispastisches Vorgehen
4. Wahrnehmungsschulung

☑ Massen werden stabilisiert, Zwischenräume weitgehend frei gelassen

4.7.4 Ausgangsposition

- Der Patient sitzt an der Bettkante auf halber Oberschenkellänge
- Das Kniegelenk (Wade/Oberschenkel) und das Fußgelenk (Fußrücken/Schienbein) bilden beide einen spitzen Winkel unter 90°
- Die gesamte Fußsohle hat Bodenkontakt
- Ein zweiter Stuhl wird vor den Patienten gestellt

4.7.5 Tieftransfer I: Transfer mit Hilfe eines zweiten Stuhles

Unter viel Fühl- und Führkontakt werden die Unterarme des Patienten zum Stuhl gebracht (*Abb. 157*).

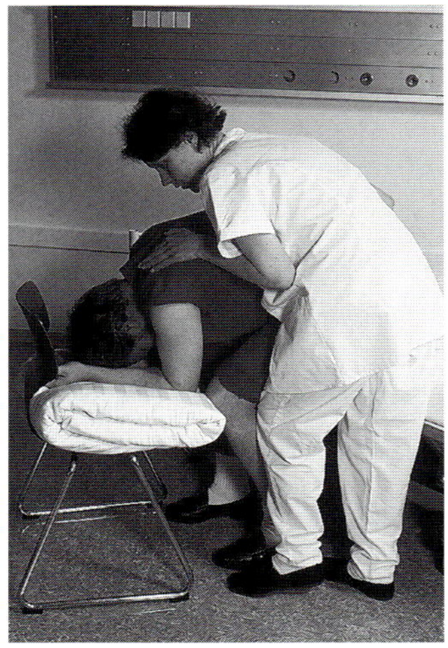

Abb. 158

Ist der Stuhl sehr niedrig, wird der Höhenunterschied mit einer Decke ausgeglichen.

- Die Pflegeperson steht an der gelähmten Seite des Patienten (*Abb. 158*).
- Sie bringt durch Druck auf sein linkes Schulterblatt das Gewicht auf die Unterarme (*Abb. 159*)
- und zieht das Becken des Patienten mit der rechten Hand leicht zu sich (*Abb. 160*).

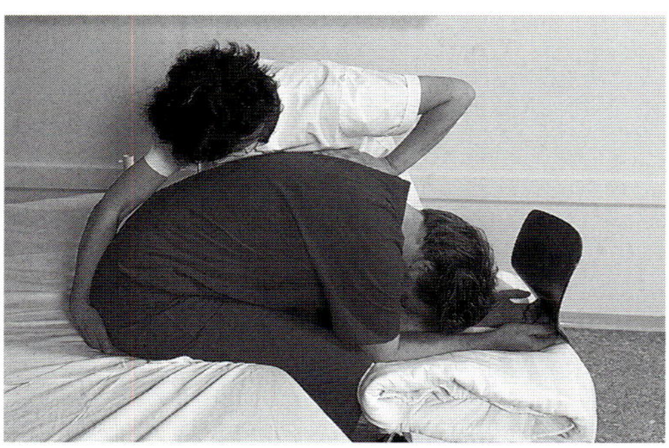

Abb. 157

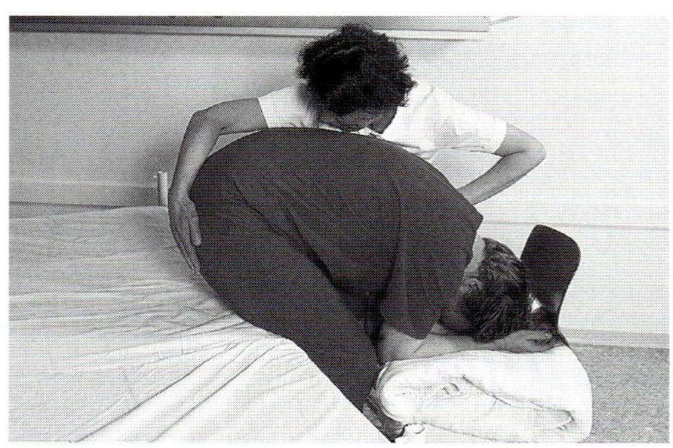

Abb. 159

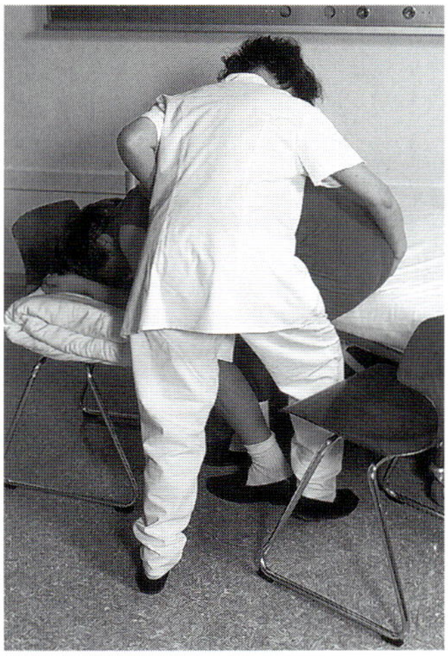

Abb. 160

- Bei höherer Selbständigkeit kann sie bei dieser Aktion, durch Druck auf den Oberschenkel direkt über dem Knie, einen Impuls auf die Fußsohle vermitteln.
- Die Bewegung wird mehrfach wiederholt. Nach jedem kleinen Umsetzen werden die Füße kontrolliert und bei Bedarf umgesetzt (*Abb. 161*),
- Der Patient kommt so in einem kleinen Halbkreis vom Bett zum Stuhl.
- Viel schwieriger ist die Überwindung des Höhenunterschiedes vom Stuhl zum Bett. Es ist deshalb sinnvoll, zu zweit zu arbeiten.

Der Kopf des Patienten muß zu seinem Sternum gerollt sein, streckt er diesen, behindert das die Bewegung.

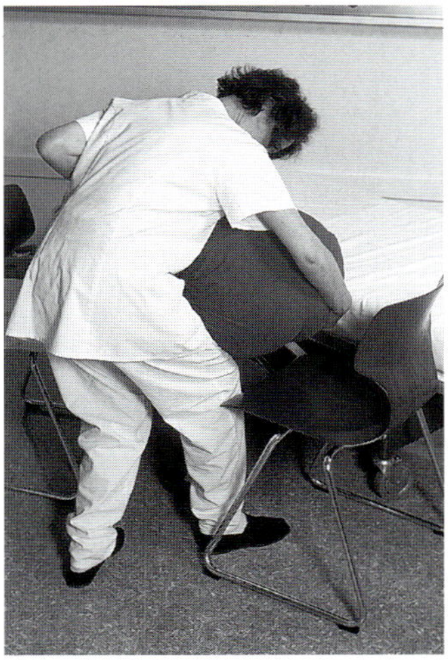

Abb. 161

4.7.6 Tieftransfer II: Transfer vom Stuhl zum Bett mit zwei Personen

- Der Patient sitzt der Pflegeperson gegenüber (*Abb. 162*).
- Sie führt seine Hände über ihren Rücken und eine zweite Person schiebt sein Gesäß nach vorne oben und legt eine Decke unter sein Gesäß (*Abb. 163, 164*).

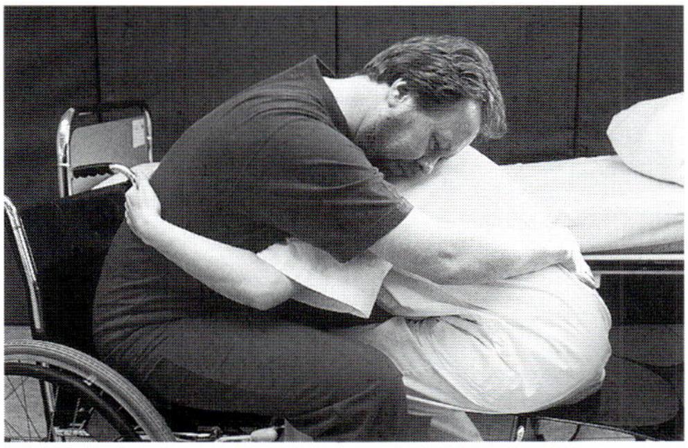

Abb. 162

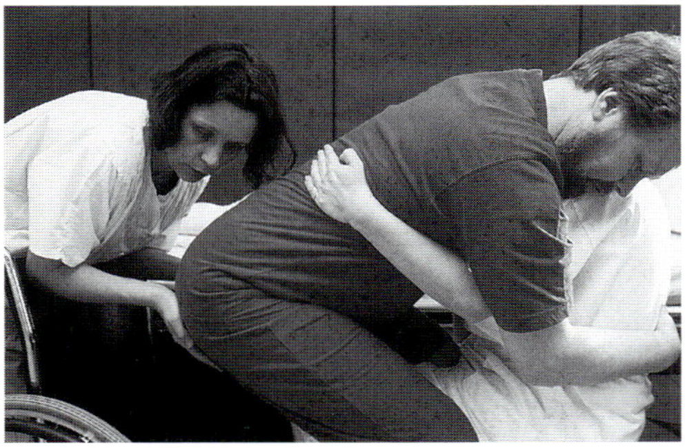

Abb. 163

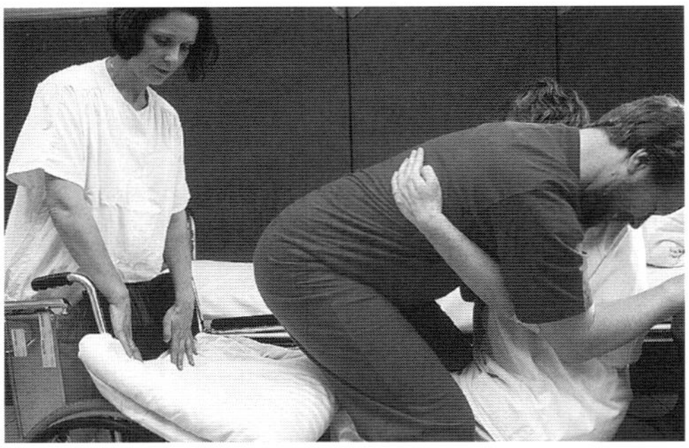

Abb. 164

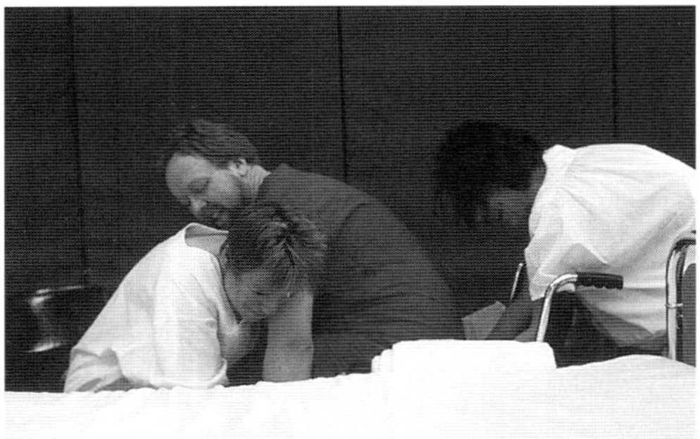

Abb. 165

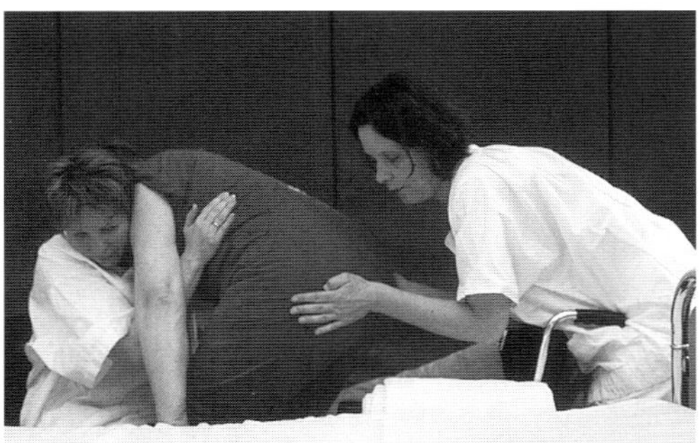

Abb. 166

- Die Pflegepersonen arbeiten nun zu zweit, indem die Sitzende immer das Gewicht des Patienten auf sich nimmt und die Stehende das Becken des Patienten schrittweise zum Bett hin transportiert (*Abb. 165–167*).

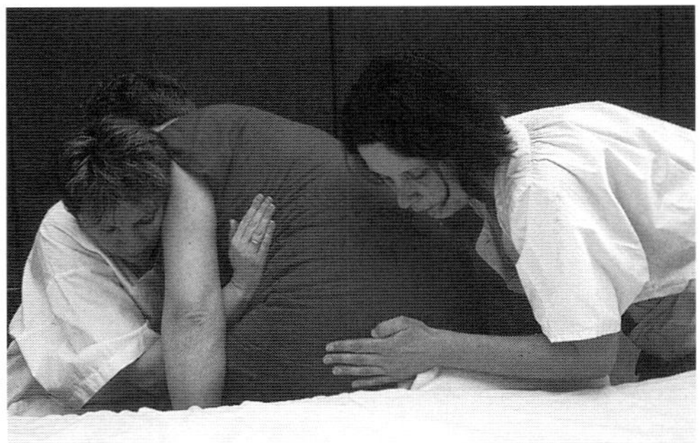

Abb. 167

4.7.7 Tieftransfer III: Transfer mit Unterstützung der hemiplegischen Seite

- Die Pflegeperson steht vor dem gelähmten Bein des Patienten und stützt dessen gelähmtes Knie, indem sie selbst in einer kleinen Schrittstellung steht (*Abb. 168*).
- Der Patient wird in eine starke Oberkörperbeugung gebracht, die Unterarme und Hände des Patienten werden seitlich neben den rechten Oberschenkel gebracht.
- Die Pflegeperson geht in eine gute Hüftbeugung und stützt sich dabei mit der rechten Hand auf dem Bett ab (*Abb. 169*).

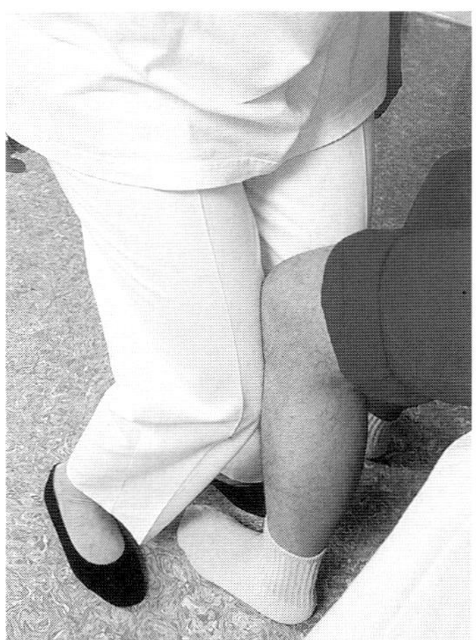

Abb. 168

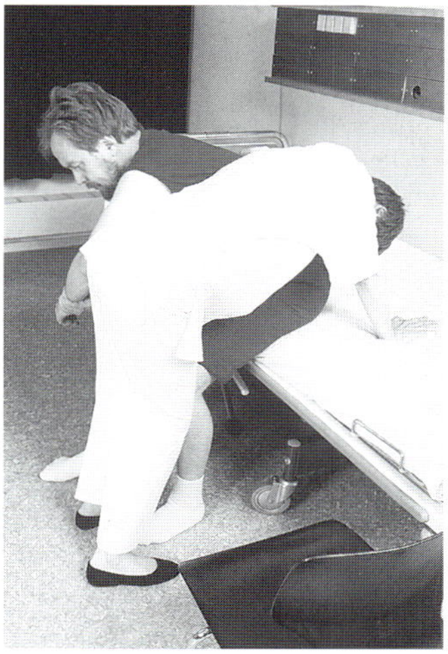

Abb. 169

- Mit ihrem linken Unterarm fixiert sie die rechte Brustkorbmasse des Patienten; der Zwischenraum Taille bleibt dabei frei (*Abb. 170*).
- Der linke Oberkörper des Patienten liegt nun fest am linken Oberkörper der Pflegeperson.
- Das Gewicht des Patienten wird zur gelähmten Seite verlagert.

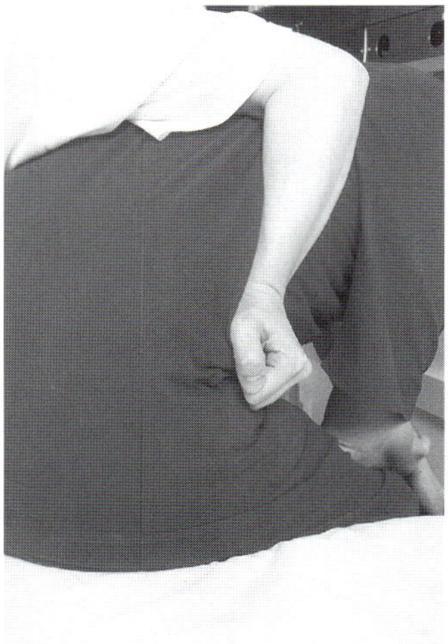

Abb. 170

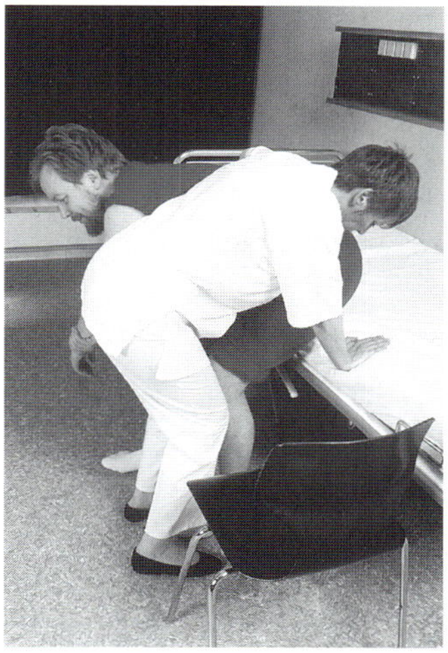

Abb. 171

Die Pflegeperson achtet darauf, das ihre Lendenwirbelsäule gerade bleibt und sie nicht in ein Hohlkreuz verfällt.

- Die Pflegeperson stößt sich mit der rechten Hand vom Bett ab und führt dabei ihr Gesäß nach hinten unten Richtung Boden, bis die Sitzbeinhöcker des Patienten von der Matratze etwas abheben. Dann wird das Becken des Patienten einen kleinen Schritt in Richtung Stuhl verschoben (*Abb. 171*).
- Der Patient wird zurück auf die Matratze gesetzt und die gleiche Bewegung wird mehrfach wiederholt.
- Die Pflegeperson bewegt ihr Gesäß in kleinen Wippbewegungen langsam im Halbkreis Richtung Fußende.
- Das Gesäß des Patienten wird bei jeder Wippbewegung, d.h. wenn also kein Gewicht zur Matratze abgeleitet wird, zur Seite Richtung Stuhl geschoben und abgesetzt (*Abb. 172*).

Der Fuß des Patienten muß immer mit der Ferse in Richtung Stuhl nachgestellt werden.

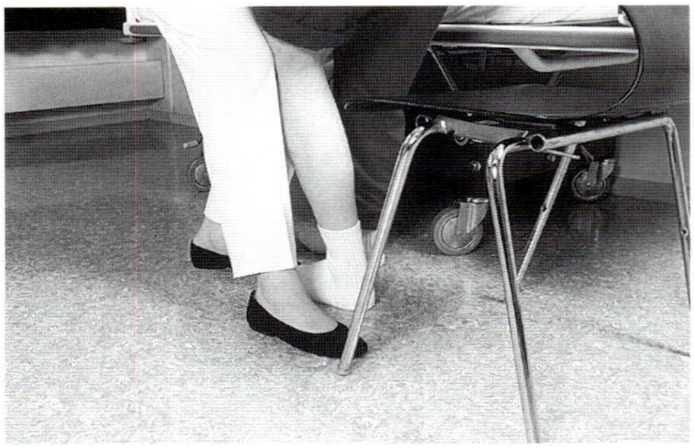

Abb. 172

- Der Höhenunterschied zwischen Stuhl und Bettkante sollte nicht zu groß sein, damit ein gleichlaufender Transfer ermöglicht wird.
- Die letzte Wippbewegung wird mit einem Absetzen auf dem Stuhl abgeschlossen. Dabei muß die Pflegeperson tief in die Beugung Knie und Hüfte hinuntergehen, da sie sonst in ihrem Rücken unangenehmes Ziehen spüren wird.

4.7.7.1 Mögliche Fehlerquellen

- Die Gelenke befinden sich in einer Position über 90°
- Das Gewicht wird nicht genügend auf die Fußsohlen geleitet
- Der Stuhl und die Füße werden nicht nachgestellt
- Das Gesäß wird nach vorne unten gezogen anstatt nach vorne oben

4.7.8 Standtransfer

- Der Patient wird durch Strecken und Drehen im Hüftbereich bis zum halben Oberschenkel auf die Bettkante gebracht.
- Seine beiden Fußsohlen stehen fest auf dem Boden auf.
- Beide Beine werden zum Boden hin ausgestrichen, dies ergibt ein Gefühl des festen Standes (hat der Patient wenig Oberkörperkontrolle, wird hierfür eine zweite Pflegekraft benötigt).
- Die Füße in gute feste Schuhe bringen (wir haben für unseren Patienten sogenannte „Stopper-Socken“ gewählt).
- Den Oberkörper stabilisieren, Beugeübung nach vorne durchführen, gut im Sternumbereich stützen.
- Die Pflegeperson bildet mit ihren Oberschenkeln eine Mulde. Dies ist am leichtesten, wenn sie eine kleine Schrittstellung einnimmt (*Abb. 173*).
- Das plegische Bein liegt mit dem Knie auf dem Oberschenkel der Pflegeperson auf.
- Die Füße des Patienten stehen auf dem Boden. Die Knie- und Fußgelenke befinden sich in einem spitzen Winkel.
- Die linke Schulter der Pflegeperson wird an das Brustbein des Patienten angelegt. Dazu muß sich die Pflegeperson gut mit ihrem Gesäß Richtung Boden bewegen. Die linke Hand der Pflegeperson befindet sich an der Brustkorbmasse des Patienten (*Abb. 175*).

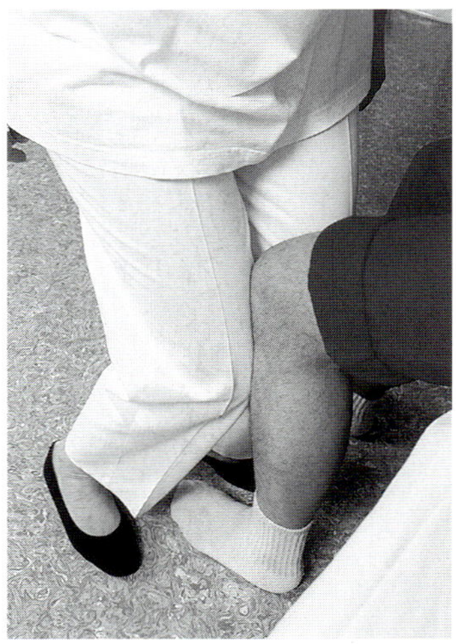

Abb. 173

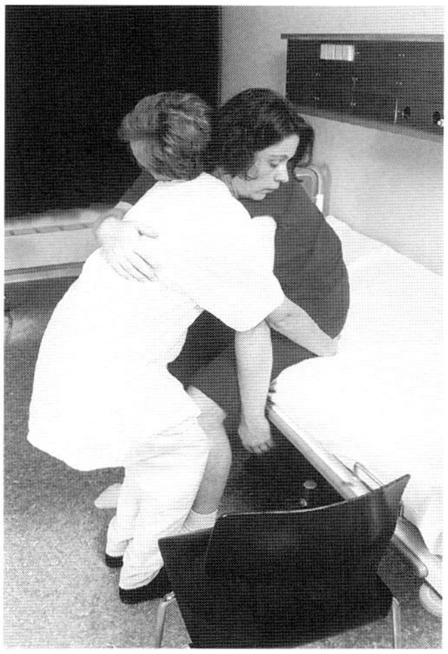

Abb. 174

- Die rechte Hand der Pflegeperson greift unter das Gesäß, am besten am Übergang Oberschenkel/Gesäß (*Abb. 174*).
- Das Gewicht des Patienten wird gleichmäßig auf beide Körperseiten verteilt.
- Der Patient legt seinen nicht gelähmten Arm über die Brustkorbmasse der Pflegeperson (*Abb. 175*).
  Er beugt den Kopf über die Schulter der Pflegeperson

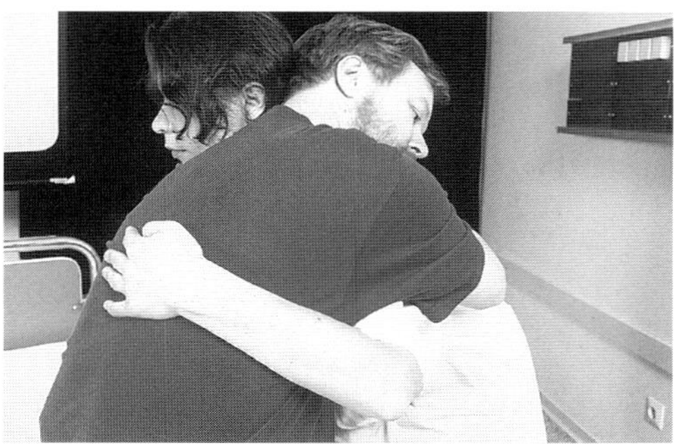

Abb. 175

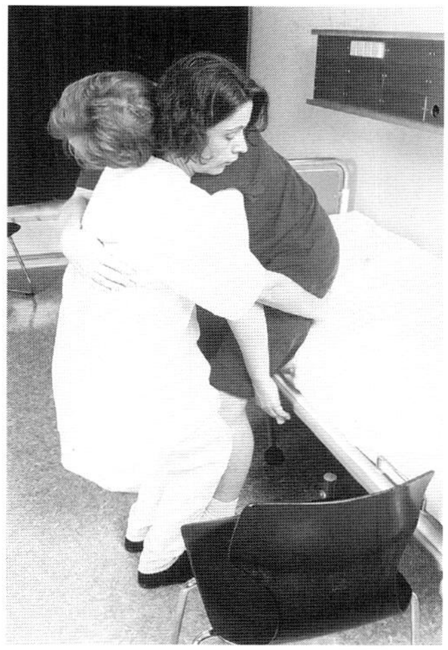

Abb. 176

- Das Gesäß der Pflegeperson wird weiter Richtung Boden gebracht, bis die Sitzbeinhöcker des Patienten entlastet sind. Die Pflegeperson spürt das Gewicht des Patienten auf ihrem stützenden Oberschenkel und ihrer Schulter (*Abb. 176*).
- Die Pflegeperson richtet sich auf, drückt mit ihrer Schulter das Sternum des Patienten nach oben. Mit der rechten Hand zieht sie gleichzeitig die Hüfte des Patienten an ihren Körper heran (*Abb. 177*).

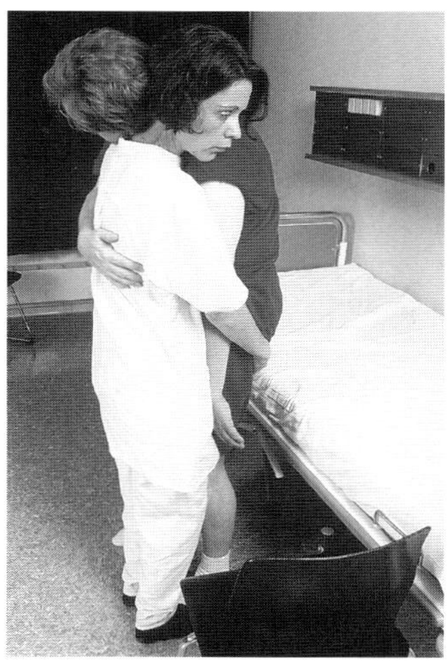

Abb. 177

Nicht zuviel Streckung im Kniebereich des Patienten einleiten, da es zu einer Überdehnung der Bänder und Sehnen und/oder zu einer Streckspastik kommen kann.

Der Kopf des Patienten befindet sich in einer Mittelposition, so daß bei dieser Aktion Kopf, Brust, Hüften und Beinmassen übereinander gebracht werden können und darüber das Gewicht des Patientenkörpers auf die Füße geleitet wird.

Die Ferse des gelähmten Beines muß auf den Boden gebracht werden, denn sonst kann physiologisches Gehen nicht eingeleitet werden. Durch das Aufsetzen der Ballen und der Zehen kann eine Streckspastik ausgelöst werden.

- Die Pflegeperson sucht sich einen guten Stand, indem sie den gelähmten Oberschenkel des Patienten in der Mulde spürt, die ihre Oberschenkel bilden. Das Gewicht des Patienten wird zur gelähmten Seite geleitet und befindet sich nun voll auf dem gelähmten Bein und der gelähmten Fußsohle.
- Der Patient wird aufgefordert, mit der nicht gelähmten Seite einen kleinen Schritt nach hinten zu machen.
- Die Pflegeperson verlagert ihr Gewicht hierzu auf ihre rechte Seite und in fester Verbindung mit der Oberschenkel- und Hüftmasse des Patienten. Sie verlagert ihr Gewicht nur in soweit wie Sie selbst Spielraum für einen halbfußlangen schlürfenden kleinen Schritt nach vorne zu machen braucht. Durch die eigene Körperdrehung, die bei der Pflegeperson hierbei abläuft, wird der Patient in den Schritt mitgenommen.
- Die Pflegeperson leitet nun ihr Gewicht auf ihre linke Seite und macht mit ihrem rechten Bein einen kleinen Schritt nach vorne; auch dies wieder in enger Verbindung mit dem Becken, Oberschenkel und Brustkorb des Patienten.

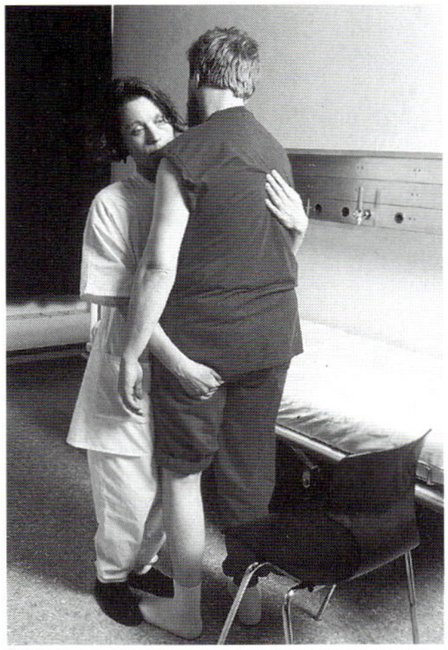

Abb. 178

- Diese Bewegungsbahnungen werden in kleinen Schritten weiter fortgesetzt, bis der Patient parallel zum Stuhl steht (*Abb. 178*).

4.7.9 Absetzen des Patienten

- Die Pflegeperson bringt ihre linke Schulter an das Sternum des Patienten, die rechte Hand der Pflegeperson wird an den linken vorderen Beckenrand des Patienten gelegt, die linke Hand befindet sich an der Brust-

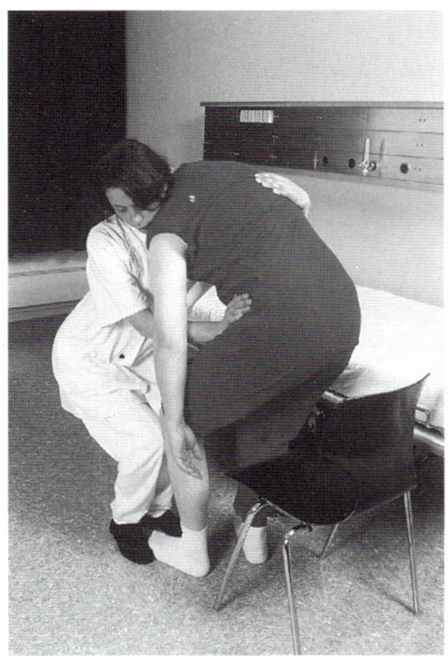

Abb. 179

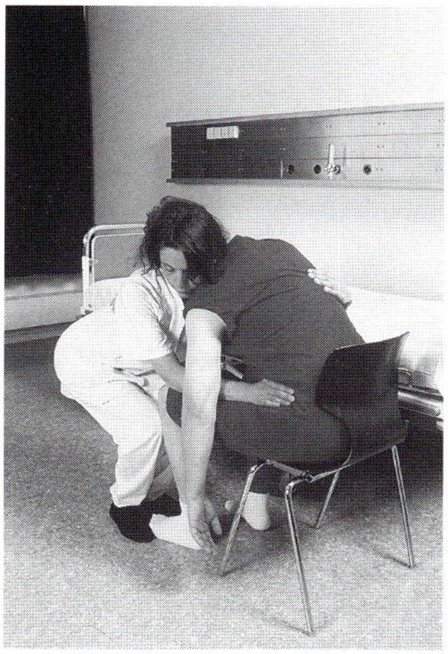

Abb. 180

korbmasse des Patienten, um eine Beugung einzuleiten (*Abb. 179*).

- Der Patient wird aufgefordert, seinen Kopf zu beugen und auf der Brustkorbmasse der Pflegeperson abzulegen.
- Die Pflegeperson geht in einer Knie- und Hüftbeugung nach hinten unten und bewegt sich gleichzeitig von dem Patienten weg.
- Sie drückt den Patienten über den vorderen Beckenbereich bis zum Stuhl. Sie selbst macht dabei einen Schritt nach hinten unten, also weg vom Patienten. Hierdurch schafft sie den notwendigen Platz für die Oberkörperbeugung des Patienten (*Abb. 180*).

Die Pflegeperson muß nicht die ganze Zeit das Knie fixiert halten.

4.7.9.1 Mögliche Fehlerquellen

- Der Patient hat sein Gewicht nicht auf den Füßen
- Die Beugungen in der Kniekehle und dem Fußgelenk sind falsch
- Die Beugung in seiner Hüftebene reicht nicht aus
- Das Sternum des Patienten liegt nicht auf der Schulter der Pflegeperson auf
- Die Pflegeperson drückt den Patienten hoch bevor sie sein Gewicht auf ihrer Schulter und ihrem Oberschenkel fühlt
- Die Pflegeperson bewegt sich nicht mit bzw. bringt ihr Gesäß nicht in Richtung hinten unten

4.8 Gehen mit Schlaganfallpatienten

4.8.1 Grundsätze

- Immer an der gelähmten Seite gehen
- Die gleichen Seiten machen einen Bewegungsschritt
- Massen der Pflegeperson und des Patienten sind so dicht wie möglich miteinander verbunden
- Der Arm des Patienten wird inhibiert
- Der nicht betroffene Arm soll – soweit möglich – mitschwingen
- Es ist günstig, die Schritte zu rhythmisieren

Gehen ist in der Evolution ein wichtiger Schritt gewesen. Noch heute wird mit dem aufrechten Gang nicht nur physisch die Trennung vom Tier deutlich, sondern wird auch in der Sprache der Psyche als ein Synonym für Ehrlichkeit und Mut benutzt. Es scheint mir deshalb wichtig, den Prozeß des Gehens zu unterstützen und dem Patienten eine Hilfe zur Selbständigkeit zu geben. Auch hier können wir in der Pflege im Alltag weiter trainieren, was die Physiotherapeuten angebahnt haben.

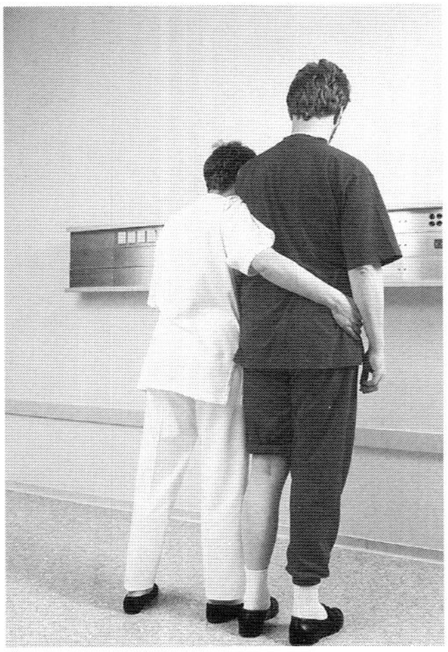

Abb. 181

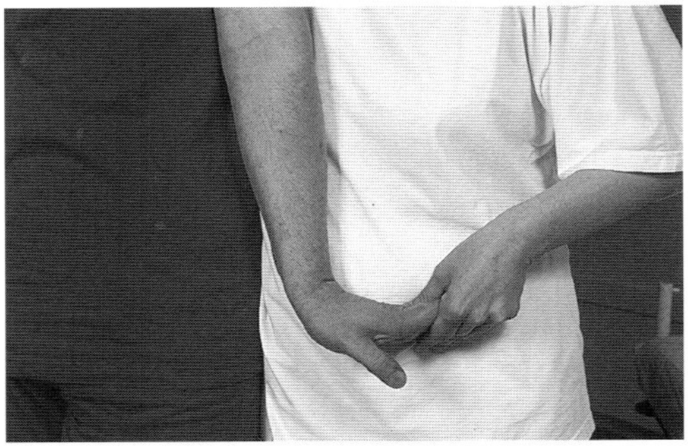

Abb. 183

- Die Finger sind gestreckt (dorsal Extension), der Daumen ist gespreizt (Reposition und Abduktion)

Wichtig ist dabei ist,

- daß die Pflegeperson ihre Massen (Oberkörper, Becken, Beine und Arme) so nah wie möglich an den Patienten heranbringt, um die Impulse von ihrem Körper zum Körper des Patienten laufen zu lassen (*Abb. 181/182*).
- Die Spastik wird in der oberen Extremität inhibiert, indem die Hand im Gelenk auf 90° und der Oberarm in **leichter** Außenrotation gehalten werden (*Abb. 183*).

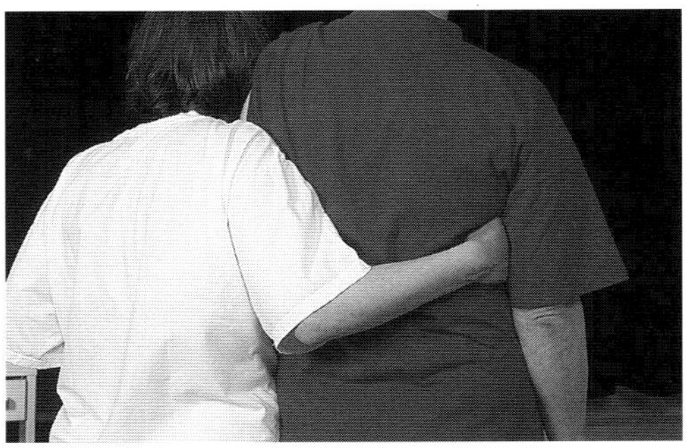

Abb. 184

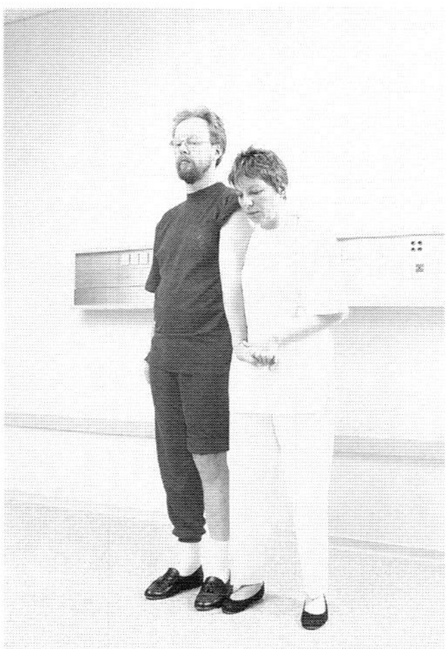

Abb. 182

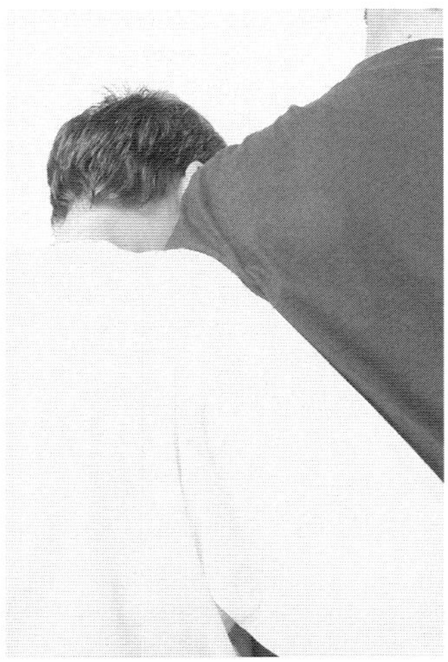

Abb. 185

- Mit der Rumpfseite der Pflegeperson wird die Schulterblattspitze des Patienten vorne oben gehalten, so daß bei geminderter Spastizität ein Mitpendeln des gelähmten Armes möglich wird (*Abb. 184/185*).
- Fällt es dem Patienten schwer, seinen Fuß mit der ganzen Fußsohle aufzusetzen oder
- nimmt er immer noch zu wenig Gewicht auf seine gelähmte Seite, so kann eine Hilfestellung im Becken gegeben werden, indem auf der Beckenschaufel ein Druck nach vorne unten gegeben wird (*Abb. 186*).

Der Patient hat auf unserem Bild seinen gelähmten Arm aus bildtechnischen Gründen angewinkelt.

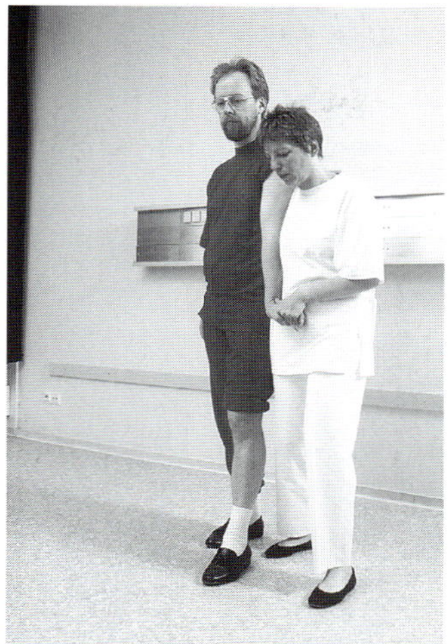

Abb. 187

Das Rhythmisieren als Unterstützung des Gehens ist eine sehr gute Hilfestellung. Man kann z.B. die Worte **„und Schritt“** benutzen, das heißt bei „und“ immer Belastung aufnehmen und „**Schritt**“ mit der gewichtfreien Seite einen Schritt zu machen (*Abb. 187/188*).

Häufig müssen die Patienten zu ganz, ganz kleinen Schritten angeleitet werden. Große Schritte lassen sie sehr leicht aus dem Gleichgewicht geraten. Dies bedeutet aber auch für die Pflegekraft, in ganz, ganz kleinen, ca. halbe Fußsohle großen, Schritten zu gehen.

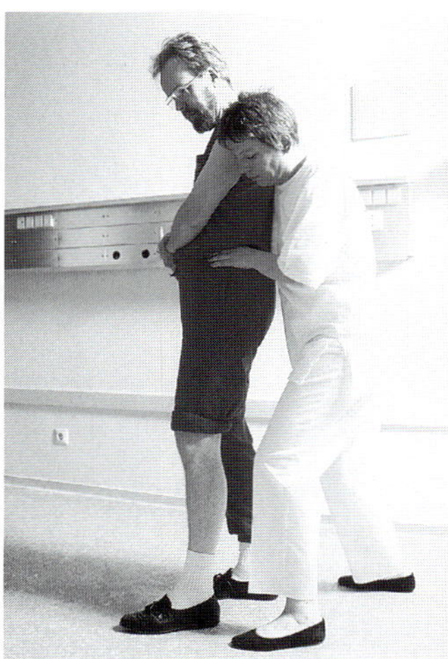

Abb. 186

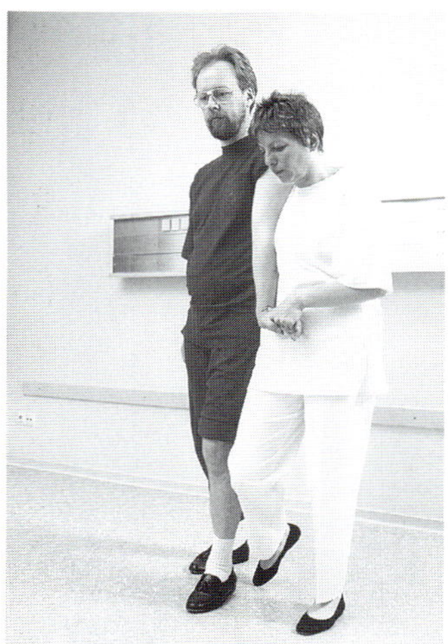

Abb. 188

4.8.2 Mögliche Fehlerquelle

- Der Körper der Pflegeperson ist zu weit vom Körper des Patienten entfernt und kann von daher nicht genügend Fühlinformation geben

- Der Patient nimmt zu wenig Gewicht auf seine gelähmte Seite
- Das Gehen wird zu früh versucht

5 Lagerung

5.1 Einführung

Die Lagerung des Schlaganfallpatienten ist eine pflegetherapeutische Maßnahme und spielt besonders in der Frühphase eine wichtige Rolle. Sie erfordert hohes, pflegerisches Wissen und eine gezielte Beobachtungsfähigkeit. Außer dem Einfühlungsvermögen muß eine gute Berührungsqualität durch die Pflegeperson vorhanden sein. Vom ersten Moment der Einlieferung an hilft die korrekte Durchführung beim Rehabilitationserfolg mit. Die Lagerung ist ein wichtiger Teil der passiven Behandlung der Patienten in jedem Stadium des Schlaganfalles. Sie ist die Voraussetzung zur aktiven Therapie und für den Patienten in einem späteren Stadium seiner Rehabilitation eine Möglichkeit, sich zu entspannen. Man geht von einem Lagerungsrhythmus von 2–3 Stunden aus. Sie sollte auch nachts durchgeführt werden. Hierbei geht man allerdings von dem 2-stündlichen Lagerungswechsel ab, da der Schlaf für die Erholung des Patienten besonders wichtig ist. Dies schließt allerdings nicht aus, daß der Patient in eine gute Lagerungsart, die ihm ein Maximum an Entspannung und Wahrnehmung ermöglicht, gebracht wird. Günstig ist, wenn Sie von Anfang an die Angehörigen mit einbeziehen, ihnen die unterschiedlichen Lagerungsarten zeigen, so daß für sie klar werden kann, daß die Lagerung auch bei Mobilität des Patienten zu Hause weiter fortgeführt werden sollte. Mit zunehmender Aktivität des Patienten ist es notwendig, ihn so zu trainieren, daß er selbst die entsprechende Lagerung einnehmen kann. Ein besonderer Schwerpunkt soll auf die Auswahl des Lagerungsmateriales gelegt werden. Es sollte einen guten Widerstand und hierdurch eine gute Fühlerfahrung ermöglichen. Es darf aber nicht zu fest sein und unangenehmen Druck vermitteln.

Wird z.B. falsches Lagerungsmaterial ausgewählt, so wird die Wahrnehmung des Schlaganfallpatienten noch stärker reduziert, und damit ist eines der obersten Ziele in der Behandlung von Schlaganfallpatienten, nämlich die Schulung der Wahrnehmung, nicht mehr erfüllt. Die korrekt ausgeführte Lagerung wirkt vor allem der Entwicklung des Spastizitätsmusters entgegen, hilft aber auch, andere Maßnahmen zu unterstützen, wie z.B. Dekubitus- oder Pneumonieprophylaxe.

5.1.1 Ziele

- ☺ Tonusregulieren
  - a) Hemmen der Spastik d.h. dem spastischen Muster entgegen lagern
  - b) Erhöhen des Tonus bei Hypotonus
- ☺ Zusätzliche Schäden vermeiden
- ☺ Die gelähmte Seite bewußtmachen
- ☺ Wahrnehmungsfähigkeit für Gewicht auf der gelähmten Seite trainieren

☺ Die gelähmte Seite längen (der nicht gelähmten Seite in der Länge anpassen)

☺ Rückflußmöglichkeiten erhalten

☺ Kopf in physiologische Stellung bringen

☺ Gelähmtes Schulterblatt an den Brustkorb anlegen

☺ Schulter/Armgelenk in physiologischer Stellung bringen

☺ Schmerzfreiheit, Wohlbefinden erreichen

☺ Bewegungsbahnung beim Lagewechsel erzielen

☺ Erlernen, selbst eine entspannende (spastikreduzierende) Lage einzunehmen

☺ Erhöhen der Mobilität und Orientierung bzw. geringstmögliche Einschränkung erreichen.

5.1.2 Analyse

Bevor eine Planung für die entsprechend auszuwählenden Lagerungen vorgenommen wird, ist es wichtig, daß eine Analyse erfolgt und jede erste Lagerung als Analyselagerung betrachtet wird.

Unter »Analyselagerung« wird verstanden, daß die Pflegeperson entweder die ganze Zeit (10 Minuten) dabei bleibt, um zu beobachten, oder spätestens nach 10 Minuten zurückkommt und begutachtet, was der Patient aus der Lagerung gemacht hat. Wir alle kennen die Situation, das wir mit viel Mühe einen Patienten korrekt gelagert haben, und nach wenigen Minuten ist diese Lage vom Patienten total verändert. Nun gilt es herauszufinden, ob diese von ihm gefundene Lage, die er eingenommen hat, den Grundprinzipien widerspricht oder ob ein Modifizieren der Lagerung, angepaßt an das Patientenbedürfnis, möglich ist. Die generell notwendigen Analysepunkte werde ich zu jeder nachfolgend beschriebenen Lagerung vorstellen. Als sinnvoll hat sich ein Analyseblatt erwiesen.

5.1.3 Analyseblatt Lagerung bei Schlaganfallpatienten

Analyseblatt
Lagerung bei Schlaganfallpatienten

1. Name: ....
2. Datum: ....
3. Lähmung: ....
4. Lagerungsart: ....
5. Beschreibung des Tonus (Hypertonus/Hypotonus)
   Kopf: ....
   Brustkorb: ....
   Schulterblatt: ....
   Schultergelenk: ....
   Arm: ....
   Hand: ....
   Hüfte: ....
   Beine: ....
   Fuß: ....
6. Kontrollpunkte nach abgeschlossener Lagerung: ....
7. Körperstellen, die durch die Lagerung besonders druckbelastet sind.
8. Körperstellen, die durch die Lagerung besonders druckentlastet sind.
9. Bereiche, an denen Scherkräfte, bedingt durch die Lagerung besonders auftreten können.
10. Allgemeine Nachteile der Lagerung. Allgemeine Vorteile der Lagerung.
11. Besonderheiten.

5.2 Bauchlage

5.2.1 Einführung

Die Bauchlagerung wird von Pflegenden nicht allzu häufig durchgeführt. Mit ihr werden vor allem Ängste vor der Durchführung und ein hoher Personen- und Zeitaufwand assoziiert [1]. Die Bauchlagerung hat höchsten Wert für Wahrnehmung, Lungenbelüftung und Lösen der Spastizität. Patienten und Patientinnen, die am Schlaganfall-Projekt der Volkshochschule Unna 1985 teilgenommen haben, fragten mich häufig in der Nachbetreuungsgruppe, wie sie selbst eine gute Bauchlagerung einnehmen könnten. Bei meiner Frage, ob sie gerne auch in der Akutphase im Krankenhaus oder später in der Reha-Klinik auf dem Bauch gelegen hätten, antworteten die mit »Ja«, die auch vor dem Geschehen schon häufig auf dem Bauch gelegen haben. Es ist also notwendig, in der Pflegeanamnese nach entsprechenden Vorlieben des Patienten zu fragen. Eigene Erfahrungen mit der Bauchlagerung bei Patienten im Krankenhaus, für die dies zuerst eine ungewohnte Lage war, zeigen, und zeigten mir immer wieder, wenn diese Lagerung langsam und mit viel Fühl- und Führinformation durchgeführt wird, daß der größte Teil der Patienten, nach dem sie die positiven Auswirkungen erlebt haben, gerne wieder auf dem Bauch gelagert wird.

Erfahrungen aus Intensivabteilungen bestätigen dies, auch wenn die Zwerchfellatmung in dieser Position eingeschränkt wird. Pat Davies (1995) sagt hierzu: »Die Vorteile, die die Bauchlage dem Patienten, bieten können nicht oft genug betont werden, denn jedes Mal, wenn er auf dem Bauch gelagert wird,...wird auch die Spastizität durch die unterstütze Lagerung reduziert« (Davies, 1995, 330).

[1] Wer an Kinästhetik-Kursen oder an Aktivitas®-Kursen teilgenommen hat, kann diese Bedenken schnell zerstreuen.

5.2.2 Vorteile

- Bessere Sekretmobilisation und Ablauf zur Bifurkation besonders aus den hinteren und unteren Lungenbereichen
- Hoher Wahrnehmungsinput, da die vordere Körperseite die sensibelste und wahrnehmungsfähigste Seite des Körpers ist
- Beste Lagerung zur Muskelentspannung bei spastischer Muskulatur
- Gute Lagerung für pflegetherapeutische Maßnahmen wie atemstimulierende Einreibung, Druckentlastung des gesamten Rückenbereiches, bei Gefahr von Druckgeschwüren, gut durchzuführender Verbandwechsel
- Gute Ausgangsposition für das Training des Vier-Füßler-Standes (der eine Voraussetzung zum Gehen in der Physiotherapie bildet)
- In der Bauchlagerung ist eine einfache Lageveränderung von unten nach oben im Bett möglich. Hatch und Maietta sprechen hierbei von einer Position, die sich gut eignet, um Fortbewegung durchzuführen (Hatch/Maietta, 1992)
- Die Schulterblätter liegen dem Brustkorb an, die Schulterblattspitzen gehen in Richtung vorne oben, wodurch der Oberarmknochen im Gelenk eingestellt wird

5.2.3 Nachteile

- Einschränkungen der Zwerchfellatmung
- Häufig ungewohnte Liegeposition (insbesondere für viele alte Menschen)
- Eingeschränktes Gesichtsfeld solange kein Abstützen in den Ellenbogenstand möglich ist
- Einstauen in Kopfbereich
- Häufig Speichelfluß
- Viel Druck auf Brust und Brustwarzen bei Frauen mit sehr kleinen oder sehr großen Brüsten

5.2.4 Vorbereitung

Material
- Drei Kopfkissen zu Schiffchen gefaltet
- Ausgleichsmaterial für den Schulterbereich, wie Luftballons in kleinen Kopfkissenbezügen, Handtücher oder zwei Fritzchen (kleine Kopfkissen)

Vorbereitung des Patienten
- Allgemeine Vorbereitung des Patienten (s. S. 45ff)
- Kopf-, Schulter- und Hüftmobilisation
  Die Entscheidung, über welche Seite der Patient gedreht wird, ist abhängig von folgenden Punkten.

1. Wenn der Patient den gelähmten Arm gestreckt an den Körper anlegen kann wird er über die gelähmte, Seite gedreht da dies die intensivste Wahrnehmung für ihn bewirkt.
2. Befindet sich der gelähmte Arm im Ellenbogen in einer nicht aufhebbaren Beugung, wird der Patient über die nicht gelähmte Seite gedreht, da es sonst zu Verletzungen kommen kann.

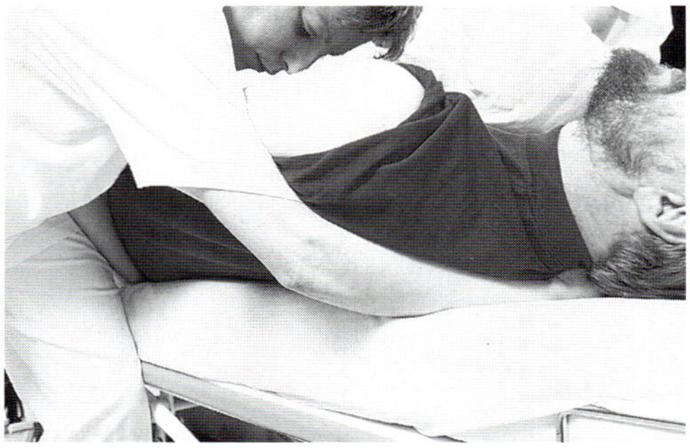

Abb. 189

Vorbereitung der Pflegeperson
- Allgemeine Vorbereitung (s. S. 45ff)

5.2.5 Umlagerung vom Rücken auf den Bauch

Der Patient ist linksseitig gelähmt und wird über die nicht gelähmte Seite gedreht.

Mit besonderer Achtung bei einer schlaffen Lähmung den
- Patienten soweit wie möglich zur linken Bettseite ziehen (*Abb. 189/190*).

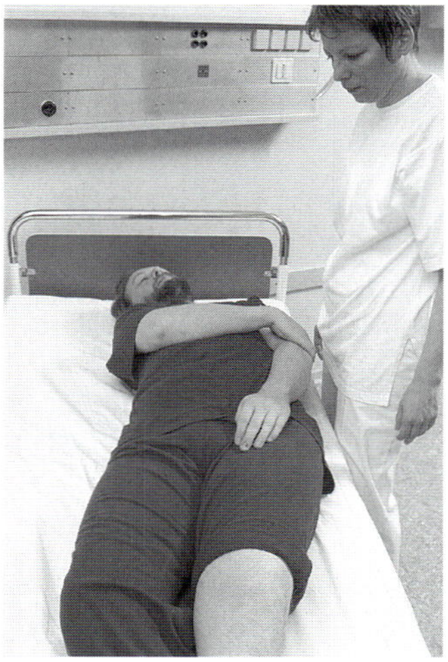

Abb. 190

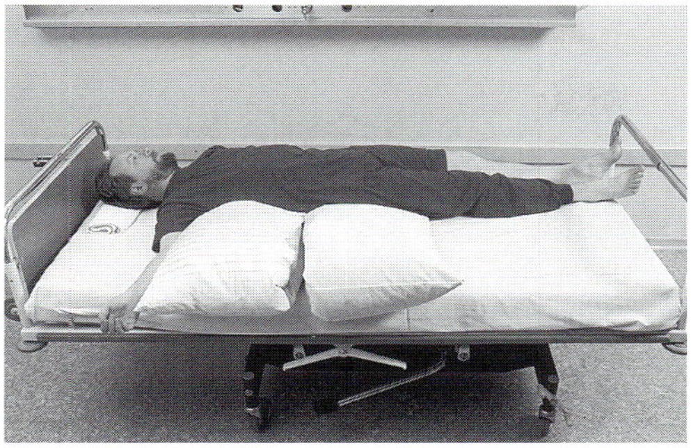

Abb. 191

- Nicht gelähmten Arm in 90°-Stellung bringen.
- Erstes Kissen in Höhe der Achselhöhle mit der eingeschlagenen Seite zum Fußende einlegen, zweites Kissen mit der eingeschlagenen Seite zum ersten Kissen hin anlegen (*Abb. 191*).
- Den nicht gelähmten Arm an den Körper heranführen (*Abb. 192*).

Der Ellenbogen muß gestreckt sein!

- Pflegeperson 1: Sie führt den gelähmten Arm und das gelähmte Schulterblatt (*Abb. 193*).

Es darf beim Bewegungsablauf kein Zug über den gelähmten Arm ausgeübt werden!

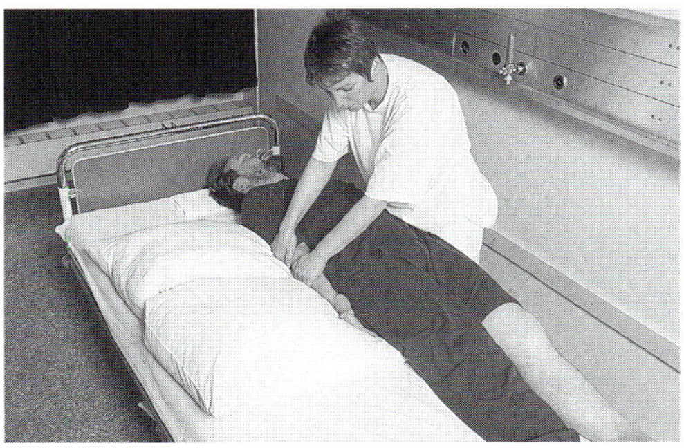

Abb. 192

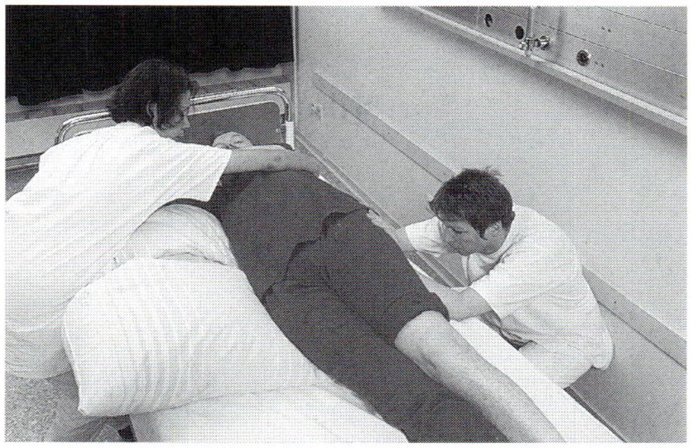

Abb. 193

- Pflegeperson 2: Sie führt die Hüfte (kann das Bein angebeugt werden, wird das gelähmte Knie über das ausgestreckte, nicht gelähmte Bein gelagert (*Abb. 194*).
- Pflegeperson 1: Sie leitet über das gelähmte Schulterblatt die Bewegung ein (*Abb. 195*).

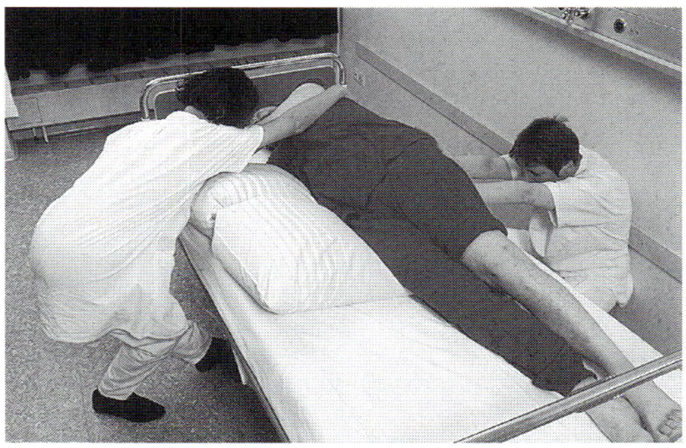

Abb. 194

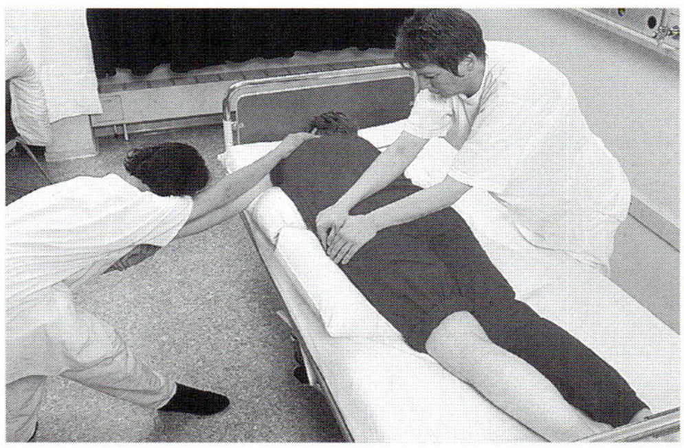

Abb. 195

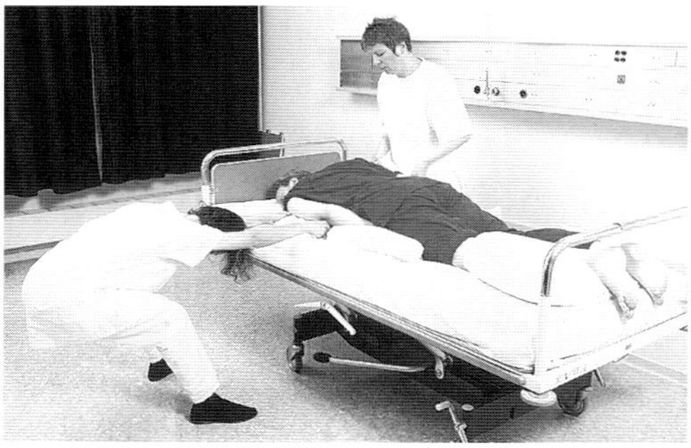

Abb. 196

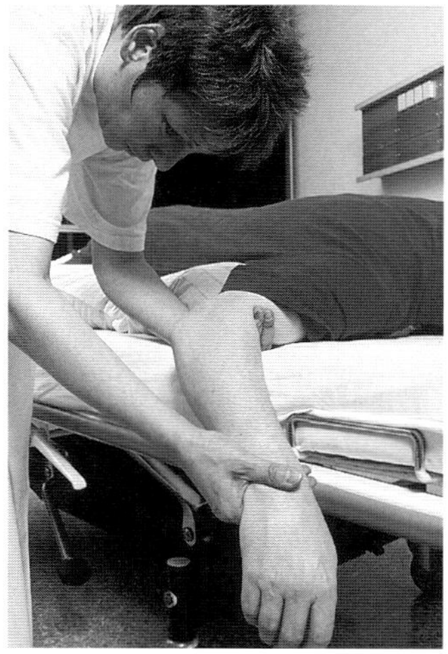

Abb. 199

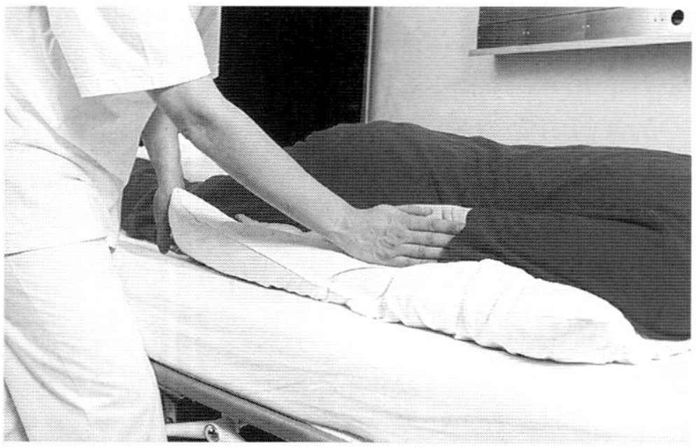

Abb. 197

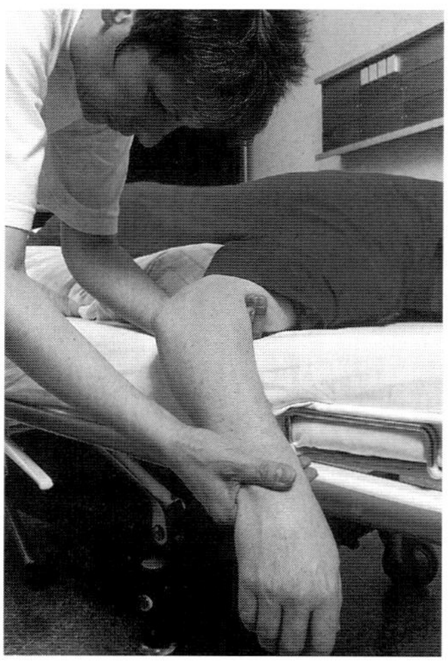

Abb. 198

- Pflegeperson 2: Sie unterstützt die Bewegung in der Hüfte.
- Pflegeperson 1: Sie macht mit ihrem Gesäß einen Halbkreis Richtung Boden und Kopfende.
- Pflegeperson 2: Sie richtet sich auf, während sie das Becken führt (*Abb. 195*).
- Pflegeperson 1 oder 2: Sie lagert über Kissenverschiebung den Patienten in die Mitte; dabei muß sie darauf achten, daß der Hinterkopf in Zugrichtung liegt, da sonst die Nase über eine Rotation des Kopfes in die Matratze gezogen wird (*Abb. 196*).
- Pflegeperson 1: Sie führt unter Beachtung des Schultergelenkes den gelähmten Arm an den Körper des Patienten heran (*Abb. 197*).
- Pflegeperson 1: Sie führt unter Beachtung des Schultergelenkes den zu ihr zeigenden Arm nach oben; dieser wird am wenigsten traumatisiert, wenn der Unterarm außerhalb des Bettes geführt wird und der Oberarm die Matratze nicht verläßt (*Abb. 198/ 199*).
- Pflegeperson 2: Sie macht dasselbe auf der anderen Seite.

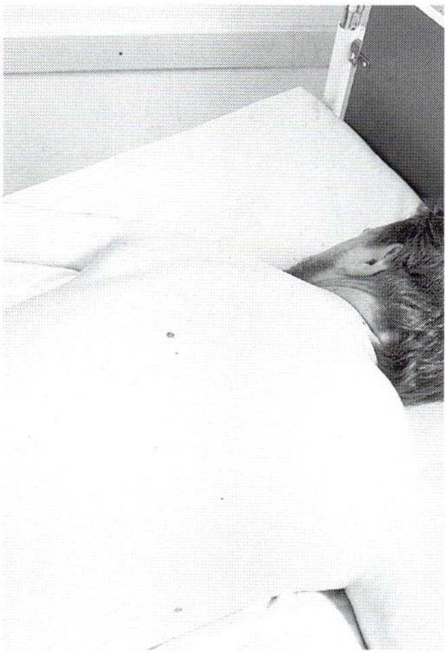

Abb. 200

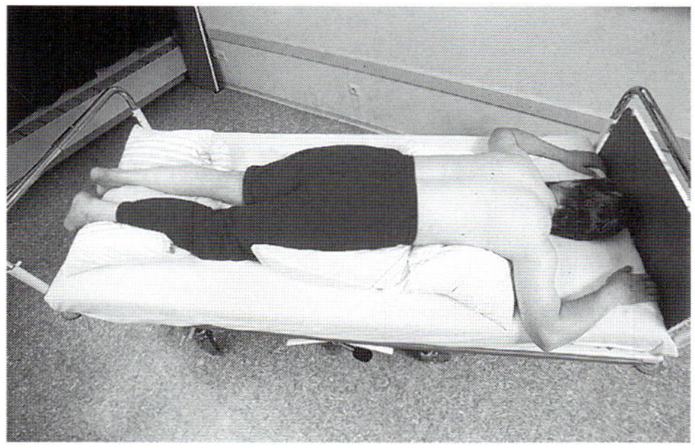

Abb. 201

Der Ellenbogen darf nicht angehoben werden, da sonst der Oberarmkopf subluxiert werden kann!

- *Abb. 200* zeigt die Lage der Schulterblätter bei nach oben gelegtem und nach unten gelegtem Arm.
- Das dritte Schiffchen wird jetzt unter die Unterschenkel gebracht, so daß die Zehen so wenig wie möglich Gewicht tragen, aber mit der Matratze in Kontakt bleiben.
- Die Oberschenkel werden ausgestrichen, indem die flache Hand unter den Oberschenkel geschoben wird. Die Handinnenfläche zeigt zum Oberschenkel, die Hand wird mit aufgelegtem Handrücken zur Bettkante gezogen.
- Die Schultern werden von vorne so ausgepolstert, daß sie eine gute Unterstützung haben, ohne daß der vordere Halsbereich eingeschränkt wird (kleines Kissen).
- Der Kopf ist zur gelähmten Seite hin gedreht (*Abb. 201*).

5.2.6 Benutzung des Analyseblattes nach Abschluß der Lagerung auf dem Bauch

Analyseblatt
– Lagerung bei Schlaganfallpatienten

1. **Herr/Frau:**	*Humperdinck,*	*Zimmer 112*
2. **Datum:**	*15.12.96*	
3. **Lähmung:**	*linksseitig*	
	Drehung über nicht gelähmte Seite	
4. **Lagerungsart:**	*Bauchlagerung*	
5. **Beschreibung des Tonus:**	*Hypertonus*	

6. Kontrollpunkte nach der Lagerung

Kopf/HWS: Kopf zur gelähmten Seite gedreht, Halswirbelsäule (HWS) in entspannter Position

Brustkorb/BWS: Brustwirbelsäule (BWS) gebeugt durch Unterstützung im Sternumbereich

Taille/LWS: Lendenwirbelsäule (LWS) ausgeglichen in physiologischer Stellung, kein Hohlkreuz

Problem: Spannungen im Rücken oder unbequeme Lage

Ursachen/Lösungsmöglichkeiten:

Das erst Kissen ist meist zu weit Richtung Hals gerückt. Dies kann behoben werden indem man von beiden Seiten mit der flachen Hand an den kopfwärtszeigenden Rand geht und diesen gemeinsam Richtung Fußende zieht, bzw. indem man zunächst die eine Körperhälfte des Patienten entlastet und das Kissen dort nach unten zieht und dann mit der zweiten entsprechend verfährt.

Der Oberkörper ist zu flach gelagert

Dies läßt sich nur durch eine erneute Lagerung beheben indem man dann ein oder mehrere Kissen zusätzlich unterlegt.

Schulterbereich: Oberarmkopf steht in der Pfanne, der Schulterbereich ist gut gestützt mit Kissen, Luftballon oder Handtüchern

Schulterblätter: liegen dem Brustkorb an, die Schulterblattspitzen zeigen nach vorne oben. Auf Abb. 200 ist deutlich zu sehen, daß auf der Seite des oben liegenden Armes, das Schulterblatt besser am Körper anliegt. Auf die Hochlagerung des Armes kann auch verzichtet werden, wenn eine zu hohe Spastizität die Bewegung des Armes verhindert.

Knie: der Auflagedruck ist überprüft

Fußgelenk: entspannt gebeugt

Zehen: mit geringer Auflagedruck auf der Matratze

7. Körperstellen, die durch die Lagerung besonders belastet sind:

Jochbein, Ohrmuschel, Schläfenbereich
Sternum
Darmbeinschaufel vorne (ist bei korrekter Lagerung durch Kissen abgepolstert)
Fußrücken in Spitzfußstellung
Knie
Zehenbereich

8. Körperstellen, die durch die Lagerung besonders druckentlastet sind:

gesamter Körperrückenbereich wie Hinterkopf, hintere BWS, Kreuzbein, Steißbein, Ellenbogenbereich, Fersen, Fußsohlen und Fußseiten

9. Bereiche an denen Scherkräfte, bedingt durch Lagerung besonders auftreten: Keine

10. Allgemeine Nachteile der Lagerung (s. S. 122)

11. Allgemeine Vorteile der Lagerung (s. S. 121)

12. Besonderheiten

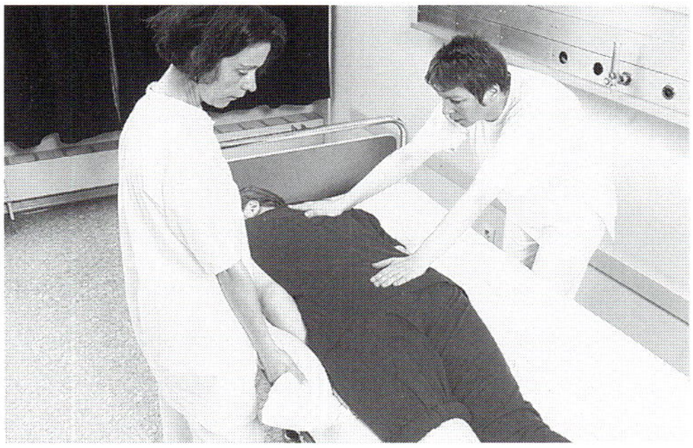

Abb. 202

5.2.7 Umlagerung vom Bauch auf den Rücken:

- Arme werden – wie oben beschrieben – an den Körper herangeführt.

Die Ellenbogen müssen gestreckt sein!

- Pflegeperson 1: Sie zieht den Patienten zur gelähmten Seite über die Kissen zu sich (Hinterhaupt des Patienten in Zugrichtung).
- Pflegeperson 2: Sie unterstützt durch Ankippen mit den Kissen (dadurch wird der Reibungswiderstand erniedrigt).
- Das Beinkissen wird herausgenommen.
- Pflegeperson 2: Sie bringt ihre kopfendenahe Hand an das nicht gelähmte Schulterblatt (*Abb. 202*).

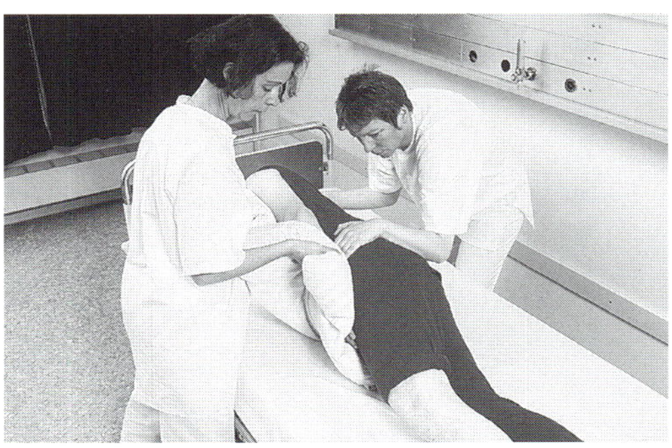

Abb. 203

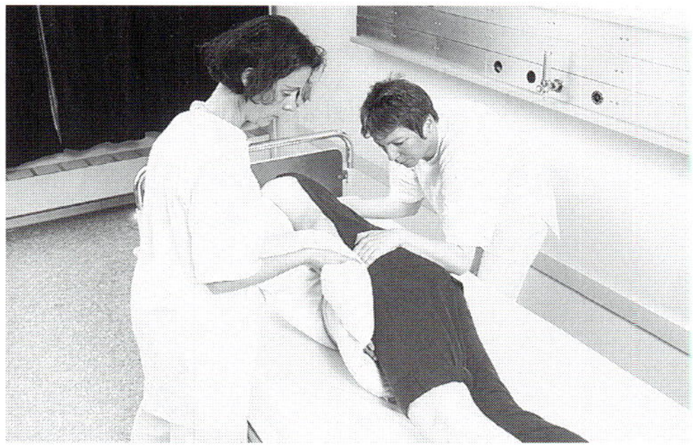

Abb. 204

- Pflegeperson 2: Sie legt ihre fußwärtsnahe Hand an den vorderen oberen Darmbeinstachel (Spina iliaca anterior superior) (*Abb. 203*).

Bewegungsablauf

- Pflegeperson 2: Sie zieht den vorderen Darmbeinstachel nach hinten unten (*Abb. 204*).
- Pflegeperson 2: Sie bringt gleichzeitig ihren kopfnahen Unterarm so dicht an den Oberkörper des Patienten, daß dieser eine gute Fühlerfahrung spürt und beim weiteren Drehen auf ihren Arm geleitet wird (*Abb. 205*).

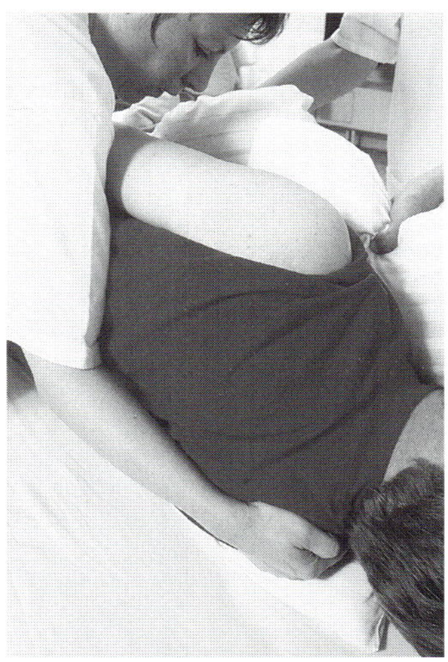

Abb. 205

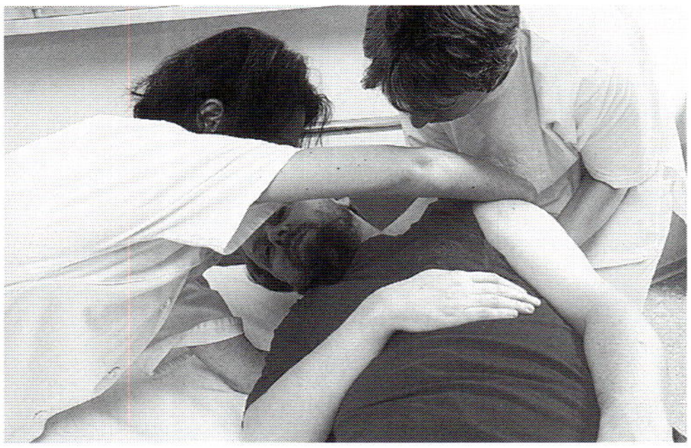

Abb. 206

Die Pflegeperson 2 muß ihren Körper in dieser Situation gut kontrollieren, so daß es bei der Gewichtsübernahme nicht zu einer Verdrehung ihrer Wirbelsäule kommt.

- Diese Drehung muß sehr langsam und mit viel Fühlinformation geschehen, daß der Patient sonst Fallangst mit all ihren negativen Folgen entwickelt.
- Unter den Kopf des Patienten wird ein Kissen geschoben, so daß in dieser leichten Seitenlage keine Spannung entsteht.
- Nun wird der Patient in die Bettmitte zurückgebracht und entsprechend weiter gelagert oder bewegt (*Abb. 206/207*).

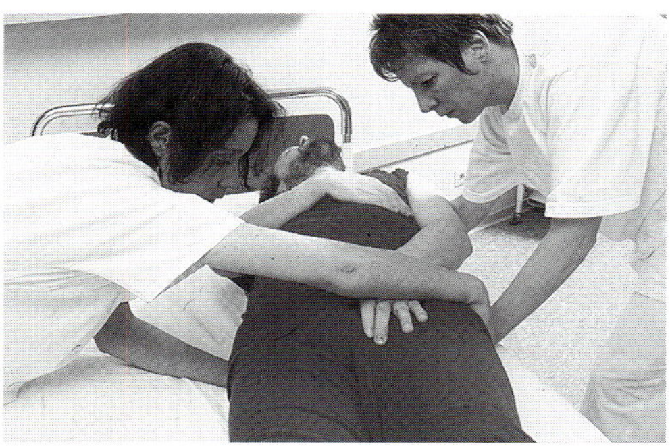

Abb. 207

5.3 Lagerung auf der gelähmten Seite

5.3.1 Einführung

Die Lagerung auf der gelähmten Seite ist neben der Bauchlagerung die beste Form der Lagerung. Alle Ziele der Lagerung können hierbei erfüllt werden; besonders die Schulung der Wahrnehmung und der Gewichtsaufnahme. Sie wird beim Ansehen oft als sehr verdreht empfunden.

Nehmen Sie deshalb diese Haltung bitte einmal selbst ein! Sie werden merken, wie entspannend Sie sich anfühlt.

5.3.2 Vorteile

- Gewichtsaufnahme auf der betroffenen Seite; sie vermittelt dem Patienten, daß er Zutrauen zu dieser Seite fassen kann, daß diese ihn wieder trägt, und eine Reduktion der Spastizität
- Wahrnehmungsschulung der gelähmten Seite
- Längen der gelähmten Seite
- Rotation bringt Entspannung für die Rückenmuskeln
- Beweglichkeit der nicht gelähmten Seite
- Null-Stellung im Hüftgelenk, was als Vorbereitung zum Gehen sehr wichtig ist

5.3.3 Nachteile

- Die Lagerung wird häufig von den Patienten sehr schnell wieder aufgelöst, da die bewegungsfähigere Seite beweglich bleibt
- Starker Druck auf den vorderen unteren Darmbeinstachel

5.3.4 Vorbereitung

Material

- Eine Decke als Beinunterlage evtl. eine zweite für die hintere Seite bei unruhigen Patienten.
- Ein Fußbrett oder anderes Brett, um es für die Armauslagerung unter die Matratze zu schieben.
- Drei zu Schiffchen geformte Kopfkissen (*Abb. 208*).

Vorbereitung Patient

Kopf-, Schulter-, Arm- und Hüftmobilisation und allgemeine Vorbereitungen.

Vorbereitung Pflegeperson

Allgemeine Vorbereitung (s. S. 45)

5.3.5 Ablauf

- Das Kopfkissen halbiert unter den Kopf schieben. Der Hals wird hierbei um das Maximum an Bewegung zu erhalten, freigelassen.
- Den Patient möglichst weit zur nicht gelähmten Seite ziehen.
- Die Decke seitlich an die gelähmte Seite legen; die Höhe der Decke bemißt sich nach der Kniehöhe des Patienten.
- Es wird deshalb eine Decke gewählt, weil diese mehr Widerstandserfahrung bietet und die gewählte Form beibehält, ohne daß sie in sich zusammensackt

Vorher unbedingt die Schulter überprüfen evtl. Schultermobilisation noch einmal durchführen und den Arm in eine gute Außenrotation bringen.

- Den Patienten in die Seitenlage bringen (s. S. 85).
- Unterschenkel und Oberschenkel auf der Decke lagern.
- Den Kopf in Richtung Brustbein beugen.
- Das zweite halbierte Kissen hinter den Rükken legen.
- Den Patienten am Brustbein durch leichten Druck mit dem Oberkörper nach hinten rotieren (*Abb. 209*).
- Den gelähmten Arm nach vorne lagern, das Fußbrett kann unter die Matratze gescho-

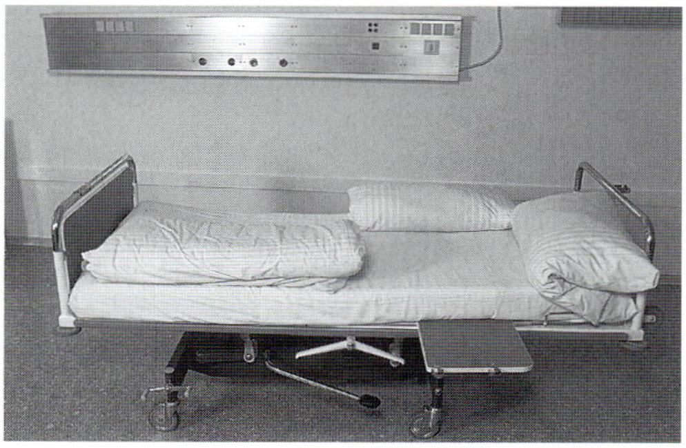

Abb. 208

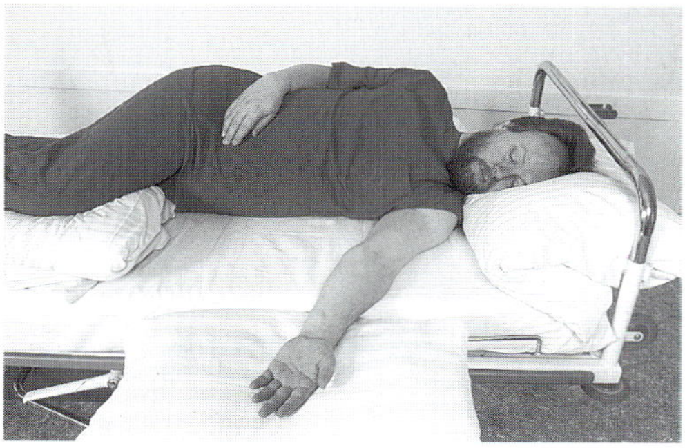

Abb. 209

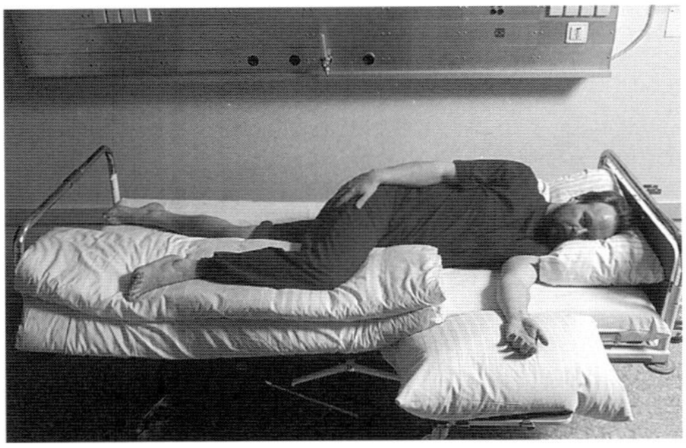

Abb. 210

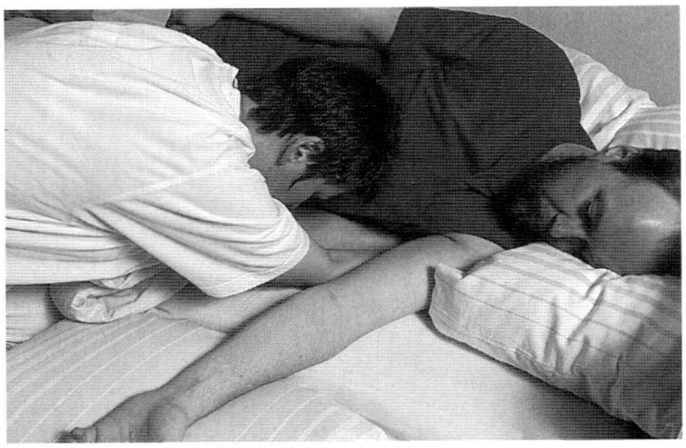

Abb. 212

ben werden, die Matratzenhöhe kann durch ein Kissen oder eine Decke ausgeglichen werden (*Abb. 210*).

- Die flachen Händen unter das gelähmte Schulterblatt schieben (*Abb. 211*).
- Die Pflegeperson zieht das Schulterblatt nach vorne.
- Die Arme der Pflegeperson bleiben auf der Matratze (*Abb. 212/213*).
- Die Pflegeperson wechselt die Seite und zieht das Gesäß des Patienten nach hinten, dadurch beträgt der vordere Winkel zwischen Becken und Matratze unter 90°, die Rotation im Bereich Brustkorb und Becken sowie die Längung der gelähmten Seite werden verstärkt (antispastische Lage). Zudem ist diese Lagerung auf dem vorderen Beckenbereich nötig, um eine Null-Stellung der gelähmten Seite in der Hüfte zu erreichen.
- Der Unterschenkel des gelähmten Beines kann bei Bedarf leicht angebeugt werden.
- Die Pflegeperson wechselt noch einmal die Seite und stellt das Schulterblatt nach.
- Das Schulterblatt wird soweit mit seiner Spitze nach vorne gebracht, bis es dem Brustkorb anliegt.
- Der Arm liegt in Außenrotation mit der Handinnenfläche Richtung Decke.
- Das Handgelenk liegt gut entspannt, so daß der venöse Rückfluß gewährleistet ist (*Abb. 214/215*).

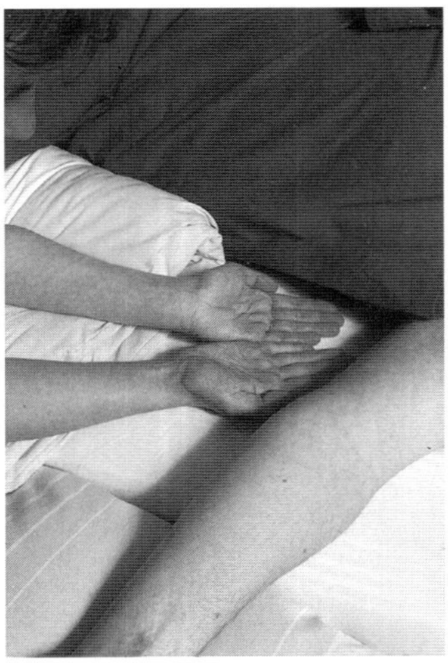

Abb. 211

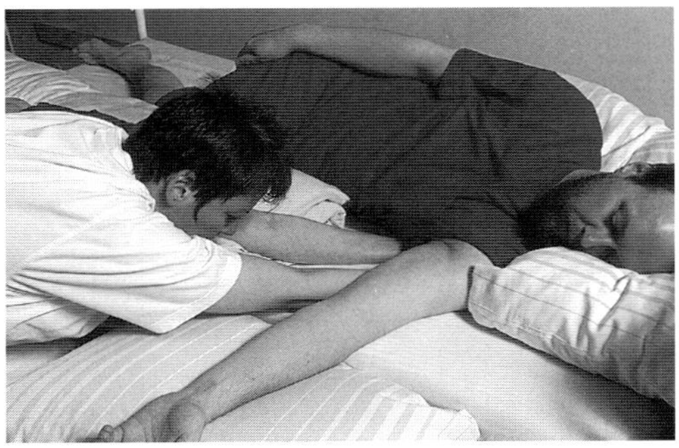

Abb. 213

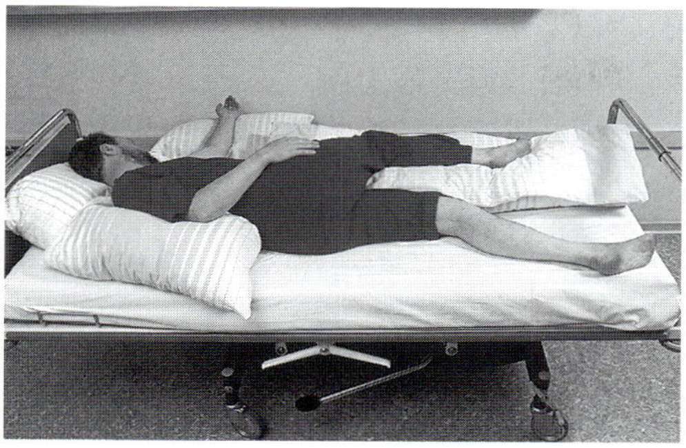

Abb. 214

Besonderheiten
Der Rücken des Patienten und die Bettseite bilden eine Gerade. Eine Verschiebung, d.h., wenn der Oberkörper zu weit nach vorne zeigt, führt häufig zu Spannungen.

5.4 Lagerung auf der nicht gelähmten Seite

5.4.1 Einführung

Die Lagerung auf der nicht gelähmten Seite ist eine 90° Lagerung mit all ihren druckbelastenden Komponenten. Die 90°-Lagerung ist normalerweise in der Pflege nicht mehr üblich und wird, wenn genügend andere Lagerungsmöglichkeiten vorhanden sind, als Pflegefehler gewertet. Sie wird also nur noch als pflegetherapeutische Lagerung oder aus pflegetherapeutischen Überlegungen heraus durchgeführt. Besonders bei schlaffer Lähmung und ausgeprägten Wahrnehmungsstörungen hat sie ihre Tükken. Sie ist jedoch in ihrer korrekten Durchführung bei Schlaganfallpatienten eine gute therapeutische Lagerung.

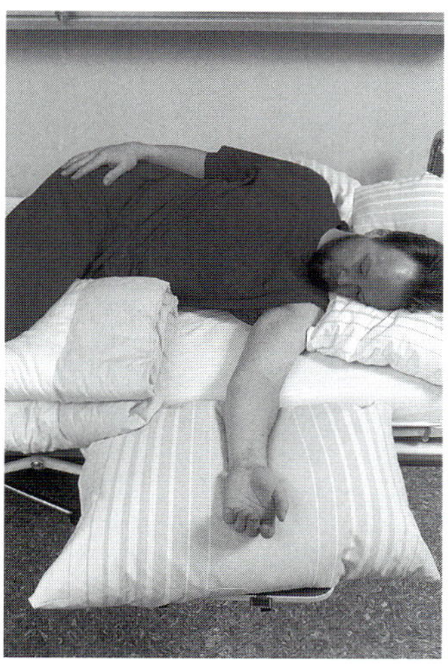

Abb. 215

5.4.2 Vorteile

- Verstärkte Begrenzungswahrnehmung durch die Kissen an der Vorderseite des Körpers
- Das Schulterblatt der gelähmten Seite liegt mit der Schulterblattspitze nach vorne oben am Brustkorb an

5.4.3 Nachteile

- Sie hat viele Druckbelastungspunkte im Becken-/Schulterbereich
- Sie führt zu starker Einschränkung der Mobilität, da die bewegliche Seite unten liegt
- Das Gesichtsfeld ist stark eingeschränkt
- Bei einer schlaffen Lähmung besteht die Gefahr, daß der oben gelagerte Schulter-/Armbereich nach hinten zurück fällt. Hierdurch kann es zu einer Verletzung in diesem Bereich kommen

5.4.4 Vorbereitung

Material
- Bettgitter auf der gelähmten Seite
- Polstermaterial für das Bettgitter
- Ein Kissen für den Sternumbereich
- Zwei bis vier große Kissen zur Lagerungsunterstützung des gelähmten Armes
- Eine Decke für das gelähmte Bein
- Polstermaterial wie Handtücher, Fritzchen usw.

Vorbereitung Patient
Kopf-, Schulter-, Arm- und Hüftmobilisation und allgemeine Vorbereitungen (s. S. 67 ff.).

Vorbereitung Pflegeperson
Allgemeine Vorbereitung (s. S. 45)

5.4.5 Ablauf

- Den Patienten soweit wie möglich zur gelähmten Seite bewegen.
- Der Kopf muß gut unterstützt sein, d.h. das Kissen muß in der Seitenlage die Strecke zwischen Schulter und Kopf ausfüllen (*Abb. 216*).
- Die Decke in der Höhe des Knies vor den Oberschenkel legen.
- Die Drehung in die Seitlage wird durchgeführt wie auf Seite 91 ff beschrieben.

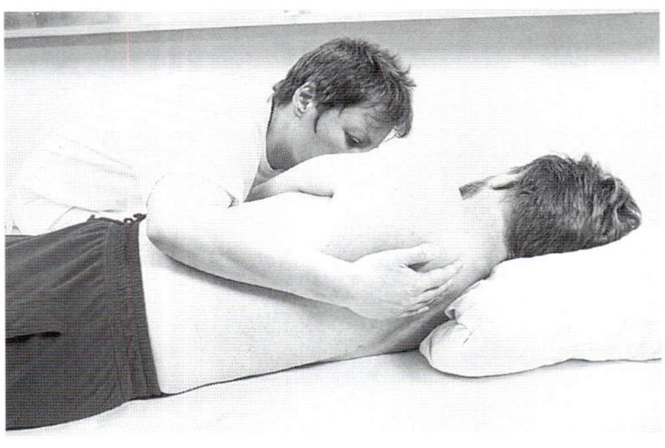

Abb. 216

Bei der Drehung ist besonders bei schlaffer Lähmung darauf zu achten, daß das Schulterblatt gut geführt wird und am Arm nicht gezogen wird. Bei schlaffer Lähmung ist es günstig, über die Hüfte zu drehen.

- Nach der Drehung wird der gelähmte Arm auf dem Körper des Patienten abgelegt. Es ist günstig, wenn eine zweite Person jetzt besonders auf den Schulter-/Armbereich achtet, so daß besonders bei schlaffer Lähmung kein Trauma in diesem Bereich entsteht.
- Nun wird ein Kopfkissen zu einer festen Rolle geformt (*Abb. 217*).
- Das gerollte Kissen wird fest an das Sternum herangedrückt (*Abb. 218*).

Eigenerfahrung
Drücken Sie mit der Faust gegen Ihr Sternum; Sie werden merken, wie der Brustkorb in Beugung geht und Ihre Schulterblattspitzen nach vorne oben rotieren.

- Weitere Kissen – Menge je nach Umfang des Brustkorbes – werden vor den Patienten gelegt (*Abb. 219*).
- Das Schulterblatt wird so ausgerichtet, daß die Schulterblattspitze nach vorne oben zeigt und das gelähmte Schulterblatt dem Brustkorb anliegt (*Abb. 220*).
- Das Gesäß des Patienten wird noch etwas mehr nach vorne gekippt.

Fällt bei einer schlaffen Lähmung der Oberarm oder das Schulterblatt zurück, ist diese Lagerung für diesen Patienten nicht geeignet.

- Die Handlage wird überprüft, ob der venöse Abfluß möglich ist.
- Der nicht gelähmte Arm darf variabel gelagert werden.

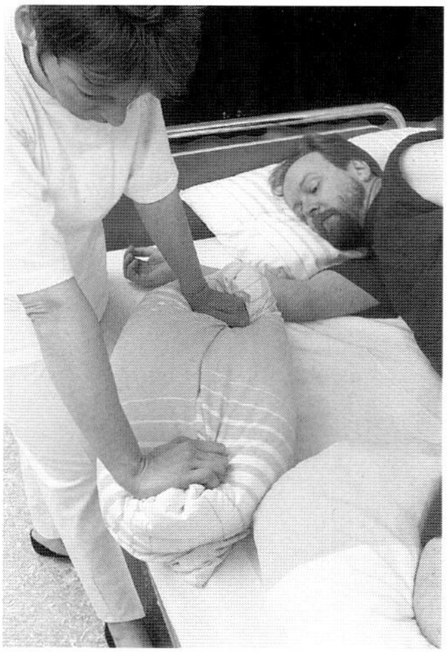

Abb. 217

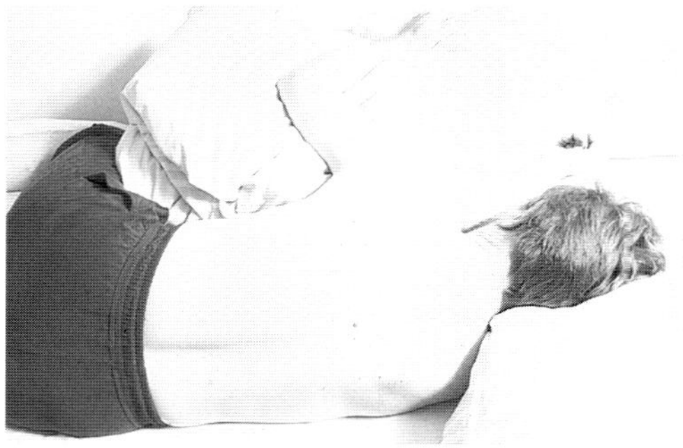

Abb. 220

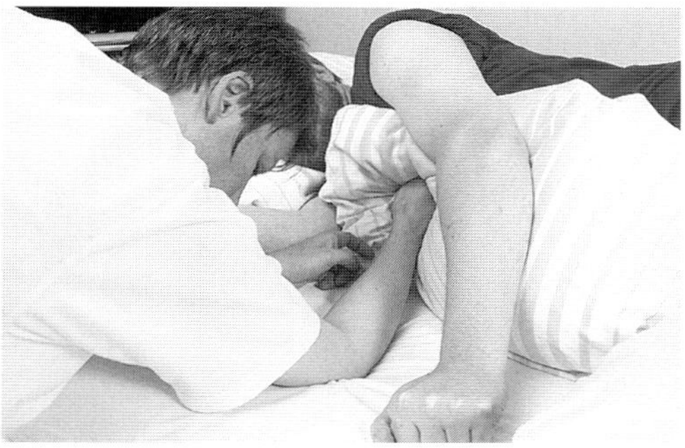

Abb. 218

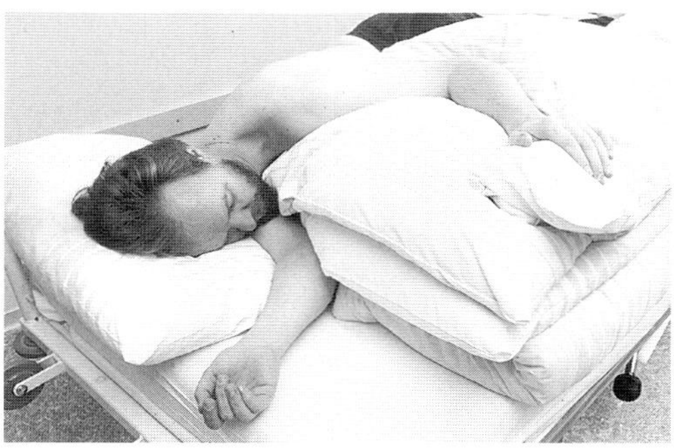

Abb. 219

5.5 Rückenlage

5.5.1 Einführung

In der Rückenlage werden die Patienten im Krankenhaus, Altenheim und zu Hause am häufigsten vorgefunden. Häufig wird sie zudem noch mit einem Hochstellen des Kopfteiles verbunden. Dies führt zu einem Einfallen im Brustkorbbereich. Dadurch wird die Atmung stark eingeschränkt und ein Kippen zur gelähmten Seite hin provoziert, was die Verkürzung auf dieser Seite noch unterstützt.

Nach Davis (1984) hat sie auf die Reflexaktivität die negativste Auswirkung, da bedingt durch den Druck des Kopfes ins Kissen der Nacken überstreckt wird und besonders der tonische Nacken- und Labyrinthreflex verstärkt wird (Davis 1984, 70). Das Grundziel »dem spastischen Muster entgegen zulagern« ist nur schwer zu verwirklichen. Es müssen zusätzliche Unterlagerungen im Schulterblatt und Hüftbereich angebracht werden, um der Schwerkraft entgegenzuwirken.

5.5.2 Vorteile

- Übliche und gewohnte Lagerung
- Der Kopf kann zum Trinken leicht angehoben werden

5.5.3 Nachteile

- Spastizität wird erhöht
- Kaum möglich im antispastischen Muster zu lagern
- Viele Auflagepunkte und Druckgeschwürgefahr
- Bei zusätzlich erhöhtem Kopfteil kommt es zum:
  - Auftreten von Scherkräften durch Herunterrutschen zum Fußende
  - schlechte Belüftung der Lunge durch Einsinken im vorderen Brustkorbbereich
  - Verkürzung der gelähmten Körperseite

Wenn Sie sich doch für die Rückenlage entscheiden, ist es besonders wichtig, diese korrekt durchzuführen.

5.5.4 Vorbereitung

Material
- Festes Kopfkissen zu Schiffchen geformt (in der Höhe so, daß Rücken und Kopf eine Gerade bilden)
- Zwei kleine Kissen bzw. Handtücher für Schulterblatt und Hüftbereich

Vorbereitung Patient
Kopf-, Schulter-, Arm- und Hüftmobilisation und allgemeine Vorbereitungen (s. S. 67 ff.).

Vorbereitung Pflegeperson
Allgemeine Vorbereitung (s. S. 45)

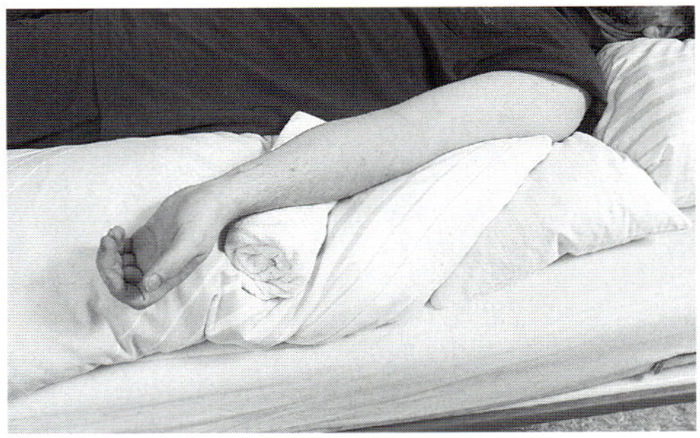

Abb. 221

5.5.5 Ablauf

- Kopfkissen zum Schiffchen geformt unter den Kopf legen. Der Hals bleibt frei, um eine gute Beweglichkeit zu erhalten.
- Unterlagerung des Schulterblatt und Hüftbereiches mit einem Handtuch oder einem Kissen. Sie sollte nur nach Absprache mit den Physiotherapeutinnen vorgenommen werden. Es ist hierbei besonders darauf zu achten, daß sich am Brustkorb die Schulterdächer und im Beckenbereich die vorderen Beckenschaufeln in einer Linie befinden.
- Die Hände werden so gelagert, daß ein venöser Rückstrom ermöglicht wird (*Abb. 221*).
- Die Beine werden so gelagert, daß sie sich in einer physiologischen Mittelposition befinden (*Abb. 222/223*).

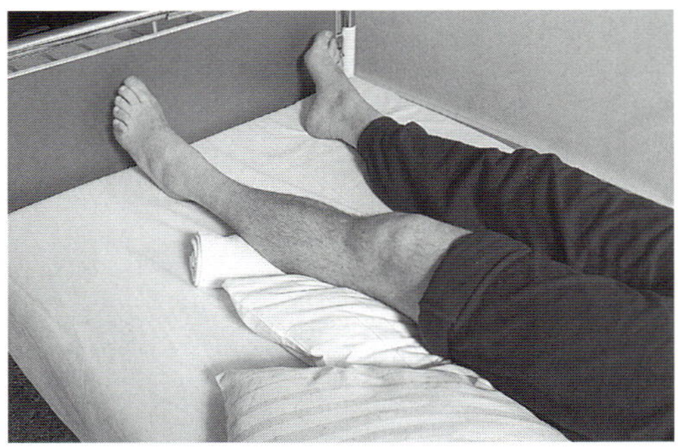

Abb. 222

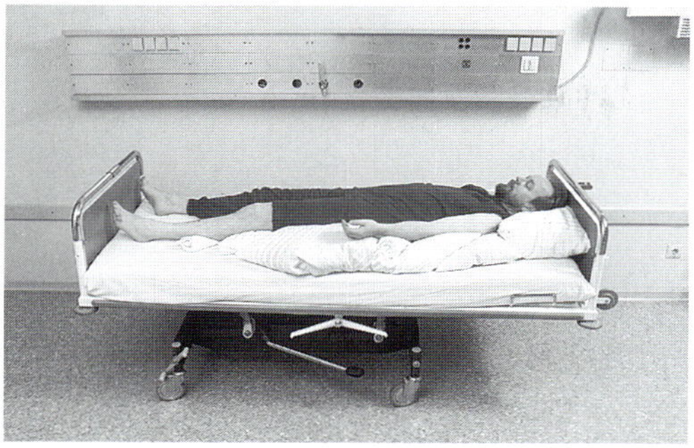

Abb. 223

5.6 Weichlagerung

5.6.1 Einführung

Die Weichlagerung wird häufig noch vom Pflegepersonal bevorzugt; wird sie dann auch noch mit der Rückenlage verbunden hat dies besonders negative Konsequenzen für den Patienten. Die Weichlagerung hat gravierende Nachteile und darf deshalb nur eingesetzt werden, wenn ein Patient/eine Patientin bedingt durch Medikamentengabe oder einen sehr schlechten Allgemeinzustand übermäßig Dekubitus gefährdet ist.

5.6.2 Vorteile

- Keine bei Schlaganfallpatienten ohne spezifische Zusatzerkrankungen

5.6.3 Nachteile

- Bewegungseinschränkung besonders der Spontanbewegungen
- Verlust des Körperschemas
- Entwicklung eines spastischen Musters durch Gravidationskräfte und Widerstandsuche

5.6.2.1 Erklärungen

- Bewegungseinschränkung besonders der Spontanbewegung

Die Bewegungseinschränkung bei Weichlagerung kommt durch folgende Aspekte zustande:

Kopf, Arme, Brustkorb, Becken und Beine des Menschen werden nach Hatch und Maietta (1992) als Massen bezeichnet. Sie heißen deshalb so, weil das Gewicht des Körpers hauptsächlich in diesen Bereichen zentriert ist. Hals, Achseln, Taille und Übergang Oberschenkel zum Gesäß sind Zwischenräume, die frei sein müssen, wenn Bewegung stattfinden soll (Hatch, Maietta 1992).

Eigenerfahrung 1
Legen Sie Ihre Hand ganz fest an den hinteren Halsbereich. Versuchen Sie nun, Ihren Kopf zu drehen. Sie spüren, wie die Bewegung gebremst wird und nicht der volle Spielraum benutzt werden kann. Nehmen Sie die Hand nun weg, kann der Kopf frei von einer Seite zur anderen gedreht werden.

Eigenerfahrung 2
Lassen Sie sich auf einem Stuhl sitzend von jemanden unter den Achseln hochziehen. Sie spüren (außer, daß es sehr schmerzhaft ist), daß Ihre Arme sich nicht mehr so gut bewegen können und daß es Ihnen kaum bzw. gar nicht gelingt, den Brustkorb in eine Drehbewegung zu führen.

Eigenerfahrung 3
Stemmen Sie die Hände in die Taille und versuchen Sie, das Becken zu bewegen. Sie wer-

den bemerken, daß die Bewegung sehr stark eingeschränkt ist. Nehmen Sie nun die Hände weg und Sie werden feststellen, daß das Becken in alle Richtungen frei beweglich ist.

Alle diese Einschränkungen geschehen bei Weichlagerung. Die Massen drücken sich in die Matratze hinein. Das verdrängte Matratzenmaterial drückt sich in die Zwischenräume. Alle Zwischenräume sind hierdurch blockiert. Das bedeutet, daß Sie den Patienten in eine Situation geführt haben, indem ihm die restlichen Möglichkeiten seiner Bewegungen endgültig genommen worden sind.

Verlust des Körperschemas

Neander (1994) zeigte auf, daß Menschen, die lange auf einer sehr weichen Unterlage gelegen haben und denen Wahrnehmungsreize durch gezielt eingesetzte wechselnde Informationen fehlten, ihr Körperschema verloren. So zeichnete sich z.B. ein Patient ohne Rücken nachdem er zwölf Tage in einem Mikrokugelbett in Rückenlage gelegen hatte.

Knobel (1994), machte unterschiedliche Videoaufnahmen von Patienten im Sitzen, zum einen direkt nachdem die Patienten in einer Weichlagerungsmatratze gelegen hatten, und zum anderen nachdem sie anschließend nach der ersten Aufnahme 24 Stunden auf einer Normalmatratze gelegen hatten. Der Vergleich zeigte deutlich, daß die Körperkontrolle des Patienten nach der Lagerung in der Weichmatratze stark reduziert war und schon nach 24 Stunden auf einer normalen Matratze, die also einen höheren Widerstand bot, eine signifikante Besserung aufwies. Neander (1996) zeigte auf, daß durch eine Weichlagerung Störungen der Feinmotorik, der Sitzbalance und der Gehbalance auftreten. Daraus kann die Begründung abgeleitet werden, warum ein wahrnehmungsgestörter Mensch nicht auf einer solchen Matratze gelagert werden darf.

Entwicklung eines spastischen Musters durch Gravidationskräfte und Widerstandssuche

Ausgehend davon, daß die Weichlagerung hauptsächlich in der Rückenlage erfolgt, können zwei Punkte zur Verstärkung der Entwicklung eines spastischen Musters führen:
- Durch die Schwerkraft werden die Knochen des Schulterblatt/Arm-Bereiches verstärkt in die Matratze gezogen. Das Becken wird nach hinten unten gezogen und eine Beugung im Übergang Oberschenkel/Becken eingeleitet. Dies kann als weitere Komplikation noch zu einer Kontraktur in diesem Bereich führen, was bei der späteren Rehabilitation zu Komplikationen beim Gehen führt.
- Nach dem Denkansatz von Urbas (1994, 23) ist Spastizität auch eine mögliche Suche nach Widerstand. Wird dieser nun verringert, erhöht sich die Spastizität.

Weichlagerung ist also nach den o.g. Aufführungen als Pflegefehler anzusehen. Sollte aus therapeutischen Gründen unbedingt eine Weichlagerung erforderlich sein, so muß dies in der Pflegedokumentation eingetragen und begründet werden. Gleichzeitig müssen wahrnehmungsschulende Maßnahmen vorgenommen werden wie diese von Neander(1996) beschrieben wurden.

5.7 Schräglagerung auf dem Rücken und 135°-Lagerung

Die Schräglagerung ist für den Schlaganfallpatienten nicht geeignet, da sie nach Davis in der obenliegenden Seite Gleichgewichtsreaktionen auslöst. So wird der Kopf zur seitlich höher gelegenen Seite der Unterlage, d.h., gegen die Schwere lateral flektiert (seitlich gebeugt). Der Rumpf ist ebenso gegen die Schräge lateral flektiert (seitlich gebeugt) und damit entsteht eine Verkürzung auf dieser Seite. Die der höheren Seite zugewandten Extremitäten werden abduziert und gestreckt, was die Spastizität erhöht (Davis, 1994, 18).

Auch die 135°-Lagerung scheint mir in der Praxis für den Schlaganfallpatienten nicht durchführbar zu sein, da sie mit zu vielen Komplikationen in Bezug auf Spastikentwicklung und Traumatisierung des Schulter-/Armbereiches verbunden ist.

Um pflegetherapeutisch tätig zu sein, sollen vorzugsweise die Lagerungen auf dem Bauch, auf der gelähmten Seite oder auf der nicht gelähmten Seite gewählt werden.

5.8 Sitzen

5.8.1 Der Langsitz im Bett

5.8.1.1 Einführung

Der Langsitz gibt dem Patienten die Möglichkeit, mit einer großen Unterstützungsfläche zu sitzen. Bei Ermüdung kann er ohne viel Kraftaufwand in die Waagerechte gebracht werden. Leider sind die Betten, die zur Zeit auf dem Markt sind, nicht sehr physiologisch ausgestattet. Sie müßten sich nach Bienstein, Schröder und Neander an den physiologischen Körpermaßen des Menschen orientieren, dies würde bedeuten, daß sie in der Mitte (zwischen Kopf und Fußende) teilbar sind (Bienstein et al, 1997). Nur durch diese Teilung könnten auch Menschen mit langem Oberkörper korrekt gelagert werden. Bei einem zu kurzen Kopfteil werden die Patienten leicht dazu verleitet, wieder zum Fußende zu rutschen, was einer Erhöhung der Scherkraftwirkung auf die Haut zur Folge hat und damit einem verstärkten Dekubitusrisiko entspricht. Außerdem kommen die Patienten dadurch sehr leicht in eine Position, die die Spastizität erhöht und die Belüftung der Lunge reduziert. Der Langsitz ist keine Ruheposition. Er dient zur Essenseinnahme, zum Kreislauftraining und als Vorbereitung zum Sitzen auf einem Stuhl. Kann diese Position 20 bis 30 Minuten gut eingehalten werden, ist mit dem Sitztraining außerhalb des Bettes zu beginnen. Das korrekte Sitzen im Bett hilft dem Patienten sein Gleichgewicht zu trainieren, und ist damit eine wichtige Voraussetzung für das Gehen. Wenn Sie sich an die kindliche Bewegungsentwicklung erinnern, dann wird auch hier zuerst das Stadium des Sitzens durchschritten und geht erst danach zum Stehen und Gehen über.

Lassen wir uns also diesen wichtigen therapeutischen Schritt in seiner Effektivität nicht einschränken, indem wir durch eine falsche Sitzhaltung die Möglichkeiten der Rehabilitation verhindern. Wird das Gewicht korrekt auf die Sitzbeinhöcker geleitet, so haben wir auch für andere Maßnahmen ein Optimum erreicht. z.B. wird:

- Durch das Aufheben der Scherkräfte an der Haut das Dekubitusrisiko reduziert
- Durch das Gewicht auf den Sitzbeinhöckern das druckgefährdete Kreuzbein entlastet
- Durch das Gewicht auf beiden Sitzbeinhökkern die Wahrnehmung geschult und damit Spastizität reduziert
- Durch das Aufrichten des Oberkörpers die Lungenbelüftung verbessert
- Durch das Vermögen, den Kopf leicht zu tragen, die Orientierung erleichtert
- Das Essen und vor allem das Schlucken ohne zusätzliche Anstrengung möglich

- Inkontinenz überwunden, da in dieser Position der Blasenboden die entsprechende Druckinformation durch den Urin bekommt.

Um die wichtigen Punkte zu verstehen, auf die wir beim korrekten Langsitz und später auch beim Sitzen im Rollstuhl achten müssen, möchte ich Sie bitten, einige eigene Erfahrungen zu machen.

Eigenerfahrungen

- Setzen Sie sich mit ausgestreckten Beinen auf den Boden. Versuchen Sie nun, den Oberkörper über die Oberschenkel zu bringen. Sie werden bemerken, daß eine große Spannung im LWS-Bereich entsteht.
- Beugen Sie die Beine in leichter Außenrotation an (dies darf natürlich bei einer Beugespastik nicht angewendet werden). Sie spüren nun eine deutliche Entlastung im LWS-Bereich.
- Lassen Sie Ihren Körper im Brustkorbbereich einsinken. Das Ergebnis wird sein, daß Ihr Kopf mit dem Kinn nach vorne zieht und die Muskeln ihn halten müssen.
- Strecken Sie nun den Übergang Becken/Oberschenkel, so daß Ihre Lendenwirbelsäule sich nach hinten wölbt. Auch hierbei gerät Ihr Kopf aus dem Lot. Die Rückenmuskeln müssen viel Arbeit leisten, um das Gewicht des Oberkörpers und des Kopfes zu tragen.
- Beugen Sie die Knie in leichter Außenrotation an, stützen Sie die Beine von außen so ab, daß Ihr Gewicht vom Boden getragen wird. Bringen Sie Ihren Oberkörper in eine Position, daß eine gute Beugung im Übergangsbereich Becken/Oberschenkel entsteht und das Gewicht des Kopfes und des Oberkörpers über die Sitzbeinhöcker zum Boden geleitet wird. Spielen Sie so lange mit dieser Bewegung, bis Ihr Kopf in einer Geraden über dem Brustkorb sitzt. So können Sie nun entspannt ohne muskuläre Anstrengung sitzen. Sollte dies für Sie über längere Zeit nicht möglich sein, so müßten Sie Ihren Oberkörper abstützen.
- Stützen Sie den Oberkörper am sogenannten Aufrichtepunkt (dieser befindet sich an der maximalen Beugestellung der Brustwirbelsäule).

Mögliche Erkenntnis

Soll eine Sitzposition mit so wenig wie möglich Muskelanstrengung beibehalten werden, müssen die entsprechenden Positionen, die Sie als angenehm und locker erfahren haben, eingenommen werden, d.h., daß der Patient mit seinem Gesäß zum Knickpunkt des Bettes gebracht wird um das Sitzen von hier aus aufzubauen,

5.8.1.2 Ablauf beim Aufbau der Langsitzposition bei Schlaganfall

- Gesäß zum Teilungspunkt der Matratze bringen (*Abb. 224*).
- Aufrichten über die gelähmte Seite.
- Bei schlaffer Lähmung mit Schulterschutz durch den Patienten.
- Beine leicht anbeugen und von außen stützen.

Keine Knierolle unter die Kniekehlen bringen, da dies zur Stase und damit zur erhöhten Thrombosegefahr führen kann!

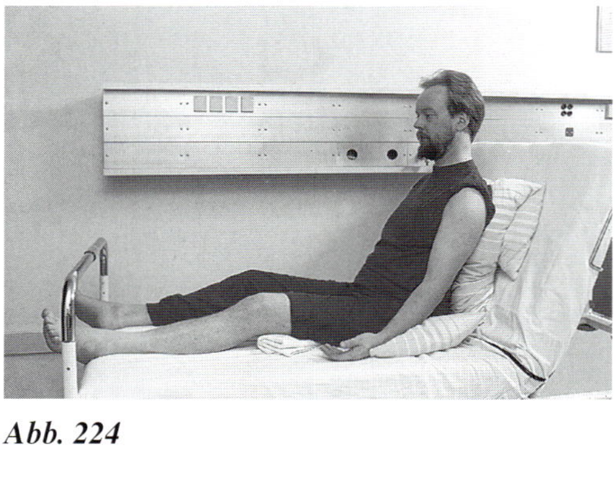

Abb. 224

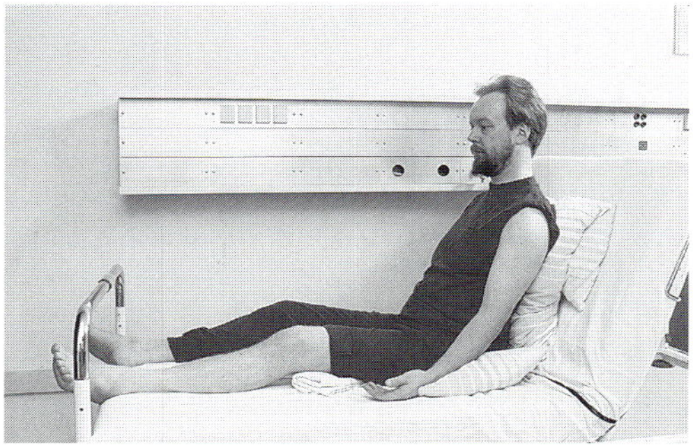

Abb. 225

- Fällt das gelähmte Becken zurück ins Bett, wird diese Beckenseite mit einem Fritzchen bzw. Handtuch ausgeglichen, indem das Material unter diese Seite gelagert wird, bis beide Beckenhälften im Gleichstand sind.
- Der Rücken wird durch ein längsgefaltetes Kissen gestützt. Mit ihm wird der Lendenwirbelsäulenbereich ausgepolstert und die Wirbelsäule in ihrem Verlauf unterstützt (*Abb. 225*).

Ein quer gelegtes Kissen initiiert die Brustkorbbeugung nach vorne.

- Am Aufrichtepunkt wird zusätzlich durch ein Handtuch oder das Einschlagen des Kissens ein verstärkter Druck ausgeübt.

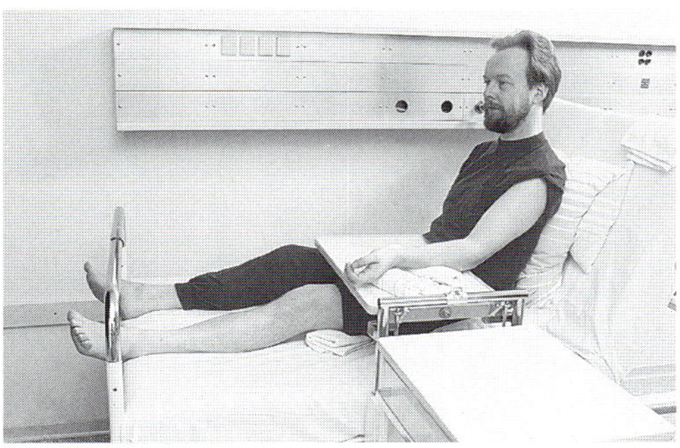

Abb. 226

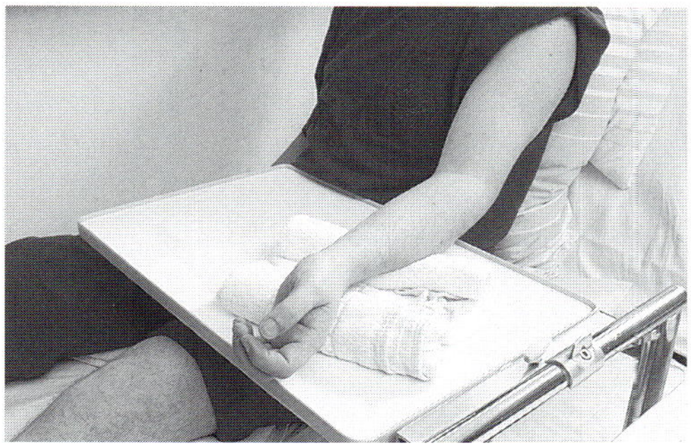

Abb. 227

- Sie müssen so unterstützen, daß das Gewicht des Brustkorbes auf die Sitzbeinhökker geleitet wird und der Kopf eine Mittelposition einnehmen kann.
- Die gelähmte Seite wird nach Schultermobilisation durch ein Kissen so gestützt, daß das Schulterblatt mit seiner Spitze nach vorne oben zeigt.
- Den Arm unterstützen; dazu können Sie die Nachttischplatte benutzen (*Abb. 226*).
- Der Ellenbogen wird so aufgelagert, daß der Oberarmkopf gut im Gelenk steht.
- Der Unterarm ist in leichter Supination gelagert.
- Zwei untergelegte Handtücher halten den Unterarm, so daß eine Pronation physiologisch gehemmt wird (Beckmann 1995, Hatch, Maietta 1994, *Abb. 227*).
- Achten Sie bitte sehr gut darauf, daß alle Auflageflächen abgepolstert sind, so daß keine Druckgeschwüre entstehen können.

5.8.2 Sitzen außerhalb des Bettes

5.8.2.1 Sitzen auf dem Stuhl

Es ist sehr erstrebenswert, den Patienten so früh wie möglich außerhalb des Bettes auf einen Stuhl zu setzen. Dies gibt ihm ein Gefühl

von Selbständigkeit und macht Mut, in seiner Rehabilitation fortzufahren.
Dazu müssen die Sitzmöbel aber bestimmten Anforderungen entsprechen. Erfüllen sie diese nicht so sind sie entsprechend anzupassen, so daß folgende Punkte erfüllt werden können:

- Die Beugung liegt am Übergang Becken/Oberschenkel also im Hüftgelenk
- Das Gewicht wird über die Sitzbeinhöcker geleitet
- Die Sitzfläche ist gerade und hart, um eine gute Balance und Wahrnehmungsfähigkeit zu erreichen
- Der Oberschenkel hat eine gute Auflagefläche
- Die Knie befinden sich in einer 90° Position
- Beide Fußsohlen haben zum Fußboden Kontakt
- Der Oberkörper ist am Aufrichtepunkt unterstützt. Dazu muß die Rückenlehne lang und gerade genug sein
- Die LWS ist bei Bedarf ausgepolstert
- Das Schulterblatt wird bei Bedarf durch eine zusätzliche Unterstützung vorne gehalten
- Die Arme sind auf dem Tisch so aufgelagert, daß keine Verschiebung im Schultergelenk stattfinden kann
- Die Unterarme sind in leichter Außenrotation gelagert

5.8.2.2 Sitzen im Rollstuhl

Die üblichen, in der Klinik zur Verfügung stehenden, Rollstühle sind hierfür mehr als ungeeignet (*Abb. 228–230*).

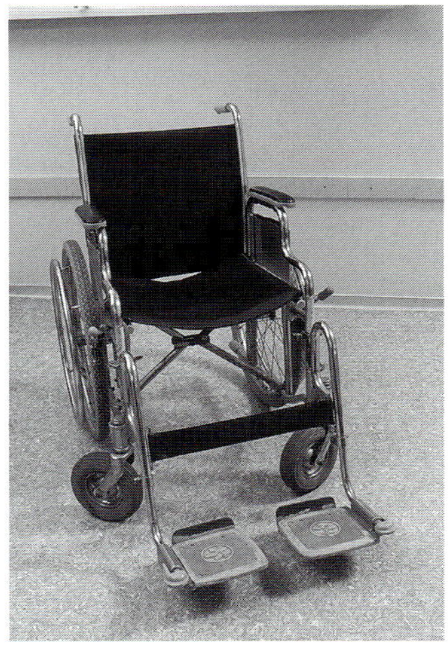

Abb. 228

Besonders der durchhängende Sitzbereich verhindert selbst bei einem gesunden Menschen, eine physiologische Sitzposition. Die Fußstützen verleiten außerdem dazu, daß die Knie höher als die Sitzfläche sind und bewirken einen ständigen Druck auf die Fußballen, was zu einer Erhöhung der Spastizität führt.

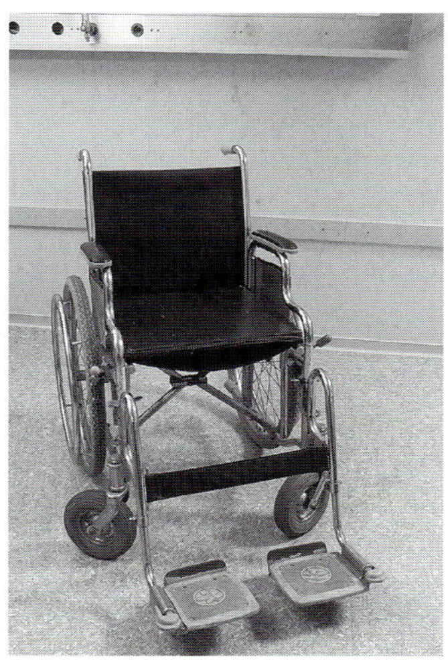

Abb. 229

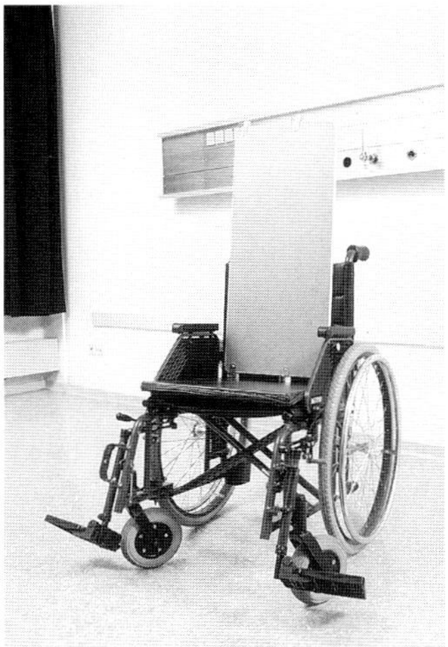

Abb. 230

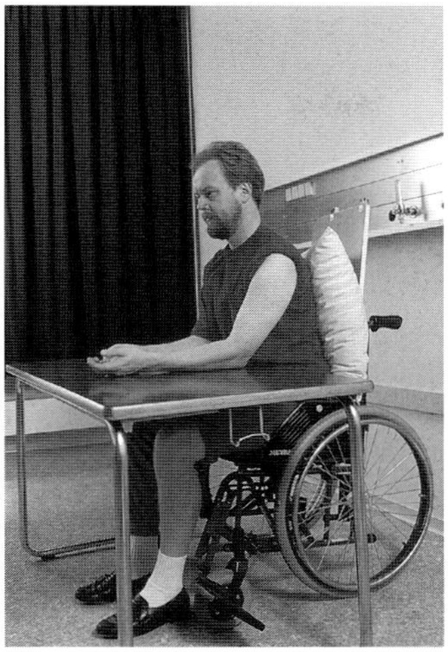

Abb. 232

Müssen Patienten in Rollstühlen sitzen, so ist darauf zu achten, daß die Füße Bodenkontakt haben und, daß die Sitzfläche z.B. durch die Einlage der Toilettenstuhlabdeckung egalisiert ist und einen festen Widerstand bietet. Als günstig haben sich Keilkissen erwiesen, wie sie in der Rückenschule verwendet werden. Durch sie wird eine Gewichtübernahme vor den Sitzbeinhöcker ermöglicht und damit die Oberkörperaufrichtung erleichtert. Die Arme können durch das Einschieben eines Rollstuhltisches unterstützt werden.

Hierbei muß aber genau auf die Anatomie des Patienten geachtet werden, so daß der Oberarmkopf gut im Gelenk steht. Im übrigen gelten alle Punkte, die unter 4.8.2.1 beschrieben sind (*Abb. 231–233*).

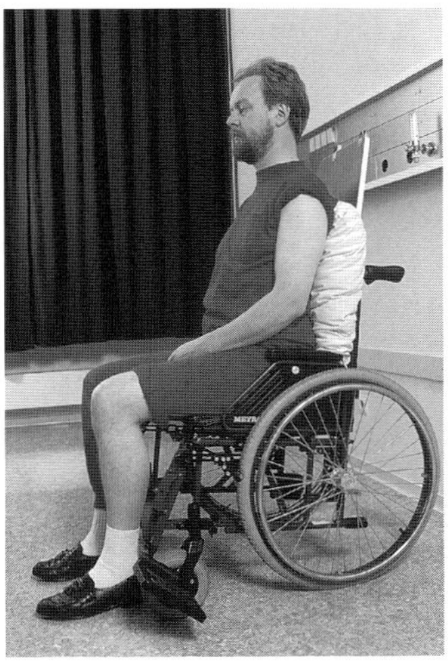

Abb. 231

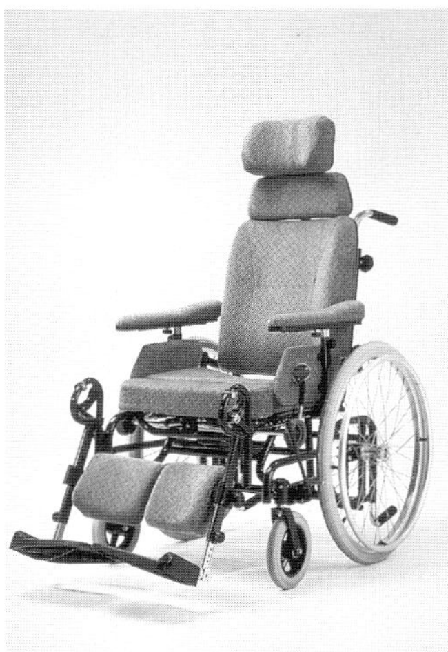

Abb. 233

6 Komplikationen nach dem Schlaganfall

Zu den zusätzlichen Gefahren beim Schlaganfall zählen:
- die schmerzhafte hemiplegische Schulter
- die subluxierte bzw. luxierte Schulter
- die geschwollene Hand
- Hautprobleme
- Dekubitus
- Pneumonie
- Thrombosen
- Inkontinenz

6.1 Die hemiplegische Schulter

70 % der Patienten und Patientinnen leiden nach Caldwell an Schulterschmerzen (Caldwell 1969). Diese können nach Runge und Rehfeld (1995) in zwei Formenkreise eingeteilt werden. In den der mechanische Verletzungen und den der neurovegetativen Ursachen

Als Pflegende haben wir lediglich auf die mechanischen Verletzungsmöglichkeiten direkten Einfluß. Wir können sie verhindern durch korrekten Umgang und korrekte Lagerung vom ersten Moment der Klinikaufnahme an. Außerdem scheint es mir wichtig, auch die Angehörigen von Anfang an in diesem Bereich anzuleiten. Hierzu zeichnet sich auch ein Handlungsbedarf bei Rettungssanitätern ab. Unsere Aufgabe ist hierbei nicht die Therapie – dies ist die Aufgabe der Physiotherapeutin und der Ärztin – sondern die Vorbeugung sowie die Fortführung und Unterstützung der Therapie.

Um gezielt Vorbeugung betreiben zu können, müssen einige Grundfunktionen des Schulter-Arm-Bereiches bekannt sein.

Das Schultergelenk mit seiner flachen Schultergelenkpfanne bietet dem Oberarmkopf wenig knöcherne Haltestruktur, ermöglicht dem Armbereich aber eine hohe und sehr differenzierte Bewegungsmöglichkeit. Der Gelenkzusammenhalt wird durch Muskeln gewährleistet, die vom Schulterblatt zum Oberarmkopf auf Gelenkhöhe über das Gelenk ziehen. Sie bilden am Humeruskopf eine Muskel-Sehnen-Manschette, die auch Rotatorenmanschette genannt wird.

Schulterblatt und Oberarmkopf stehen also bei der Bewegung in enger Verbindung. Funktioniert die Beweglichkeit des Schulterblattes nicht mehr, so ist auch das Gelenk entsprechend fehlgestellt.

Eigenerfahrung 1
Stellen Sie sich hinter einen Kollegen oder eine Kollegin und suchen Sie den zur Wirbelsäule zeigenden Schulterblattrand auf. Verfolgen Sie ihn nach unten zu seiner Spitze und bringen Sie Ihren Daumen auf diese Spitze. Die vor Ihnen stehende Person soll jetzt beide Arme nach oben über den Kopf anheben.

Mögliche Erkenntnis
Sie spüren, daß die Spitze des Schulterblattes unter Ihrem Daumenendglied verschwindet.

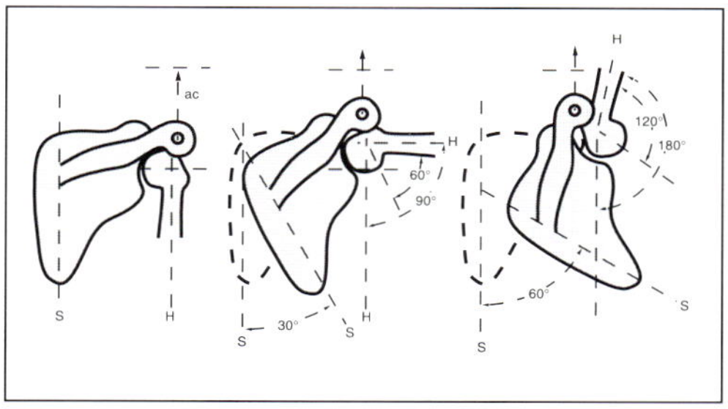

Abb. 234: Bewegung des Schulterblattes in Verbindung mit der Bewegung des Oberarmes

Dies kommt dadurch zustande, daß die Schulterhöhe (Akromion) Platz machen muß, wenn der Oberarmkopf sich nach oben bewegen soll (*Abb. 234*).

Soll der Oberarm nach oben gehen, muß das Schulterdach Platz machen.
Hierzu muß die Drehung des Schulterblattes mit der Schulterblattspitze nach vorne oben verstärkt werden.

D.h. also, je höher der Arm angehoben wird, um so weiter muß die Schulterblattspitze nach vorne oben zeigen. Die Schulterblattmuskeln und Oberarm-Rotatorenmanschette sind beim Gesunden automatisch aufeinander abgestimmt. Das Schulterblatt folgt der Oberarmbewegung nach.

Eigenerfahrung 2
Ziehen Sie Ihr Schulterblatt nach hinten unten und halten es da fest. Versuchen Sie nun, den Arm nach oben zu nehmen ohne das Schulterblatt zu lösen.

Mögliche Erkenntnis
Der Arm stoppt und kann nicht weiter nach oben gebracht werden. Durch die Fixierung des Schulterblattes kann die Armbewegung nicht vollständig durchgeführt werden. Sie spüren eine schmerzhafte Hemmung.

Eigenerfahrung 3
Lassen Sie die Arme rechts und links neben Ihrem Körper herunterhängen. Rotieren Sie nun Ihre Oberarme soweit es Ihnen möglich ist nach innen zum Oberkörper hin. Versuchen Sie jetzt, die Arme soweit wie möglich nach oben zu bringen.

Mögliche Erkenntnis
Sie spüren sehr schnell, daß hier ein Punkt erreicht wird, wo es nicht mehr weiter geht. Wenn Sie den Oberarm nach außen rotieren, wird die Bewegung möglich.

Eigenerfahrung 4
Hängen Sie sich mit den Achseln in die Unterarme einer anderen Person.

Mögliche Erkenntnis
Sie werden merken, wie Ihre Schultern nach oben gezogen und Ihre Arme nach außen gerissen werden. Dieses Halten unter den Armen tut im Achselbereich sehr weh. Der Oberarm wird dabei abgespreizt. Dies kann einen starken Druck auf die Rotatorenmanschette ausüben. Dieser Druck kann beim Patienten, wenn der Arm gewaltsam abduziert (vom Körper abgespreizt) wird, zur Ruptur der Rotatorenmanschette führen, wenn der Arm vorher nicht in eine Außenrotation gebracht wurde (Davies, 1984, 243).

6.1.1 Grundsätze im Umgang mit der hemiplegischen Schulter, dem hemiplegischen Arm und der hemiplegischen Hand

☯ Es ist besser nicht zu bewegen als unter Schmerz zu bewegen

☯ Verursacht eine Bewegung oder Hilfestellung Schmerz oder Spastizität
- sofort aufhören
- sofort abändern

- Schmerzfreiheit ist Bedingung
- Schmerzen reduzieren die Rehabilitationschancen, da durch sie
  - aktive Bewegungen vermieden werden
  - Schonhaltungen eingenommen werden
  - Spastizität sich erhöht
  - Angst davor entsteht, bewegt zu werden
  - Schlaflosigkeit entsteht und damit die Erholungsphasen reduziert werden
  - Depressionen beginnen können, die die Motivation zur Behandlung herabsetzen können

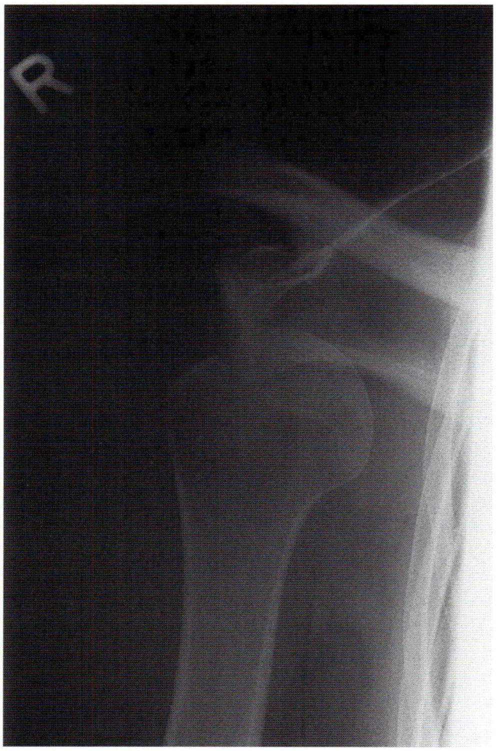

Abb. 235: Luxierte Schulter

6.1.2 Die subluxierte bzw. luxierte Schulter

Bei schlaffer Hemiparese der oberen Extremitäten findet sich häufig eine subluxierte Schulter, d.h. der Oberarmkopf steht nicht mehr in der Gelenkpfanne. Primär ist die Subluxation nicht schmerzhaft (Davies, 1984, 229 *Abb. 235*). Wird der Oberarm nun aber bewegt ohne in der Gelenkpfanne zu stehen, kann es leicht zu Verletzungen kommen, die dann nachfolgend zu schmerzhaften Veränderungen führen. Da die schlaffe Phase hauptsächlich mit der wahrnehmungsreduzierten Zeit zusammenfällt, kann es sein, daß Verletzungen häufig erst bemerkt werden, wenn die Wahrnehmung zurückkehrt. Die Subluxation ist an der kleinen Mulde zu erkennen, die sich zwischen Oberarmkopf und Schulterhöhe bildet. Nach Davies entsteht ein Schmerz in diesem Arm erst, wenn er eine längere Zeit herunterhängt (Davies, 1984, 230). Deshalb kann der gelähmte Arm beim Standtransfer für eine kurze Zeit herabhängen. Er muß aber sofort nach dem Transfer korrekt gelagert werden.

Häufig kommt es in der Zeit der schlaffen Lähmung zu Verletzungen beim:

- Anziehen des Nachthemdes:
  wenn der Arm z.B. an der Hand angefaßt wird und damit eine Hebelwirkung in dem Schultergelenkbereich stattfindet. Dem ist leicht entgegenzuwirken, indem der Ellenbogen aufgestützt bleibt, das Nachthemd über den Unterarm gezogen wird, dann der Unterarm abgelegt wird und unter Halten des Oberarmes nun ganz wenig der Ellenbogen angehoben wird und das Nachthemd über den Oberarm gezogen wird (*Abb. 236*).
- Lagern:
  wenn bei der Lagerung nicht auf die korrekte Lage des Armes und des Schulterblattes geachtet wird, kommt es leicht zu Verletzungen. Häufig hebt die korrekte Stellung des Schulterblattes die Subluxation wieder auf.

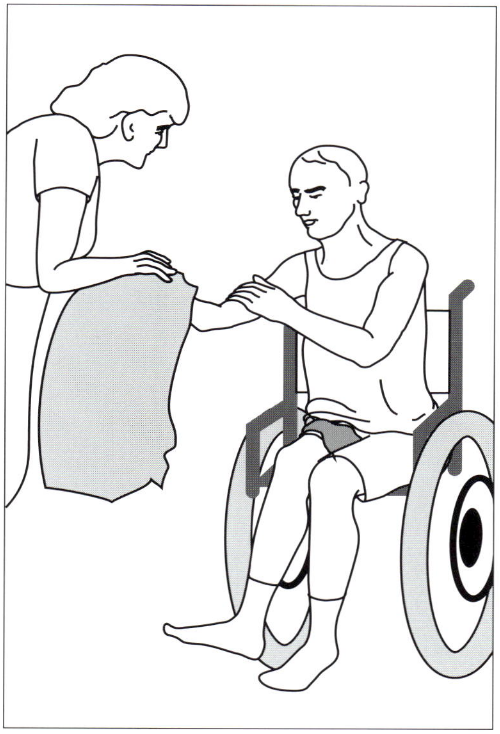

Abb. 236

– Bewegen durch Zug am Arm: wenn z.B. beim Transfer vom Bett zum Stuhl und zurück, am Arm gezogen wird

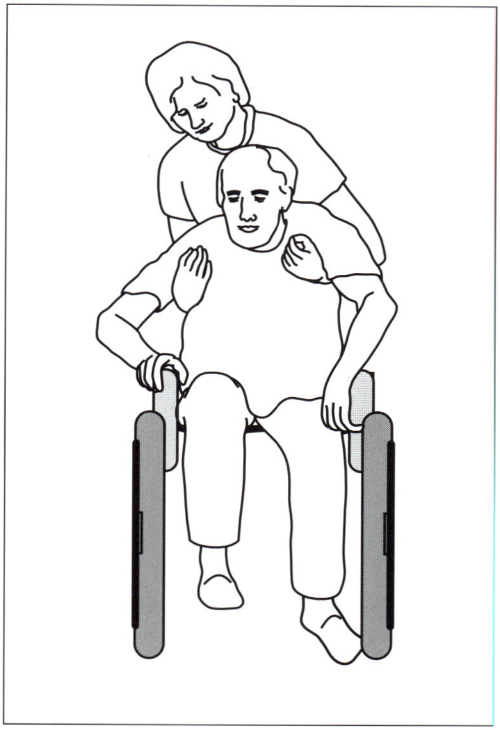

Abb. 237

– Unter die Achseln fassen: wenn der Patienten im Stuhl oder Rollstuhl nach hinten bewegt oder im Bett hochgezogen wird (*Abb. 236/237*).

6.1.2.1 Vorbeugen

Sorgfältiges Lagern des Patienten im Bett, im Rollstuhl, am Eßtisch immer darauf achten, daß:

- **Die Schulterblattspitze nach vorne oben geholt wird**
- **Der Oberarm in Außenrotation bzw. nicht in Innenrotation liegt**
- **Der Oberarmkopf in der Gelenkpfanne steht**

Sorgfältiges Schützen der Schulter bei allen Stellungsänderungen, wie z.B.

- **Bei allen Transferarten und beim Anziehen**
- **immer darauf achten, daß die Schulterblattspitze auch beim Transfer vorne oben bleibt, die gelähmte Seite gelängt wird**

Mobilisation des Schulterblattes vor jeder passiven oder aktiven Bewegung (s. S. 68 ff.)

6.2 Die geschwollene Hand

Die geschwollene Hand ist eine nicht so häufige Komplikation wie das Schultersyndrom. Für ihre Entstehung wird zur Zeit ein Mißverhältnis zwischen der Gefäßweitenregulation von Arteriolen und Venolen gesehen. Bei relativ zum Einstrom zu hoher Venolenkonstriktion entstehen das Ödem und eine Zunahme des interstitiellen Druckes (Jänick 1985). Dieser erhöhte Einfluß und verminderte Abfluß wird häufig noch verstärkt durch eine Volarflektion (zur Hohlhand zeigend) des Handgelenkes und damit eine verminderte Abflußmöglichkeit über den Venenbereich des Handrückens. Die Vene am Handrücken wird im Knickbereich derart gedehnt, daß sich der Durchmesser dieser Vene verringert. Hierdurch verringert sich das Durchflußvolumen stark und reduziert den Abfluß des venösen Blutes. Die Stoffwechselprodukte können nicht in genügender Weise abtransportiert werden. Der Körper versucht, ihre Aggressivität zu entschärfen, indem er sie mit Flüssigkeit verdünnt. Die Folge ist das Ödem. Es befindet sich primär auf dem Handrücken und greift dann auf die Finger und die Handinnenfläche über.

6.2.1 Vorbeugen

- Korrekte Lagerung, d.h. Venenabfluß auf dem Handrücken muß stattfinden können, das Handgelenk muß sich in 0-Stellung befinden
- Die Hand wird leicht höher als der Ellenbogen gelagert
- Die Aufmerksamkeit des Patienten immer wieder auf die Hand und den gelähmten Arm bringen
- Bei Aktivitäten mit Gewicht auf dem hemiplegischen Arm darauf achten, daß das Handgelenk nicht in irgendeine Richtung zu stark überdehnt wird
- Passive Bewegungen nur sehr sanft und angepaßt an die Beweglichkeit der nicht gelähmten Seite durchführen

Für die Pflegenden besteht die Hauptaufgabe darin immer wieder auf die Lage der Hand zu achten. Häufig wird der Patient in seiner Fähigkeit, selbst auf die hemiplegische Hand zu achten, überschätzt. Es kommt immer wieder vor, daß die Hand eingeklemmt zwischen Rollstuhl und Oberschenkel liegt, daß sie abgeknickt neben dem Körper im Bett liegt oder daß sie in die Speichen des Rollstuhles geraten ist und schwere Verletzungen verursacht werden. Ich selbst habe einige Patienten beobachtet, die sich solange auf die gelähmte Hand schlugen, bis diese ganz rot und blau war, andere strichen ständig darüber, bis die Haut zerstört war. Die Patienten nehmen ihre Hand nicht mehr als die eigene, sondern wie einen Fremdkörper wahr. Wir Pflegenden haben auch hier die Aufgabe, immer wieder liebevoll zu lagern, die Hand ins Bewußtsein zu holen und den Patienten zu helfen, mit ihrem Verlust fertig zu werden.

6.3 Hautprobleme

Der Hautpflege kommt beim Schlaganfallpatienten eine große Bedeutung zu, da Schlaganfallpatienten häufig ältere Menschen sind, deren Regenerationsfähigkeit auch im Hautbereich reduziert ist.

Mögliche Ursachen	Mögliche Begründungen	Auswirkungen	Mögliche Abhilfe
Altershaut	Die Altershaut zeichnet sich aus durch eine verminderte Regenerationsfähigkeit sowie durch größere Neigung zu Austrocknung und Veränderungen des pH-Wertes infolge der Veränderung der Zusammensetzung von Talg und Schweiß	Druckstellen oder Hautverletzungen regenerieren sich nicht so schnell wie bei einer jungen Haut	• durch Pflanzen-Seifen; anstatt Syndet In Seifen ist der Hautschutzfaktor Myristin enthalten, Syndets trocknen die Haut stärker aus (Wundram, 1988 97) • Generell gilt, so wenig Hautreinigungsmittel wie möglich anzuwenden, z. B Seife nur für Achsel- und Intimbereich • Hautpflege mit Wasser in Öl-lotionen (W/O-Lotion). Hierbei wird das Öl zuerst freigesetzt und bildet einen Schutz auf der Haut • Kaltgepreßtes Öl ist sinnvoller als raffinierte Öle, da letztere auf der Haut liegenbleiben und die Hautatmung reduzieren. Gerade diese raffinierten Öle finden sich in den meisten Babyölen. (Ökotest)
Hautaustrocknung bei zu wenig Flüssigkeitsaufnahme	Zu wenig Angebot und kein Durstgefühl	Die Haut erhält nicht genügend Flüssigkeit von innen. Ohne diese ist eine gute Durchfeuchtung der Haut nicht möglich und von außen auch nicht herstellbar	• Feststellung der Flüssigkeitseinfuhr Anlage eines Trinkprotokolles • das Lieblingsgetränk des Patienten herausfinden und davon regelmäßig mindestens alle Stunde eine entsprechende Trinkmenge anbieten

Mögliche Ursachen	Mögliche Begründungen	Auswirkungen	Mögliche Abhilfe
	• Reduktion der Schluckfähigkeit		• Angehörige mit einbeziehen • Trinkmenge die dem Patienten verabreicht wurde ins Trinkprotokoll eintragen lassen • bei Nichterreichen der Trinkmenge Ärztin informieren, um einen entsprechenden Zugang zu legen • Logopädin einbestellen • Schlucktraining und Stimulation in Absprache mit der Logopädin durchführen
Erhöhte Schweißproduktion, dadurch entstehen feuchte Kammern besonders in Hautfalten	Durch vegetative Dysregulationen	Haut, die zu stark durchfeuchtet wird und an die nicht genügend Luft heran kommt, quillt auf (es entstehen sog. Waschfrauenhände). Sie wird dann für Pilzinfektionen besonders anfällig	• Regelmäßig feuchte Kleidung bzw. Bettwäsche wechseln • Hautfalten mit Leinenlappen auslegen (Naturfasern) **Achtung! Kein Puder verwenden (bildet Klümpchen) und kein raffiniertes Öl in den Hautfaltenbereich bringen.**
Verminderung der Wahrnehmung bzw. Aufmerksamkeit	Störungen der somatosensorischen Rindenfunktion und der afferenten Leitungen	Gegenstände, Falten usw. werden nicht bemerkt Lageveränderungen werden nicht selbständig angestrebt. Kleinere Hautschäden bleiben vom Patienten unbemerkt.	• Wahrnehmungstraining z. B. stimulierend mit entsprechenden Ölen einreiben • Kontrolle der Aufliegefläche • Scherkräfte vermeiden
verminderte Körperkontrolle	Reduktion des Gleichgewichtes, der Wahrnehmung usw.	Herunterrutschen im Bett, im Stuhl	• Korrektes Sitzen im Stuhl • Langsitz im Bett

6.4 Dekubitusgefahr

Eine Dekubitusgefahr besteht immer dort, wo Wahrnehmungsdefizite und Bewegungseinschränkungen bestehen. Von beidem ist der Schlaganfallpatient gleichermaßen betroffen.

Mögliche Ursachen	Mögliche Begründungen	Auswirkungen	Mögliche Abhilfe
Hauptursachen sind der Druck und die Scherkräfte die vom Patienten nicht wahrgenommen werden	Beeinflussung der somatosensorischen Rinde. Beeinflussung der afferenten Bahnen – Apraxie – Neglect Wenig Körperkontrolle. Schlechte Regenerationsfähigkeit der Haut	Druck an den üblichen Körperstellen, besonders dort, wo Haut und Knochengewebe wenig – »Polster material« zwischen sich haben. Druckstellen auch an ganz ungewöhnlichen Punkten	• Regelmäßige und systematische Kontrolle des gesamten Körpers • Bei jedem Lagewechsel die frei werdenden gefährdeten Stellen besonders beachten. • Korrekte Lagerung • Weichlagerung nur unter besonderer Indikation.

6.5 Pneumoniegefahr

Die Pneumonie ist für alte Menschen eine sehr gefährliche abwehrmindernde Erkrankung, die entweder hoch dosiert mit Antibiotika behandelt werden muß oder das Immunsystem so stark schädigt, daß eine Rehabilitation lange verzögert wird bzw. unmöglich ist.

Mögliche Ursachen	Mögliche Begründungen	Auswirkungen	Mögliche Abhilfe
Verminderter Muskeltonus besonders der Atemhilfsmuskulatur	Muskelinnovation nur noch auf einer Seite erhalten (Dadier,12). Teilbereiche sind ausgefallen	Reduktion der Bewegungsfähigkeit Die Ausdehnung der Lunge ist auf der hemiplegischen Seite geringer, da die aktive Muskelunterstützung ausfällt bzw. reduziert ist	• Führen von Bewegungen • zur Aktivität anleiten • Mobilisation in allen Phasen sowohl im Bett als auch außerhalb des Bettes • aktive Bewegungsübungen

Mögliche Ursachen	Mögliche Begründungen	Auswirkungen	Mögliche Abhilfe
Abhusten erschwert	wenig Koordination der Muskeln auf beiden Brustkorbseiten	Sekret kann nicht über Husten aus den Bronchien herausgeführt werden	• Patienten hüsteln lassen und bei Abhusten durch Zusammenpressen des Brustkorbes mit unterstützen **Achtung!: Wenn Sie dies nicht gelernt haben, unter Kontrolle einer Physiotherapeutin das erste Mal durchführen** • Vibrationsmassage mit Vibrax oder der Hand, entsprechend dem Bronchialbaumverlauf. Den Patienten bei der Vibration so lagern, daß das Sekret zur Bifurkation abfließen kann
Atmen mit offenem Mund	Kontrolle über Mundmuskulatur fehlt	ausgetrockneter Mund und ausgetrocknete Bronchialschleimhaut	• Befeuchtung des Mundraumes • Für eine gute Lagerung sorgen, so daß der Mundraum geschlossen gehalten werden kann • Befeuchten der Atemluft
Zu wenig Flüssigkeitszufuhr	Schluckbeschwerden, Wahrnehmungs-, Sprach- und Bewegungseinschränkung	Stark eingetrocknetes Sekret	• regelmäßige genügend Flüssigkeitzufuhr • Anwendung von Salben mit Senfölen und Zitronenbrustwickeln
Ungünstige Lage, z. B. Rückenlage mit hochgestelltem Kopfteil	Patient rutscht nach unten zu den Füßen	Brustkorb sinkt ein, die Lunge wird schlecht durchlüftet	• korrekte Sitzposition • korrekte Rückenlage • A, V- und T-Lagerung mit zusammengerollten Handtüchern: werden

Mögliche Ursachen	Mögliche Begründungen	Auswirkungen	Mögliche Abhilfe
			Handtücher anstatt Kissen benutzt, gelingt es diese leichter unter dem Oberkörper zu plazieren und es ist für den Patienten angenehmer, da seine Position sich nicht so stark verändert wird wie bei der Lagerung mit Kissen (Beckmann/Dieckmann 1996) • Alle Lagerungen nach Bobath; besonders günstig ist die Bauchlagerung
Atemtiefe reduziert	Durch das hochgestellte Bett ist der Brustkorb eingefallen Die Muskelaktivität ist vermindert	Schlechte Durchlüftung der Lunge	• Ausstreichung der Zwischenrippenräume von der Wirbelsäule zum Brustbein; dadurch wird ein Atemreiz gesetzt • Auflegen der Hände; und die Wahrnehmung des Patienten zu dieser Hand leiten. Die Hand bleibt solange liegen, bis eine deutliche Zunahme der Brustkorbbewegung in diesem Bereich bemerkt wird. (Kontaktatmung). Man beginnt auf der nicht gelähmten Seite. Die Hand wird auf den unteren Rippenbogen aufgelegt. Wird sie dort sichtbar deutlicher weggeatmet, wird die zweite Hand auf die gelähmten Seite auf den unteren Rippenbogen aufgelegt

Mögliche Ursachen	Mögliche Begründungen	Auswirkungen	Mögliche Abhilfe
			Dann geht man weiter zum seitlichen Brustkorbrand der nicht gelähmten Seite. Wird dort deutlich intensiver hingeatmet, wechselt man zur gelähmten Seite Anschließend wird die Hand auf das Schlüsselbein der nicht gelähmten Seite aufgelegt. Wird dort die Atembewegung stärker, wird auf der gelähmten Seite die Hand zusätzlich aufgelegt • In Bauchlagerung geht man diese drei Stufen ebenfalls von unten nach oben durch: Unterer Rippenbogen, seitlicher Brustkorbanteil hinten und Schulterblattbereich • Zwerchfellatmung: Bauch gegen Widerstand nach oben drücken lassen • Tiefes stoßweises Ausatmen bei zusätzlichem Ausstoßen eines **F**-Lautes oder **ph**-Lautes (7X) • unter Schulterblattschutz Arme nach oben legen lassen, auf vier zählen und dabei einatmen, auf zwei zählen dabei Atem anhalten, auf vier zählen dabei ausatmen

Mögliche Ursachen	**Mögliche Begründungen**	**Auswirkungen**	**Mögliche Abhilfe**
			Bei Einatmen die Arme nach oben bewegen, beim Ausatmen die Arme nach unten bewegen. **Achtung! Schulterblattschutz nicht vergessen** • Faden- bzw. Binde wegblasen lassen
Stumme Aspiration	Durch Schluckstörung und fehlenden Hustenreiz	Fremdmaterial gelangt in die Lunge	• Erkennen von Schluckstörungen, z.B. durch Speisen, die in der Wangentasche liegenbleiben. Wangen die nicht beidseitig aufgeb a-sen werden können. Wenn das Zäpfchen zu einer Seite hin hängt. Die Sprache guteral ist. Speichel aus dem Mund herausläuft. Der Mundschluß fehlt. Alle o.g. Symptome müssen dokumentiert werden und entsprechend pflegerisch oder logopädisch behandelt werden durch • gemeinsames erarbeiten eines Planes • Stimulation des Gesichtsbereiches • Stimulation des Mundbereiches • Aufbau von Nahrungsverabreichung • Ausnutzen von Fähigkeit des Patienten. **Achtung! Essen und Trinken darf**

Mögliche Ursachen	Mögliche Begründungen	Auswirkungen	Mögliche Abhilfe
			nur von qualifiziertem Personal verabreicht werden
Depressive Verstimmung	Verlust von Fähigkeiten	Oberflächliches Atmen	• Atemgymnastik • Durch entsprechendes Fachkonsil abklären lassen, ob es sich um eine normale Krankheitsbewältigung oder um eine exogene Depression handelt

6.6 Thrombosegefahr

Die Entwicklung einer Thrombose fand nach Denhardt 1973, McCarthy 1977, Walow 1977, bei 75 % der von ihm untersuchten Schlaganfallbetroffenen statt. Daraus resultiert besonders in der Akutphase, daß Patienten nicht nur ärztlich durch entsprechende Medikamente versorgt werden, sondern auch Pflegende ein besonderes Augenmerk darauf haben müssen. Durch den bestehendes Wahrnehmungsdefizit bemerkt der Patient nicht die typischen Frühzeichen wie Schmerzen entlang der Venen, Wadenschmerz, Fußsohlenschmerz und Überwärmung (Mauritz 1994).

Mögliche Ursachen	Mögliche Begründungen	Auswirkungen	Mögliche Abhilfe
Bewegungseinschränkung	Schlaffe und spastische Lähmung	Wegfall der Muskelpumpe Viskositätssteigerung	• Antithrombosestrümpfe als Liegestrümpfe über 24 Stunden. **Achtung! bei schlaffer Lähmung auf Einschnürungen und Druckstellen achten**
Abgeknickte Lagerung im Knie- und Beckenbereich	Wahrnehmungs- und Bewegungsreduktion	Abflußbehinderung	• Zur Mobilisation einen zweiten Strumpf überziehen falls kein angepaßter Strumpf der Kompressionsstufe II vorhanden ist

Mögliche Ursachen	Mögliche Begründungen	Auswirkungen	Mögliche Abhilfe
			• Auf korrekte Lagerung achten **Achtung! Verboten ist die Unterstützung im Kniekehlenbereich**
Verminderte Trinkmenge	Vermindertes Durstgefühl Einschränkungen im Schlucktrakt	Viskositätssteigerung	• Trinkmenge erhöhen

6.7 Schwierigkeiten beim Essen

Beim Verabreichen des Essens kommt es häufig zum Verschlucken ohne, daß es bemerkt wird (stille Aspiration). Deshalb ist es wichtig, zuerst durch eine Fachkraft zu überprüfen, ob ein koordiniertes Schlucken möglich ist und ob der Hustenreiz erhalten ist. Das erste Ziel bei der Nahrungsverabreichung sollte nicht die Menge der Nahrung, sondern eine koordinierte orale Nahrungsaufnahme sowie ein koordinierter Schluckakt sein. Wird die erste Nahrungsverabreichung von einer wenig qualifizierten Mitarbeiterin durchgeführt, kann es zu großen Lungenproblemen für den Patienten kommen.

Die Ergebnisse der ersten Essensverabreichung sind in der Patientenkurve zu dokumentieren.

6.7.1 Generelle Maßnahmen beim Essensverabreichen

- ☯ Überprüfen der Fähigkeit zu schlucken und zu husten
- ☯ Bei Schluckstörungen Fachkraft anfordern und dokumentieren

- ☯ Nahrung angepaßt auswählen
- ☯ Patient in korrekte Sitzposition bringen
- ☯ Überprüfen der Fähigkeit zu schlucken und zu husten

Kann der Patient seinen eigenen Speichel nicht schlucken oder ist seine Sprache verwaschen und unartikuliert, bzw. kann er die Wangentaschen nicht aufblasen, oder hängt das Gaumensegel zu einer Seite weg, so sind dies alles Anzeichen, daß auch ein Schlucken nicht korrekt funktioniert. Sind Sie sich nicht sicher, ist es immer besser eine Fachkraft um Beurteilung zu bitten. Die Ergebnisse sind zu dokumentieren.

- ☯ Bei Schluckstörungen eine Fachkraft anfordern und dokumentieren

Im Rahmen der interdisziplinären Arbeit ist es wichtig mit den speziell ausgebildeten Fachkräften anderer Abteilungen zu kooperieren. Nur dann ist es möglich die für den Patienten effektivste Therapie einzuleiten. Ist Schlucktraining notwendig, sollte dies von einer ausgebildeten Spezialistin, (Logopädin, Ergotherapeutin oder Bobath-Therapeutin) durchgeführt werden. Auch hier ist unsere pflegerische

Aufgabe, das Erreichte zu unterstützen und Komplikationen zu vermeiden. Hierzu müssen sowohl die Analyse als auch die Fortschritte in der Patientenkurve dokumentiert werden.

Nahrung angepaßt auswählen

Wenn nicht sicher ist, ob der Patient schon schlucken kann, ohne zu aspirieren, so werden für die Lunge weniger schädigende Speisen zur Essensprobe benutzt, wie z. B. ungesüßte Götterspeise mit Gelatine oder anderen im Handel bzw. der Klinik übliche Andickungsmittel.

Keine sauren Speisen und Getränke verabreichen, da Milchsäure und andere Säuren bei der Aspiration Schädigungen im Lungengewebe hervorrufen können!

Wurden o.g. Speise gut geschluckt, kann auf geformte Nahrungsmittel übergegangen werden, die eine deutlichere Stimulation, d. h. ein deutlicheres Gefühl im Mund hinterlassen, wie z. B. gekochtes Gemüse, gut gewürzter Kartoffelbrei oder angedickte Soßen oder Suppen.

Es sollen nie Nahrungsmittel mit zwei unterschiedlichen Konsistenzen verabreicht werden, wie z. B. passiertes Fleisch und Soße, da sich der Patient mit Schluckstörungen dadurch auf zwei unterschiedliche Formen der Wahrnehmung und der Schluckgeschwindigkeit einstellen muß. Seine Koordination würde hierdurch maßgeblich erschwert.

Die Flüssigkeitsgabe erfolgt erst, wenn breiige Kost komplikationslos geschluckt werden kann!

Man beginnt mit einem halben Teelöffel ungesüßtem Tee oder neutralem Wasser bzw. mit einer Pipette, indem man die Flüssigkeit auf das mittlere hintere Zungendrittel gibt. Kann der Patient kleine Mengen Flüssigkeit schlucken, wird die Menge gesteigert. Bei der Verabreichung von Flüssigkeit sollten Sie immer Trinkgefäße verwenden, die auch üblicherweise zum Trinken benutzt werden. Schnabeltassen und Becher sind Hilfsinstrumente, die den Patienten in einen weniger aktiven Zustand versetzten als eine Tasse.

Patient in korrekte Sitzposition bringen

Die erste und wichtigste Voraussetzung um Schlucken zu ermöglichen ist der korrekte Sitz (s. S. 139).

Eigenerfahrung
Legen Sie bitte Ihren Kopf in den Nacken und versuchen Sie, eine Flüssigkeit zu schlucken.

Mögliche Erkenntnis
Um sich vorm Verschlucken zu schützen werden Sie bemerkt haben, daß Sie den Kopf während des Schluckaktes nach vorne beugten. Bei Ihnen lief dieser Schutz automatisch ab. Der Patient hat diese Fähigkeit verloren und muß deshalb geschützt werden, d. h. wir müssen ihm helfen, seinen Kopf in eine korrekte Mittelstellung zu bringen und ihn dort zu halten.

6.7.2 Stimulation des Gesichtsbereiches

Schon im Bereich Wahrnehmung haben wir darüber gesprochen, daß der Schlaganfallpatient häufig zu wenig zielgerichtete Aufmerksamkeit hat. Diese herzustellen ist eine wichtige Aufgabe vor der Essensverabreichung.

Es gibt viele Möglichkeiten den Gesichtsbereich zu stimulieren; hier sollen nur einige leicht durchführbare Techniken angesprochen

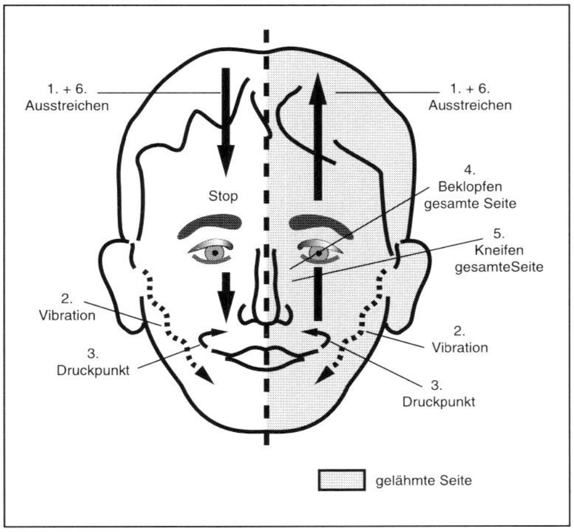

***Abb. 238:* Stimulation des Gesichtsbereiches**
□ gelähmte Seite

werden. Zur Vertiefung ist die einschlägige Fachliteratur zu empfehlen (Schalch, 1989, Morales, 1991, Davis, 1986). Am günstigsten ist es aber, sich mit einer Logopädin in diesem Bereich abzustimmen bzw. entsprechende Seminare zu besuchen. Es ist mir wichtig, daß der hier bearbeitete Bereich einen Ausschnitt darstellt, der für jede Pflegekraft erlernbar und einsetzbar ist.

1. **Ausstreichen** beider Gesichtshälften mit den Handflächen.
- Die nicht betroffene (überkompensierte), wird gehemmt, d.h. es wird eine leichte Druck-Zug-Bewegung vom Haaransatz zu den Augenbrauen mit der unteren Handkante vorgenommen
- An den Augenbrauen wird ein kleiner Stop eingelegt, dann wird die Hand weiter zum Jochbein hinübergleitet und mit der Handfläche über das Jochbein und den Mundwinkel hin zum Kinn wird die Wange ausgestrichen.
- Die Hand bleibt am unteren Ende des Gesichtes liegen. Die betroffene, inaktive Seite soll aktiviert werden, indem sie in umgekehrter Richtung nach oben ausgestrichen wird.

2. **Vibration** mit beiden Händen vom Ohr bis zum Mundwinkel. Beide Handflächen werden über dem Jochbein an die Wangen angelegt und in kleine Vibrationen versetzt. Der Weg geht vom Jochbein bis zum Kinn gleichzeitig über beide Wangen einmal. Die Hand auf der nichtgelähmten Seite bleibt am Kinn liegen. Die gelähmte Seite wird nun zweimal zusätzlich vom Jochbein zum Kinn vibriert.

3. **Druckpunkte** an den Mundwinkeln mit den Fingerkuppen der Mittelfinger aufsuchen.
- Anschließend werden sie schnell nach außen oben gezogen (ca. 3 bis 5 mal).

4. **Beklopfen** der gesamten paretischen Seite mit den Fingerkuppen

5. **Leichtes Kneifen** der paretischen Seite, indem man dem Verlauf der entsprechend Muskulatur folgt

6. **Wiederholen des Ausstreichens beider Gesichtshälften** (*Abb. 238*).
- Diese Stimulation, ein bis dreimal täglich über 14 Tage durchgeführt, zeigte in der Praxis schon nach 14 Tagen bei einem großen Teil der so behandelten Patienten Erfolg. Diese Formen der Stimulation können auch die Angehörigen sehr schnell und kompetent erlernen, sie sollten auf jeden Fall hier mit einbezogen werden.

6.7.3 Stimulation des inneren Mundbereiches

Im Mundinneren können Sie wie unter Wahrnehmungsstimulation des Mundes vorgehen (s. S. 26 ff.). Die Hand des Patienten kann hierbei geführt werden und ihm somit ein neuer Impuls, sich wieder aktiv zu beteiligen gegeben werden.

6.7.4 Führen von Bewegungen

Lernen geschieht am besten über Kontakt und eigene Handlung. Das Führen unterstützt diesen Prozeß. Das Führen von Bewegungen beim Patienten unterstützt verlorengegangene automatisierte Bewegungsabläufe wiederzufinden und neu durchführen zu lernen. Bei dieser Vorgehensweise mit Patienten habe ich gelernt ihr Tempo zu finden und zu respektieren.[2]

Eigenerfahrung 1
- Schließen Sie die Augen!
- Lassen Sie sich von einer zweiten Person den Mund mit einer Serviette abputzen!
- Putzen Sie sich von einer zweiten Person mit Führhilfe an der Hand und am Arm den Mund selbst ab!

Eigenerfahrung 2
Legen Sie Ihre rechte Hand auf die rechte Hand einer anderen Person führen sie die Hand der anderen Person jetzt über deren Oberarm. Geben sie genügend Druck auf Ihre Handfläche, und gleiten Sie langsam am Mund der anderen Person entlang.

Mögliche Erkenntnis
Sie werden gespürt haben, als Sie selbst an der Aktion mitbeteiligt waren, war das Ganze für Sie sanfter und erträglicher.

[2] Haben Sie Interesse sich tiefgreifender als es in diesem Buche möglich ist mit diesem Thema auseinanderzusetzen, so ist die in der Literaturliste erwähnte Literatur von Affolter, Bischoffsberger (1996) und Davis (1986) zu empfehlen. Vielleicht haben sie auch das Glück eine Affoltertherapeutin in Ihrem Team zu haben, die Ihnen Einiges zeigen kann. Auf jeden Fall würde sich ein Kurs in dieser Methode empfehlen.

6.7.4.1 Grundregeln beim Führen der Hände

- ☯ Die Hand der Pflegekraft liegt auf der Hand des Patienten
- ☯ Die Finger der Pflegekraft werden nicht an den Seiten des Patientenhandtellers eingehängt
- ☯ Der Druck wird über die Handfläche und nicht über die Finger ausgeübt
- ☯ Bei einer schlaffen Lähmung muß der Ellenbogen der zu führenden Seite unterstützt werden
- ☯ Die Pflegeperson gibt mit ihrem Körper soviel Stütze wie möglich
- ☯ Der Patient muß sich in einer stabilen physiologischen Ausgangsposition befinden
- ☯ Es muß immer eine Sicherheit über eine feste Unterstützungsfläche gegeben werden

Sie können die Möglichkeiten des Führens bei allen Alltagsverrichtungen des Patienten nutzen. z.B. beim Brot streichen, Zähne putzen und bei der Körperpflege.

6.7.5 Vorgehen beim Essensverabreichen

- Die Pflegeperson sollte sich immer auf der gleichen Ebene befinden wie die Patientin.
- Essen und Flüssigkeit nie zu weit von oben oder von unten reichen, da dies eine unphysiologische Kopfstellung bei der Patientin fördern würde.
- Wenn möglich, den Arm der Patientin führen.
- Eine kleine Menge Nahrung auf einen Plastiklöffel geben (Metalllöffel fördern eher den Beißreflex).

- Wenn es möglich ist, die Hand der Patientin mit dem Löffel zum Mund führen, den Löffel auf das vordere Zungendrittel bringen: die Zungenspitze wird dabei mit dem Löffel etwas heruntergedrückt, um ein reflektorisches Herausdrücken der Nahrung mit der Zunge zu reduzieren.
- Die Patientin in Ruhe schlucken und nachschlucken lassen.
- Nach jeder Nahrungsaufnahme muß eine sorgfältige Mundpflege erfolgen. Besonders wichtig ist hierbei das Ausräumen oder die Unterstützung der Reinigung der Wangen.

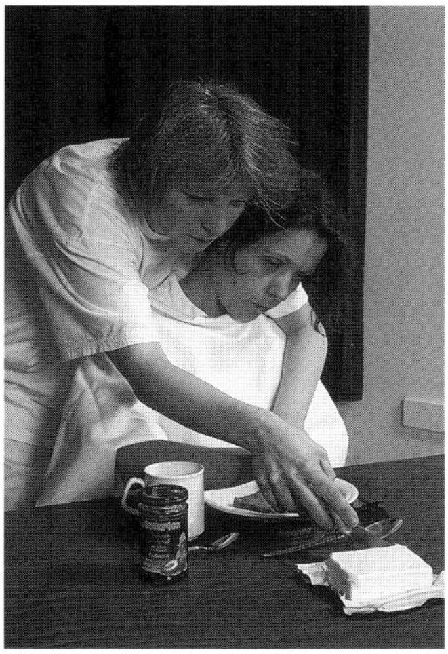

Abb. 239

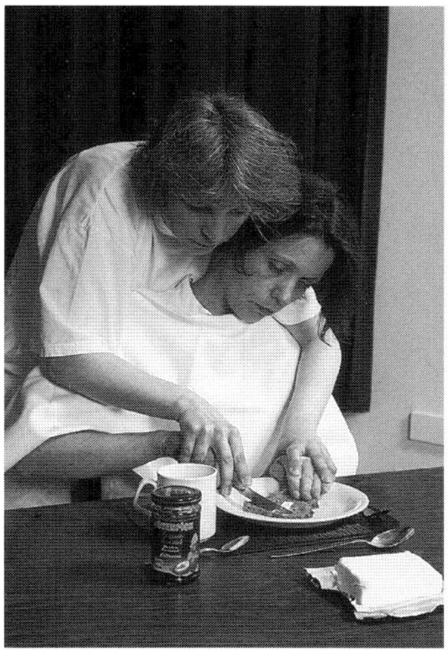

Abb. 240

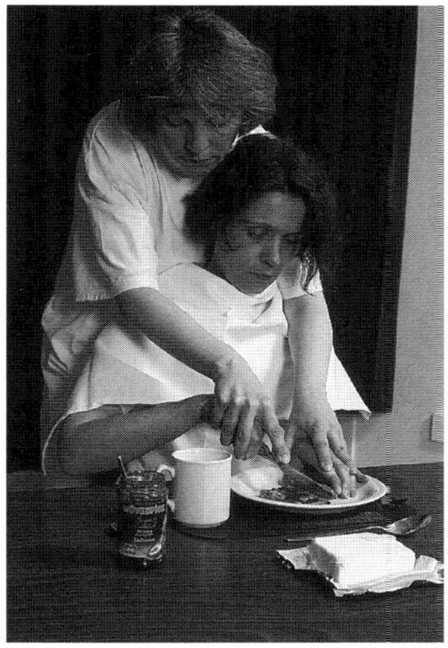

Abb. 241

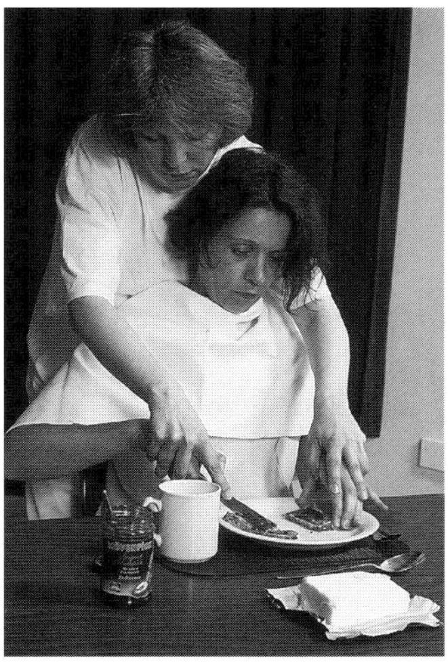

Abb. 242

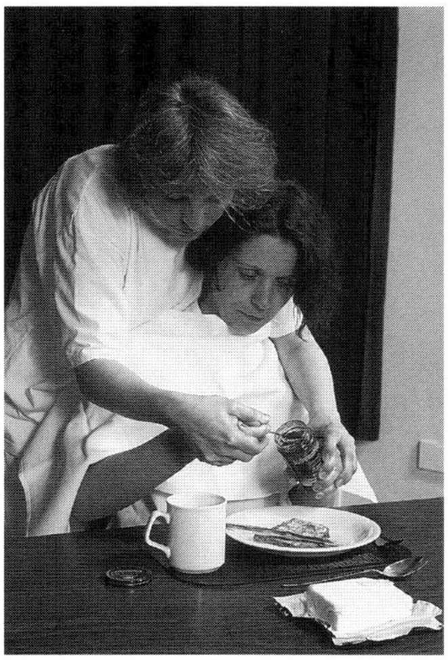

Abb. 243

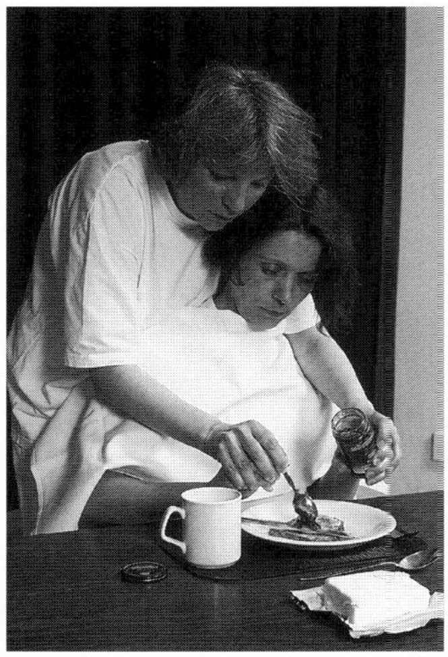

Abb. 244

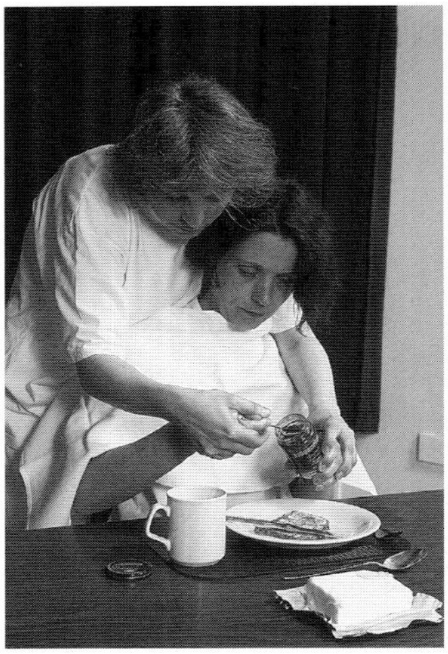

Abb. 245

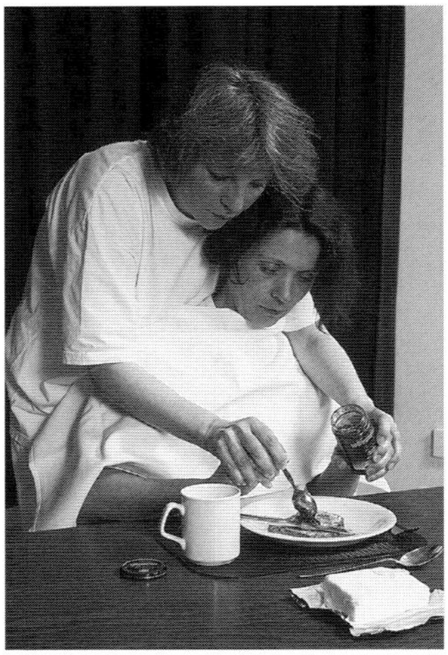

Abb. 246

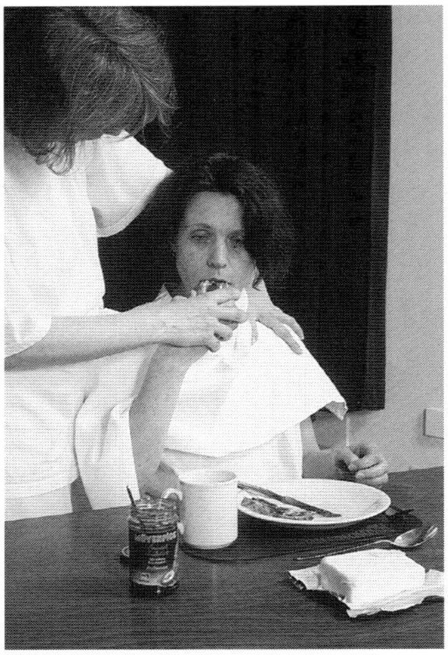

Abb. 247

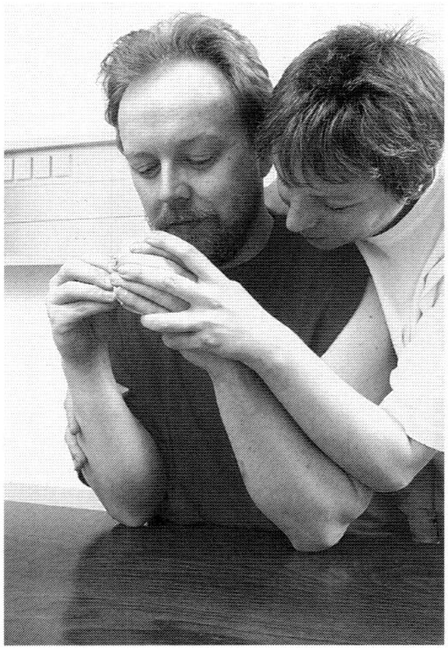

Abb. 248

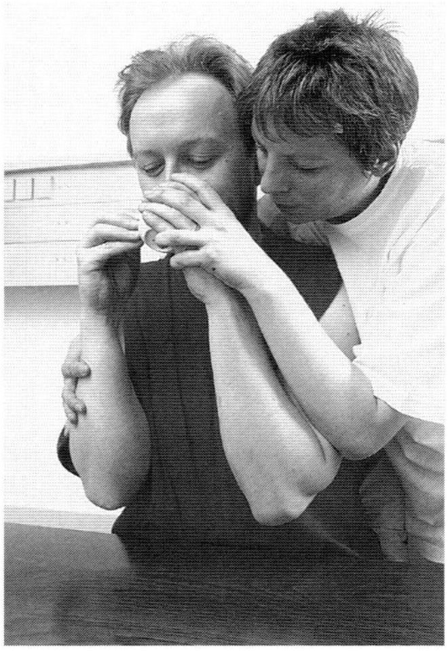

Abb. 249

Die Abbildungen 239 bis 249 verdeutlichen noch einmal, wie eine Patientin/ein Patient beim Essenzubereiten oder beim Trinken von einer Pflegekraft unterstützt werden kann (*Abb. 239 – 246/247 – 249*).

6.8 Kommunikationsprobleme

6.8.1 Kommunikationsprobleme durch Veränderungen im Gesichtsbereich

Häufig finden sich beim Schlaganfallpatienten Veränderungen im Gesichtsbereich

Der Mundwinkel hängt herab, die Lider können nicht mehr vollständig geschlossen werden. Speichel läuft aus dem Mundwinkel, der Mund kann nicht mehr geschlossen werden. Die Motorik der gesamten Seite wird nicht mehr beherrscht. Dies hat vor allem neben den physiologischen Einschränkungen auch viele Folgen für die Kommunikation.

Wenn wir mit Menschen sprechen, lesen wir häufig noch bevor wir die Sprache hören, von der Mimik ab, was dieser Mensch sagen will, oder wir vergleichen, ob das Gesagte von der Mimik unterstützt wird. Bricht dies auseinander, haben wir oft das Gefühl, der andere geht mit mir nicht ehrlich um. Diese Vorgänge spielen sich häufig unbewußt ab und werden deshalb nicht deutlich bemerkt. Kann der Schlaganfallpatient nun seine Mimik nicht entsprechend des Gesagten einsetzen, kann es leicht zu Mißverständnissen führen. Deshalb ist es wichtig, den Gesichtsbereich so früh wie möglich zu stimulieren (s. S. 157 *Abb. 238*).

6.8.2 Kommunikationsprobleme durch Aphasie

Nach Luise Lutz wird unter Aphasie eine Störung der Sprache bei erhaltener Funktion der zum Sprechen benötigten Muskulatur verstanden. Für sie wird für den Aphasiker die Muttersprache zu einer Fremdsprache, also die vollständige oder teilweise Unfähigkeit, mit Sprache umzugehen (Lutz 1989). Auch Sinz (1996), sieht es so, daß Betroffene sowohl das Sprachverständnis und das Sprechen als auch die Lese- und Schreibfähigkeit verloren haben. Sinz grenzt deutlich die Aphasie dementiellen Störungen gegenüber ab. Für beide ist die häufigste Ursache einer Aphasie eine akute Durchblutungsstörung aufgrund eines Gefäßverschlusses oder einer Einblutung im Sprachzentrum des Gehirns (Schlaganfall).

Lutz unterteilt dies in drei Bereiche:

1. »Das abstrakte Sprachsystem ist gestört, d.h. die Fähigkeit, die richtigen Wörter zu finden und die Grammatikregeln anzuwenden.

2. Die vier »Sprachkanäle« (Verstehen – Sprechen – Lesen – Schreiben) sind außer Kontrolle geraten und arbeiten nicht mehr zusammen. Der Aphasiker kann z.B. sein Sprechen nicht mehr kontrollieren: er sagt etwas anderes, als er sagen will; er versteht häufig nicht, was er sagt; er schreibt ein Wort und sagt dabei ein anderes Wort usw.

3. Die Gestik ist häufig gestört. Der Aphasiker weiß nicht mehr, durch welche Handbewegung oder Zeichen er ein Wort ersetzen könnte – sein Nicken kann z.B. auch »nein« bedeuten« (Lutz 1989, 49).
   Auf die weiteren Einteilungen von Aphasien nach Broca-Aphasie, Wernike-Aphasie, globale Aphasie, amnestische Aphasie, Leitungsaphasie, transkordikale sensorische Aphasie, transkordikale motorische Aphasie soll im Folgenden nicht eingegangen werden. Wer hierzu etwas lesen möchte, dem ist das Buch von Erika Sinz »Sprach- und Schluckstörungen« aus dem Quintessenz-Verlag 1996, MMV München, anzuraten.

Verhaltensregeln beim Umgang mit Aphasikern

- Aphasie-Patienten sind nicht gestört in Intelligenz, Denken und Bewußtsein. Ein Aphasiker hat seinen vollen Verstand und nimmt seine Umwelt normal wahr. Er darf unter keinen Umständen wie ein Kind oder Geistesschwacher behandelt werden.
- Im Beisein eines Aphasikers darf nicht über ihn oder seine Störung mit anderen gesprochen werden. Lassen Sie ihn selbst sprechen!
- Der Aphasiker darf nicht überrumpelt werden. Helfen Sie ihm durch Gestik, Bilder oder andere Objekte klarzumachen, was auf ihn zukommt.
- Hören Sie mit dem Herzen zu!
- Wörter sollen nicht auf die Goldwaage gelegt werden. Achten Sie auf den Tonfall und den Augenausdruck.
- Stoppen Sie freundliche den Redefluß bei Aphasikern!
- Fallen Sie ihm nicht ins Wort, ertragen Sie längere Pausen!
- Geben Sie Rückmeldung über das, was Sie verstanden haben!
- Fragen Sie nach, wenn Sie etwas nicht verstanden haben!
- Helfen Sie durch Schlüsselwörter weiter!
- Achten Sie darauf, daß der Aphasiker sich nicht zu stark verkrampft – zuviel Konzentration erhöht die Spannung.
- Fehler müssen **nicht** ständig verbessert werden, es kommt auf den Inhalt und nicht auf die Form an.
- Wird ein Wort oder ein Satz immer wiederholt, unterbrechen Sie den Patienten und lenken Sie ihn ab!
- Rückversichern Sie sich, daß der Aphasiker wirklich verstanden hat, was Sie gesagt haben. Überprüfen Sie das bei wichtigen Gelegenheiten!
- Schreien Sie nicht, der Aphasiker ist nicht schwerhörig!
- Suchen Sie die Wörter, die der Aphasiker besser als andere verstehen kann, und tragen sie diese in die Pflegedokumentation ein!
- Benutzen Sie überwiegend Haupt- und Tätigkeitswörter!
- Sprechen Sie in einfachen, kurzen Sätzen!
- Bleiben Sie miteinander in Blickkontakt!
- Wird etwas nicht verstanden, versuchen Sie auf andere Weise den Inhalt zu übermitteln. (Mimik, Gestik, Bilder, Gesang).
- Sorgen Sie dafür, daß äußere Ablenkungen reduziert sind, z.B. Ehepartner oder Besucher, die sich ständig für den Patienten einschalten, ebenso Radio, Fernseher oder andere Störgeräusche im Zimmer.
- Bitten Sie ihn, aufzuschreiben, was er nicht sagen kann, fangen Sie bei Rechtsseitengelähmten früh mit Schreiben und Lesen an, indem Sie die Hand mit dem Kugelschreiber führen und dazu das entsprechende Wort sagen!
- **Abschreiben und Nachsprechen bringt wenig Erfolg.**

- Nutzen Sie es, daß viele Aphasiker gut singen können!
- Sorgen Sie dafür, daß ein Aphasie-Patient so schnell wie möglich in sprachtherapeutische Behandlung kommt!

6.8.3 Kommunikationsprobleme durch Dysarthrie (Sprechstörungen)

Die Sprechstörungen werden nach Sinz und anderen von der Aphasie unterschieden. Sprechstörungen sind Dysarthrie oder Dysarthrophonie. Bei der Dysarthrie sind Sprachverständnis sowie Lese- und Schreibfähigkeit erhalten, sie umfaßt die gestörte Lautgebung, die gestörte Atmung und Stimmgebung. Zur Überprüfung bittet man den Patienten, auf ein Blatt Papier das zu schreiben, was er nicht sagen kann.

Die Dysarthrie wird häufig mit der Broca-Aphasie (früher motorischen Aphasie) verwechselt.

Für alle Pflegenden und Angehörigen ist folgende Adresse wichtig:

Bundesverband für die Rehabilitation der Aphasiker (BRA)
Straßburger Weg 23, 53113 Bonn 1, Tel. 02 28/ 23 76 46

6.9 Inkontinenz

6.9.1 Urininkontinenz

Das Erlernen der Stuhl- und Urinkontrolle braucht in unserer Entwicklung eine lange Zeit, die von den Eltern mit viel Verständnis unterstützt werden muß. Es ist ein komplexes System, das hier durch den Schlaganfall gestört werden kann, und so verwundert es nicht, wenn 50 % der Patienten mit frischem Apoplex auch Blasenfunktionsstörungen haben (Füssgen, 1995, 97). Füssgen stellt weiter fest, daß bei urodynamischen Funktionsuntersuchungen in den meisten Fällen eine **motorische Dranginkontinenz** mit ungehemmter Blasenkontraktion, die Füssgen (1995) dem Typ nicht inhibierte neurogene Blase, zuordnet (Füssgen 1995, 96). Der gesunde Mensch kann vom Großhirn aus bewußt eine Blasenentleerung auslösen oder diese ebenso bewußt unterdrücken, d.h. er kann auch dann noch die Blase kontrollieren, wenn schon ein starker Drang signalisiert, daß die Blase gefüllt ist und sich entleeren möchte. Bei der motorischen Dranginkontinenz kommt es durch das Fehlen der Hemmung der Nervenimpulse zu einer unkontrollierten Aktivität der Blasenmuskulatur. Der Harndrang wird so stark und ist nicht mehr zu unterdrücken, so daß eine unkontrollierte Entleerung erfolgt. Die Inkontinenz beim Schlaganfallpatienten kann auch bedingt oder noch verstärkt werden durch eine **sensorische Dranginkontinenz**. Bei der sensorischen Dranginkontinenz kommt es durch massive Impulse aus dem Blaseninneren (z.B. durch Steine, Tumore, Blasenkatheter und andere Fremdkörper) zu einer Anflutung von Reizen an die sensorische Rinde, die diese nicht mehr vollständig verarbeiten kann. Dauerkatheter und Suprapubische Katheter zählen deshalb zu den Maßnahmen, die lediglich in den ersten Tagen sinnvoll sind, wenn eine drohende Harnretention zu befürchten ist.

Bei vielen Schlaganfallpatienten kommt, bedingt durch Vorerkrankungen und hohes Alter auch noch eine **Streßinkontinenz** dazu. Diese ist gekennzeichnet durch die Erschlaffung des Beckenbodens und kann alle vorgenannten Inkontinenzformen noch zusätzlich ins Negative hin beeinflussen. Aus diesem Grunde erweisen sich hier immer pflegerisch Beckenbodentrainig bzw. Kontinenztrainig als sehr nützlich.

6.9.2 Dauerkatheter

Dauerkatheter werden in der Praxis leider noch sehr häufig angewendet. Viele Pflegenden haben noch nicht das Wissen und den Mut andere Maßnahmen zu ergreifen. aus diesem Grunde möchte ich die Nachteile die für die Patienten durch Dauerkatheteranlage entstehen im Folgenden zu zusammenfassen.

Nachteile bei Anlage eines Dauerkatheters:

- Verstärken des sensorischen Inputs auf den Blasenmuskel
- Immobilität: viele Patienten bewegen sich eingeschränkt mit einem transurethralen Katheter, aus Angst, er könnte
- herausrutschen oder Schmerzen verursachen
- Infektionsgefahr: Blaseninfektionen können schon innerhalb weniger Tage entstehen, besonders dann wenn die Trinkmenge unter 2 Liter sinkt und damit eine ungenügende Spülung der Blase stattfindet

Alle obengenannten Punkte können bei einiger Überlegung entschärft werden. So eignet sich ein suprapubischer Katheter besser, um die Mobilität zu erhalten und ein Infektion hinauszuschieben. Diese Entscheidung fällt aber in den ärztlichen Bereich.

Pflegerisch können wir aber mit anderen Mittel helfen, indem wir:

- Andere Versorgungssysteme wählen wie:
  - Kondomurinale
  - Inkontinenzvorlagen-Systeme usw.
- Kontinenztraining betreiben.

Der anfangs hohe Zeitaufwand macht sich durch spätere zügigere Rehabilitation bezahlt. Ausführlich haben sich damit folgende Autoren und Autorinnen beschäftigt
(Grond 1993, 193ff, Füssgen 1987, 98ff, Sachsenmaier 1991,44 ff).

- Wahrnehmungsfähigkeit des Beckenbodens unterstützen,
  z.B. durch den korrekten Langsitz im Bett (s. S. 139) oder den korrekten Sitz auf dem Stuhl (s. S. 141). Nur hierdurch ist es gewährleistet, daß der Harndrang frühzeitig genug wahrgenommen wird.
- Das Planungsdefizit (welches viele Patienten haben) erkennen und durch Hilfestellungen wie spezielle Kleidung, gut identifizierbare Toiletten usw. diesem entgegen arbeiten.
- Ärztinnen die auf Dauerkathetereinlage bestehen, auf o.g. Möglichkeiten und unsere Fähigkeiten, mit diesem Thema umzugehen, aufmerksam machen.

Grundsätze:

- Das erste Mal sollte der Katheter nach drei Tagen entfernt werden
- Es ist eine Restharnkontrolle durchzuführen (z.B. durch Sonographie)
- Im therapeutischen Team müssen die Maßnahmen auf ihren therapeutischen Wert hin diskutiert werden
- Die Angehörigen müssen über den Sinn der Maßnahmen informiert sein und ebenso über die Möglichkeiten, die sie haben, uns bei unserem therapeutischen Tun zu unterstützen

Die hohe psychische Belastung, die für Betroffene und Angehörige entsteht, muß schon in der Frühphase des Geschehens angesprochen werden. Sie müssen die Möglichkeiten kennenlernen, damit umzugehen. Hierfür sind die meisten Beteiligten sehr dankbar.

6.9.3 Stuhlinkontinenz

Der Schlaganfallpatient hat sehr viele Probleme die zu einer Stuhlverhaltung oder zu einer Kontrollverminderung führen können z. B.

- Handlungs- und Planungsstörung
- Veränderte Nahrungsaufnahme und der Zusammensetzung der Nahrung
- Reduktion der Beweglichkeit
- Reduktion der Wahrnehmung
- Hemmung des Entleerungsreizes ist nicht mehr möglich

Ähnlich wie bei der Harninkontinenz kann der Schlaganfallpatient die Stuhlentleerung nicht mehr hemmen bzw. bewußt durchführen. Es kommt zu unkontrolliertem Stuhlabgang. Die Hemmung muß als neu erlernt und trainiert werden. Dies gelingt am einfachsten, wenn zu einer bestimmten Zeit regelmäßig die Toilette aufgesucht wird.

- Einläufe durchgeführt werden
- Digitale Stimulation durchgeführt wird
- Zäpfchen verabreicht werden
- Nach Venn wurden 80 % der stuhlinkontinenten Schlaganfallpatienten kontinent
- Bei Zäpfchen werden zuerst peristaltikanregende Zäpfchen verabreicht um später zu Gleitzäpfchen überzugehen

Häufig findet sich beim Schlaganfallpatienten das sogenannte Stuhlschmieren. Dies führt dann meist zu einem folgeschweren Fehlschluß. Pflegende glauben, daß das Stuhlschmieren ein Zeichen für eine ungenügende Eindickung des Dickdarmbreies ist. Sie leiten deshalb keine konsequenten Abführmaßnahmen ein. Leider ist aber das Gegenteil der Fall. Durch zu geringe Bewegung und zu wenig Flüssigkeitsaufnahme dickt der Stuhlbrei zu einer Kotsäule im Enddarm zusammen. Auf den Schleimhäuten bilden sich Beläge und so ist die erforderliche Resorption der Flüssigkeit nicht mehr möglich. Flüssiger Stuhl drängt nun an der Kotsäule entlang nach außen und verschmiert die Unterlage bzw. den Schlüpfer. Häufig ist die einzige wirkungsvolle Maßnahme die Ausräumung des Enddarmbereiches. Besonders gut eignet sich der hohe Einlauf, da durch ihn nicht nur die Stuhlsäule aufgeweicht sondern auch die Darmwände gereinigt werden.

7 Veränderung der Stimmung

In der Pflege haben wir es sehr häufig mit weinenden Patienten zu tun. Dies ist m.E. auch ganz normal und ein gesunder Verarbeitungsprozeß. Wir müssen hier lediglich lernen, zu akzeptieren, daß die Patienten einen wirklichen Verlust hinnehmen müssen und sie tröstend begleiten. Es gibt aber auch tiefgreifende Persönlichkeitsveränderungen, die vom Schädigungsort abhängig sind. Es kann zu ungezügeltem Lachen, Weinen und Furchtreaktionen kommen. Die häufigste Form der Veränderung ist die Depression. Sie entsteht sowohl beim Linkshirn- als auch beim Rechtshirngeschädigten, wobei die Linkshirngeschädigten Patienten meistens einen höheren Schweregrad verzeichnen (Culhem u. Begler 1988). Die Depression hat auch noch weitere Auswirkungen, so z.B. eine stärkere Schmerzwahrnehmung, negativ gefärbte Wahrnehmung der Umwelt. Je nach Literatur sind ca. 8,3 % bis 30 % Patienten benannt, die befallen sind. Ist eine Depression festgestellt, benötigen die Patienten fachspezifische Hilfe durch Medikamente und Psychotherapie in all ihren Möglichkeiten. Hier würde ein Mitleidenwollen fehl am Platz sein.

8 Sexualität

Die Reduktion der Sexuallust ist häufig auf depressive Verstimmung, blutdrucksenkende Mittel oder beruhigende Medikamente und auf die Angst vor einem neuen Geschehen zurückzuführen. Solange die Motorik noch stark eingeschränkt ist, ist auch diese Behinderung ein Grund. Betroffene und Angehörige erzählen mir aber auch, wie schwer es für sie ist und war, nur noch teilweise berührt zu werden oder Berührung nicht mehr wahrnehmen zu können. Betroffene schilderten ihre Angst vorm Versagen und Angehörige die Angst vor der Überforderung ihres Partners/ihrer Partnerin. Es ist meiner Erfahrung nach wichtig, daß wir Pflegenden dieses Thema vorsichtig ansprechen und dem anderen Gelegenheit anbieten, darüber zu sprechen und die Ängste zu formulieren. Manchmal bestanden vor dem Geschehen schon Störungen in dieser Beziehung und dann ist es sinnvoll, einen Therapeuten hinzuzuziehen. Gelebte Sexualität kann für die Patienten zu einer Entspannung und Harmonisierung führen, die die Rehabilitation maßgeblich unterstützt. Angehörige, die von Anfang an im Pflegeprozeß mit herangezogen wurden, finden auch hierbei leichter wieder den Zugang.

9 Literatur

9.1 Hintergrundliteratur Schlaganfall

AFFOLTER, F.: Wahrnehmung Wirklichkeit und Sprache. 4. unveränd. Aufl. Villingen-Schwenningen (Neckar-Verlag GmbH) 1990

AFFOLTER, F., BISCHOFBERGER, W.: Wenn die Organisation des zentralen Nervensystems zerfällt – und es an gespürter Information mangelt. Wissenschaftliche Beiträge aus Forschung, Lehre und Praxis zur Rehabilitation behinderter Kinder und Jugendlicher. 2. unveränd. Aufl. Villingen-Schwenningen (Neckar-Verlag GmbH) 1996

BACH-Y-RITA, P.: Brain plasticity as basis for therapeutic procedures. Recovery of function: theoretical: consideration for brain injury Bern.(Huber Verlag) 1980 In: Davies, P. M.: Hemiplegie. Anleitung zu einer umfassenden Behandlung von Patienten mit Hemiplegie. Berlin, Heidelberg, New York u.a. (Springer-Verlag) 1986.

BACH-Y-RITA, P.: Central nervous system lesions: sprouting and unmasking in rehabiltation Arch Phys Med Rehabil, 62, 1981: 413–417. In: Davies, P. M.: Hemiplegie. Anleitung zu einer umfassenden Behandlung von Patienten mit Hemiplegie. Berlin, Heidelberg, New York u. a. (Springer-Verlag) 1986.

BACH-Y-RITA, P.: Brain plasticy as basis of the development of rehabilitation procedures for hemiplegia. Scand J Rehabil med 13, 1981: 73–83 In: Davies, P. M.: Hemiplegie. Anleitung zu einer umfassenden Behandlung von Patienten mit Hemiplegie. Berlin, Heidelberg, New York u.a. (Springer-Verlag) 1986.

BARTLETT, J., G., GORBACH, S., L.: The triple Threat of aspiration pneumonia, Chest, 68, 1975, 560–566. In: Mauritz, K. H.: Rehabilitation nach Schlaganfall. Köln (Verlag W. Kohlhammer) 1994.

BECKMANN, M.: Rehabilitation in der Krankenpflege. Fallbezogene Rehabilitationsmaßnahmen im Bereich der Krankenpflege Hagen (Brigitte Kunz Verlag) 1988.

BECKMANN, M.: Rehabilitation in der Krankenpflege. Fallbezogene Rehabilitationsmaßnahmen im Bereich der Kranklenpflege. 3. überarb. Aufl. Hagen (Brigitte Kunz Verlag) 1996.

BECKMANN, Unveröffentliche Seminarunterlagen 1998

BECKMANN-MARX, M.; DUGUE, F.: Schlaganfall Aktivierende häusliche Pflege durch Angehörige Hilfsmittelversorgung für den Alltag Bonn (Bundesministerium für Gesundheit) o. J.

BOBATH, B.: Abnorme Haltungsreflexe bei Gehirnschäden. 4. überarb. Aufl. Stuttgart, New York (Georg Thieme Verlag) 1986.

BOBATH, B.: Die Hemiplegie Erwachsener. Befundaufnahme, Beurteilung und Behandlung.5. überarb. Aufl. Stuttgart, New York (Georg Thieme Verlag) 1993.

BOBATH, B.; BOBATH, K.: Die motorische Entwicklung bei Zerebralparesen. 4. Aufl. Stuttgart, New York (Georg Thieme Verlag) 1994.

BOBATH, B.: Die Hemiplegie Erwachsener. Befundaufnahme, Beurteilung und Behandlung. 4. unveränd. Aufl. Stuttgart, New York (Georg Thieme Verlag) 1985.

DAVIES, P. M.: Im Mittelpunkt. Selektive Rumpfaktivität in der Behandlung der Hemiplegie. Berlin, Heidelberg, New York u.a. (Springer-Verlag) 1991.

DAVIES, P. M.: Wieder Aufstehen. Frühbehandlung und Rehabilitation für Patienten mit schweren Hirnschädigungen. Berlin, Heidelberg, New York u.a. (Springer Verlag) 1995.

DAVIES, P. M.: Hemiplegie. Anleitung zu einer umfassenden Behandlung von Patienten mit Hemiplegie. Berlin, Heidelberg, New York u.a. (Springer-Verlag) 1986.

DENHAM, M. J., FARRAN, H., JAMES, G: The value of 125-i-fibrinogen in the diagnosis of deep vein thrombosis in hemiplgia. Age and Ageing 1973, 2207–210. In: Mauritz, K. H.: Rehabilitation nach Schlaganfall. Köln (Verlag W. Kohlhammer) 1994.

DENZLER, P., KESSLER, J., MARKOWITSCH, H., J.: Möglichkeiten und Mängel psychopathometrischer Demenz-Diagnostik. Fortschr Neurol Psychiatrt 1986, 54,382–392. In: Mauritz, K. H.: Rehabilitation nach Schlaganfall. Köln (Verlag W. Kohlhammer) 1994.

FELDKAMP, M.: Behandlung und Rehabilitation bei zerebralparetischen Kindern. Konservative und operative Therapiemöglichkeiten. Erlangen (perimed Fachbuch Verlagsgesellschaft mbH) 1989.

FELDKAMP, M.; AUFSCHNAITER, D. VON; BAUMANN, J.-U. u.a.: Krankengymnastische Behandlung der Infantilen Zerebralparese. 4. neubearb. Aufl. München (Pflaum Verlag) 1989.

FRÖHLICH, A.: Basale Stimulation. 4. Aufl. Düsseldorf (verlag selbstbestimmtes leben) 1993.

FÜSGEN, I.: Schlaganfall Geriatrie Praxis München (MMV Medizin Verlag) 1995.

FOG, E., FOG, M.: Cerebral Inhibition Examinate by Associatet Movements. Little Club Clinics in Dev.Med. Nr. 10. National Spastics Society Medical Education and Information Unit in Association with Heinemann, London 1963. In: Bobath, B.: Die Hemiplegie Erwachsener. Befundaufnahme, Beurteilung und Behandlung. 4. unveränd. Aufl. Stuttgart, New York (Georg Thieme Verlag) 1985.

GARMS, H., Lebendige Welt, Biologie 2, Neuausgabe, Braunschweig (Georg Weatermann Verlag), 1977

GSCHWEND, G.: Die neurophysiologischen Grundlagen der Rehabilitation. 2. Aufl. Lübeck (Hansisches Verlagskontor H. Scheffler) 1994.

HUEMER-DROBIL, B.; KLETTER, G.; LANGBEIN, L.: Leben nach dem Schlaganfall. Ein Ratgeber für Kranke, ihre Familien und Betreuer. Köln (Kiepenheuer & Witsch) 1987.

HUMMELSHEIMER, H., MAURITZ, K.,H., Neurophysiologische Grundlage krankengymnastischer Übungsbehandlung bei Patienten mit zentralen Hemiparesen. Fortschr Neurol Psychiat 6 1993, 208ff In: Mauritz, K. H.: Rehabilitation nach Schlaganfall. Köln (Verlag W. Kohlhammer) 1994.

JEKINS, W., M., MERZENICH, M., M., OCHS, M., T et al: Functional reorganization of primary somatosensory cortex in adult owl munkeys after behaviorally controlled tactil stimulation. J. Neurophysiol 1990, 63,82–104., In: Mauritz, K. H.: Rehabilitation nach Schlaganfall. Köln (Verlag W. Kohlhammer) 1994.

JOHNSTONE, M.: Die Hausbetreuung des Schlaganfallpatienten. Im Wiederherstellungsmuster leben. Stuttgart, New York (Gustav Fischer Verlag) 1987.

JOHNSTONE, M.: Der Schlaganfall-Patient. Grundlagen der Rehabilitation. 2. Aufl. Stuttgart, Jena, New York (Gustav Fischer Verlag) 1992.

JUCHLI, L.: Pflege. Praxis und Theorie der Gesundheits und Krankenpflege. 8. überarb. Aufl. Stuttgart, New York (Georg Thieme Verlag) 1997.

KAMAL, A.: A Colour Atlas of Stroke. Cerebrovascular disease and its management. London (Wolfe Medical Publications Ltd) 1987.

KRÄMER, G. Dr.med.: Dem Schlaganfall vorbeugen. Durchblutungsstörungen des Gehirns Risikofaktoren, Warnsignale Untersuchungs- und Behandlungsmöglichkeiten. Stuttgart (TRIAS-Thieme Hippokrates Enke) 1993.

KAAS, J., H.,: Plasticity of sensory and motor maps in adult mammals. Ann Rev Neurosci 1991, 14, 137–167.In: Mauritz, K. H.: Rehabilitation nach Schlaganfall. Köln (Verlag W. Kohlhammer) 1994.

KROHWINKEL, M.: Der Pflegeprozeß am Beispiel von Apoplexiekranken. Eine Studie zur Erfassung und Entwicklung Ganzheitlich-Rehabilitierender Prozeßpflege. Band 16. Bonn (Nomos VerlagsgesellschaftvmbH & Co. KG) 1993.

LIPP, B.; SCHLAEGEL, W.: Wege von Anfang an. Wissenschaftliche Beiträge aus Forschung, Lehre und Praxis zur Rehabilitation behinderter Kinder und Jugendlicher. Villingen-Schwenningen (Neckar-Verlag GmbH) 1996.

MAURITZ, K. H.: Rehabilitation nach Schlaganfall. Köln (Verlag W. Kohlhammer) 1994.

MEERWALDT, J., D.,: Spatial disorientation in right-hemisphere infaction: a study of speed of recovery.J Neurol Neurosurg Psychiat (1986), 46, 426–429. In: Mauritz, K. H.: Rehabilitation nach Schlaganfall. Köln (Verlag W. Kohlhammer) 1994

MUMENTHALER, M. Prof. Dr.: Neurologie. 9. neubearb. Aufl. Stuttgart, New York (Georg Thieme Verlag) 1990.

MULLEY, G.:Associated reaction in the hemipleic arm. Scand J. Rehabil Med 14 1982: 117–120.

PURWIN, H.; KORTE, S.; LÄNGLER, M. u. a.: Handlings nach Bobath. Begleitbuch für Unterricht und Pflegealltag. 2. überarb. Aufl. Hannover (Vincentz Verlag) 1997.

ROSENZWEIG, M., R.,. Animal models for effects of brain lesions and for rehabiltation.In: Mauritz, K. H.: Rehabilitation nach Schlaganfall. Köln (Verlag W. Kohlhammer) 1994.

ROTH, G.; PRINZ, W.: Kopf-Arbeit. Gehirnfunktionen und kognitive Leistungen. Heidelberg, Berlin, Oxford (Spektrum Akademischer Verlag GmbH) 1996.

RUNGE, M., REHFELD, G., G: Geriatrische Rehabilitation im Therapeutischen Team.stuttgart,New York. (Georg Thieme Verlag) 1995.

SACKS, O.: Der Mann, der seine Frau mit einem Hut verwechselte. 62.-66. Tausend 1990 Reinbeck/ Hamburg (Rowolt Verlag GmbH) 1990.

SACKS, O.: stumme stimmen. Reise in die Welt der Gehörlosen. Reinbeck/Hamburg (Rowolt Taschenbuch Verlag) 1992.

SCHMIDT, R. F. Prof. Dr.: Neuro- und Sinnesphysiologie. 2. korr. Aufl. Berlin, Heidelberg, New York u. a. (Springer-Verlag) 1995.

SCHWENGLER. Anatomie Thieme Verlag

SCHÜTZ, R.-M. Prof. Dr.; Meier-Baumgartner, H.-P. PD Dr.: Der Schlaganfall-Patient. Hemiplegie Rehabilitation Ergotherapie Sprachstörungen Psychosoziale Probleme Band 11 Bern, Göttingen, Toronto u. a. (Verlag Hans Huber) 1994.

SCHWÖRER, C.: Der apallische Patient. Aktivierende Pflege und therapeutische Hilfe im Langzeitbereich. Stuttgart, New York (Gustav Fischer Verlag) 1988.

SPRINGER, S. P.; DEUTSCH, G.: Linkes Rechtes Gehirn, Funktionelle Asymmetrien. Heidelberg (Spektrum der Wissenschaft Verlagsgesellschaft) 1987.

STEINHAGEN-THIESSEN, E.: Der Schlaganfallpatient. GERIATRIE PRAXIS-RATGEBER FÜR PFLEGENDE UND ANGEHÖRIGE München (MWV Medizin Verlag GmbH) 1993.

THOMPSON, R. F.: Das Gehirn. Von der Nervenzelle zur Verhaltenssteuerung. 2. Aufl. Heidelberg, Berlin, Oxford (Spektrum Akademischer Verlag - GmbH) 1994.

URBAS, L.: Die Pflege des Hemiplegiepatienten nach dem Bobath-Konzept. Einführung in die therapeutische Pflege. Stuttgart, New York (Georg Thieme Verlag) 1994.

VIEBROCK, H.; BRANDL, U.: Neurophysiologie cerebraler Bewegungsstörungen und Bobath-Therapie. Bremen (ProduServ GmbH Verlagsservice) 1997. (Kongreßband 1996)

WALSE, F., M., R., On certain tonic or postural refexesin hemiplegiawith special referenceto the so-called „associated movements. Brain 46: In: Davies, P. M.: Hemiplegie. Anleitung zu einer umfassenden Behandlung von Patienten mit Hemiplegie. Berlin, Heidelberg, New York u. a. (Springer-Verlag) 1986.

9.2 Hintergrundliteratur Bewegung

BETTE, K.-H.: Körperspuren. Zur Semantik und Paradoxie moderner Körperlichkeit. Berlin, New York 1989.

BIDABE, L.; LOLLAR, J. M.: M O V E. Mobilitätstraining für Kinder und Erwachsene mit Behinderung. Dortmund (borgmann publishing GmbH) 1993.

BIELEFELD, J.; BAUMANN, S.; BIELEFELD, C. u. a. Körpererfahrung. Grundlage menschlichen Bewegungsverhaltens. Göttingen (Verlag für Psychologie Dr. C. J. Hofgrefe) 1986.

COOPER, K. H. Dr. med.: Bewegungstraining. Praktische Anleitung zur Steigerung der Leistungsfähigkeit. 305.–314. Tausend 1984 Frankfurt a. M. (Fischer Bücherei GmbH) 1984.

WEED, D. L., D. C.: WHAT YOU THINK IS WHAT YOU GET. An Introductory Textbook for the Study of the Alexander Technique. 1445 Publications. Langnau Schweiz (Eigenverlag?) 1990.

FELDENKRAIS, M.: Bewußtheit durch Bewegung. Der aufrechte Gang. Frankfurt a.M. (Suhrkamp Taschenbuch Verlag) 19. (= surkamp taschenbuch 429)

FELDENKRAIS, M.: Abenteuer im Dschungel des Gehirns. Der Fall Doris. Frankfurt a.M. (Suhrkamp Taschenbuch Verlag) 1981.

FELDENKRAIS, M.: Das starke Selbst. Anleitung zur Spontanität. 2. Aufl. Frankfurt a.M. (Insel Verlag) 1990.

FELDENKRAIS, M.: Die Feldenkrais Methode in Aktion. Eine ganzheitliche Bewegungslehre. 4. Aufl. Paderborn (Junfermann Verlag) 1993.

FELDENKRAIS, M.: Der Weg zum reifen Selbst. Phänomene menschlichen Verhaltens. Paderborn (Junfermann Verlag) 1994.

HAARER, R.; SCHAUFFELE, U.: Begreifen kommt von Greifen. Ein Lehr- und Lehrmodell für den praktischen Unterricht in Krankengymnastik. München (Pflaum Verlag) 1985.

HANNA, T.: Beweglich sein – ein Leben lang. Die heilsame Wirkung körperlicher Bewußtheit. Mit einem Übungsprogramm. München (Kösel-Verlag-GmbH & Co.) 1990.

HATCH, F.; MAIETTA, L.; SCHMIDT, S.: Kinästhetik. Interaktion durch Berührung und Bewegung in der Krankenpflege. Eschborn (Verlag Krankenpflege) 1992.

KLEIN-VOGELBACH, S. Dr. med. h.c.: Funktionelle Bewegungslehre.4. überbearb. Aufl. Berlin, Heidelberg, New York u. a. (Springer Verlag) 1990. (Rehabilitation und Prävention 1)

MAIETTA, L. Dr.; HATCH, F. Dr.; BAUDER, H.: Grundkurs Arbeitsbuch. Kinästhetik in der Pflege. Aarau/Schweiz 1996.

MAIETTA, L. Dr.; HATCH, F. Dr.; BAUDER, H.: Kinästhetik in der Pflege Ausbildung Stufe 1 LEHRBUCH Aarau/Schweiz o.J.

MONTAGU, A.: Körperkontakt. Die Bedeutung der Haut für die Entwicklung des Menschen. 5. Aufl. Stuttgart (Klett-Cotta) 1988.

MOVEMENT, H.: Die menschliche Bewegung. Bericht des wissenschaftlichen Kongresses. 1975, Band 7. Köln (Bundesinstitut für Sportwissenschaft) 1976.

PIKLER, E.: Laßt mir Zeit. Die selbständige Bewegungsentwicklung des Kindes bis zum freien Gehen. München (Pflaum Verlag) 1988.

ROLF, I. P.: Rolfing strukturelle Integration, Wandel und Gleichgewicht der Körperstruktur. 2. Aufl. München (Heinrich Hubendubel Verlag) 1997. (= IRISIANA Margit und Rüdiger Dahlke)

RYWERANT, Y.: Die Feldenkrais Methode. Lehren durch Behandeln. Eine Technik für Einzelpersonen. Heidelberg (Kübler & Akselrad Verlag) 1985.

SCHEWE, H. Dr. phil.: Die Bewegung des Menschen. Entstehung und Organisation. Stuttgart, New York (Georg Thieme Verlag). 1988

SCHWEGLER, J. S., Der Mensch – Anatomie und Physiologie, Schritt für Schritt Zusammenhänge verstehen, Stuttgart, New York (Georg Thieme Verlag), 1996

9.3 Hintergrundliteratur Wahrnehmung

AFFOLTER, F.: Wahrnehmung Wirklichkeit und Sprache. 4. unverändert. Aufl. Villingen-Schwenningen 1990.

BIENSTEIN, C.; FRÖHLICH, A.: Basale Stimulation in der Pflege. Pflegerische Möglickeiten zur Förderung von wahrnehmungsbeeinträchtigten Menschen. 3. Aufl. Düsseldorf (verlag selbstbestimmtes leben) 1993.

BIENSTEIN, C.; FRÖHLICH, A.; DÖRNER, K. u. a.: Bewußtlos. Eine Herausforderung für Angehörige, Pflegende und Ärzte. Düsseldorf (verlag selbstbestimmtes leben) 1994.

BIENSTEIN, C.; FRÖHLICH, A.: Basale Stimulation in der Pflege. Düsseldorf (verlag selbstbestimmtes leben) 1991.

BISCHOFBERGER, W.: Aspekte der Entwicklung Taktil-Kinaesthetischer Wahrnehmung. Eine Vergleichsuntersuchung zwischen einer Gruppe sehender und blinder Kinder im Alter von 10 bis 16 Jahren im Taktilen Formerkennen und im Vibrotaktilen Sukzessiven Mustererkennen. Villingen-Schwenninngen (Neckar Verlag) 1989.

FRÖHLICH, A. D.: Wahrnehmungsstörungen und Wahrnehmungstraining bei Körperbehinderten. 3. Aufl. Rheinstetten 1979.

ALBRECHT, P.; Beck-Lessau, M.; Fröhlich, A. D. u. a.: Wahrnehmungsstörungen und Wahrnehmungsförderung. 5. überarb. und erw. Aufl. Heidelberg

(Heidelberger Verlagsanstalt und Druckerei GmbH – Edition Schindele) 1986.

FRÖHLICH, A.: Basale Stimulation. 4. Aufl. Düsseldorf (verlag selbstbestimmtes leben) 1993.

HAUPT, U.; FRÖHLICH, A.: Entwicklungsförderung Schwerstbehinderter Kinder. Bericht über einen Schulversuch Teil I Mainz (v. Hase & Koehler) 1982.

KRAHE, S.: Blinden-Blick. Reisen in das beschädigte Leben. Düsseldorf (Patmos-Verlag) 1996.

KÜKELHAUS, H.: Du kannst an keiner Stelle mit eins beginnen. Notizen aus dem zweiten Weltkrieg Zürich (Verlags AG „Die Arche") 1981.

KÜKELHAUS, H.: Fassen Fühlen Bilden. Organerfahrungen im Umgang mit Phänomenen. 5. Aufl. Köln (Gaia Verlag H. Albert Schulz) 1989.

KÜKELHAUS, H.: Hören und Sehen in Tätigkeit (unveränderter Nachdruck). Zug (Klett + Balmer & Co. Verlag) 1990.

KÜKELHAUS, H.: Organ und Bewußtsein. 4. Aufl. Köln (Gaia Verlag) 1991.

KÜKELHAUS, H.: Mit den Sinnen leben. 2. Aufl. Oldenburg (Transform Verlag) 1993.

KNOBEL, S.: Wie man sich bettet, so bewegt man. Getting up on the right side of the bed. Pflege 9,2, 134–139. Bern, Göttingen Toronto (Huber Verlag) 1996

NEANDER, K., D.,: Umsetzung pathophysiologischer Erkenntnissein der Dekubitusprophylaxe. Krankengymnastik 46 1994 877 In: Bienstein, Hrsg.: Dekubitus. Stuttgart. New York (Thieme Verlag) 1997.

RITTER, M.: Wahrnehmung und visuelles System. 2. Aufl. Neuronale Grundlagen des Sehens Sehen als Auswählen Raum- und Bewegungswahrnehmung Kontrast Organisation von Figuren Sehen bei Mensch und Computern Geometrisch-optische Täuschungen Anpassung und Lernen Heidelberg (Spektrum-der-Wissenschaft-Verlagsgesellschaft) 1987.

SAYRE-ADAMS, J.; Wright, S. G.: Therapeutische Berührung in Theorie und Praxis. Berlin, Wiesbaden (Ullstein Mosby GmbH & Co. KG) 1997.

9.4 Hintergrundliteratur Sprache

FRANKE, U.: Arbeitsbuch Aphasie. Stuttgart, New York (Gustav Fischer Verlag) 1987.

LUTZ, L.: Das Schweigen verstehen. Über Aphasie. 2. überarb. Aufl. Berlin, Heidelberg, New York u.a. (Springer-Verlag) 1996.

MORALES, R. C.: Die Orofaziale Regulationstherapie. München (Pflaum Verlag) 1991.

RÖSLER, U.: Der praktische Sprachheillehrer. Theorie und Praxis der heilpädagogischen Behandlung der Sprachstörungen. Halle a.S. (Carl Marhold Verlagsbuchhandlung) 1933.

SCHALCH, F.,: Schluckstörung und Gesichtslähmung. (Gustav Fischer Verlag)Stuttgart 1989

SINZ, E.: Sprach- und Schluckstörungen. München (MMV Medizin Verlag GmbH) 1996.

WILSON, J.R.: Essen ohne Kauen. Das besondere Kochuch für alle, die Probleme mit dem Beißen, Kauen oder Schlucken haben. Köln (TEVOX GmbH) 1988.

9.5 Hintergrundliteratur Komplikationen

BARTLETT, J., G., GORBACH, S. L.: The triple of aspiration pneumonia, Chest, 68, 1975, 560–566. In: Mauritz, K. H.: Rehabilitation nach Schlaganfall. Köln (Verlag W. Kohllhammer) 1994.

DENHAM, M. J., FARRAN, H., JAMES, G: The value of 125-i-fibrinogen in the diagnosis of deep vein thrombosis in hemiplgia. Age and Ageing 1973, 2207–210. In: Mauritz, K. H.: Rehabilitation nach Schlaganfall. Köln (Verlag W. Kohlhammer) 1994.

Duden, Das Fremdwörterbuch, Band 5, 3. völlig neu bearbeitete und erweiterte Auflage, Mannheim, Wien Zürich, (Bibliographisches Institut, Dudenverlag), 1974

FÜSGEN, I. BARTH, W.,: Inkontinenzmanual, Diagnostik, Therapie, Wirtschaftlichkeit, Berlin, Heidelberg, New York, London, Paris, Tokyo, (Springer Verlag), 1987

GROND, E.; Pflege Inkontinenter, Arbeitsbuch für Unterrichtende in der Kranken- und Altenpflege und für Kontinenzberater, Hagen, (Brigitte Kunz Verlag), 1993

KNOBEL, S.: Wie man sich bettet, so bewegt man. Getting up on the right side of the bed. Pflege 9,2, 134–139. Bern, Göttingen Toronto (Huber Verlag) 1996

TISSERAND, R.,B.,: Aromatherapie. Heilung durch Duftstoffe. 3. Aufl. Freiburg. (Bauer Verlag)1987

WALOW, C. P., OGSTEN, D., DOUGLAS, A.,S.: Venous trombosis following strokes. Lancet 1972, 1, 1305–1306, In: Mauritz, K. H.: Rehabilitation nach Schlaganfall. Köln (Verlag W. Kohlhammer) 1994.

Register